AF814852

L'ILLUSION TRANSSEXUELLE

Psycho-Logiques

Collection dirigée par Philippe Brenot et Alain Brun

Sans exclusives ni frontières, les logiques président au fonctionnement psychique comme à la vie relationnelle. Toutes les pratiques, toutes les écoles ont leur place dans Psycho-Logiques.

Sylvie PORTNOY-LANZENBERG, *Le pouvoir infantile en chacun*, Source de l'intolérance au quotidien.

André DURANDEAU et Charlyne VASSEUR-FAUCONNET (sous la dir. de), *Sexualité, mythes et culture.*

Claire SALVY, *Jumeaux de sexe différent.*

Maurice RINGLER, *La création du monde par le tout-petit.*

Loick M. VILLERBU, *Psychologues et thérapeutes,* sciences et techniques cliniques en psychologie.

Michel LARROQUE, *Hypnose*, suggestion et autosuggestion.

Sylvie PORTNOY, *L'abus de pouvoir rend malade. Rapports dominant-dominé.*

Raymonde WEIL-NATHAN (sous la dir. de), *La méthode éleuthérienne. Une thérapie de la liberté.*

A paraître :

Alain BRUN, *De la créativité projective à la relation humaine.*

Pierre BENGHOZI, *Cultures et systèmes humains.*

© L'Harmattan, 1994
ISBN : 2-7384-2492-9

Patricia MERCADER

L'ILLUSION TRANSSEXUELLE

Editions L'Harmattan
5-7, rue de l'Ecole-Polytechnique
75005 PARIS

Mille mercis à Jean-Loup CLEMENT, Annik HOUEL, Brigitte LHOMOND et Gérard SORIA.

SOMMAIRE

I. INTRODUCTION

S'il est une question dont la réponse semble évidente pour tout sujet humain « ordinaire », c'est bien celle de savoir ce qu'est un homme ou une femme : on appelle hommes les mâles de l'espèce humaine, et femmes les femelles. Et pourtant, notre société admet d'étranges exceptions : ceux et celles qu'elle nomme transsexuels, et qui seraient hommes malgré leur corps femelle, ou (plus fréquemment) femmes malgré leur corps mâle. Cette exception à la fois si provocante pour la raison, et si communément admise (puisque les transsexuels sont opérés, publient des livres et passent à la télévision régulièrement, obtiennent des changements d'état civil...) est l'objet essentiel de ce travail. Par quels mécanismes une société accepte-t-elle de faire ainsi exception à l'une de ses catégorisations les plus fondamentales, au point que mettre en doute l'opportunité des « changements de sexe » est aujourd'hui, surtout dans les médias, suspect d'intolérance, de puritanisme, ou d'ignorance désuète (il suffit pour s'en convaincre de regarder n'importe laquelle des émissions de télévision consacrée au sujet dans les dix dernières années) ?

Je proposerai des éléments de réponse à cette question dans l'analyse des représentations sociales les plus importantes et les plus construites sur le transsexualisme : les discours médicaux et psychologiques, bien sûr, mais aussi sociologiques et juridiques, et ce que disent les transsexuels eux-mêmes quand leur parole devient à proprement parler sociale, à travers leurs autobiographies publiées.

Je crois important de préciser d'emblée ce que ce livre ne va pas faire. Je ne résoudrai pas ici la question de ce que sont les transsexuels, question qui, au fond, ne peut avoir que deux réponses tout à fait opposées : soit les transsexuels sont ce qu'ils revendiquent, des âmes qu'une nature cruelle a glissées dans un corps de l'autre sexe (ce qui implique nécessairement une cause biologique au transsexualisme), soit ils souffrent d'une pathologie psychique ; ou, en termes plus « politiques » : soit le transsexualisme est vu comme une variation normale (« naturelle »), entraînant un choix de vie alternatif, et il doit être accepté et soutenu sans discussion au nom de la liberté, soit il est vu comme une pathologie, auquel cas il doit être traité, et l'on ne peut qu'être saisi par le caractère strictement palliatif, et même profondément paradoxal, du traitement chirurgical d'un trouble psychique. Néanmoins, cette alternative constitue à la fois le soubassement et l'horizon du présent texte, auquel elle confère tout son sens éthique. C'est bien, en effet, au nom de cet enjeu parfois vital (car pour les transsexuels, c'est quelquefois un problème de vie ou de mort) qu'il importe de déconstruire les arguments qui fondent la conception actuellement dominante du transsexualisme, et de pointer les apories dont elle est émaillée[1].

Autre préalable important : de nombreux auteurs, et les transsexuels eux-mêmes, supposent une cause biologique au transsexualisme, qu'ils ne croient pas pouvoir expliquer autrement. Évidemment il est possible qu'on trouve un jour une telle cause biologique ; en tout cas, il est, et il sera toujours impossible d'affirmer que cette cause n'existe pas. Mais cet argument n'est pas démontré pour autant, il n'est

---

1. On trouvera une approche plus clinique du transsexualisme dans ma thèse de doctorat, *Le paradoxe transsexuel*, soutenue en 1990 à l'Université Lumière Lyon 2, thèse dont ce livre reprend certaines parties, modifiées et actualisées. J'y analyse en particulier plusieurs entretiens avec des transsexuels.

qu'un présupposé, et cette présupposition exerce une influence profonde sur la pensée de ceux qui s'en réclament, et même sur leur écoute des transsexuels. Cette influence est à mon avis extrêmement nocive, puisque l'explication biologique fonctionne nécessairement comme butée à la réflexion, et même comme interdiction d'aller plus loin dans un questionnement. En outre, il n'existe pas, dans le registre humain, de causalité biologique pure, en dehors d'une reprise par le langage, dans une histoire subjective et dans une organisation sociale.

A. TRANSSEXUALISME ET DYNAMIQUE DE L'OFFRE ET DE LA DEMANDE

La notion de transsexualisme apparaît dans le discours psychiatrique après la Seconde Guerre mondiale, et je montrerai comment elle s'est progressivement dégagée de l'inversion, de l'homosexualité, du transvestisme et de l'hermaphrodisme. Elle désigne et isole une catégorie nosographique fondée sur la description d'un syndrome, et reconnue depuis lors dans les nomenclatures les plus « officielles », le *Manuel de la classification statistique internationale des maladies, traumatismes et causes de décès* de l'Organisation Mondiale de la Santé, et le *Diagnostic and Statistical Manual of Mental Disorders* américain (D.S.M. III), en particulier [1]. Cette description met en évidence deux éléments majeurs : la conviction pour un individu que son corps et son sexe ne

1. Cette officialisation a nécessité un délai assez important, elle ne s'opère que dans les années soixante-dix, pour l'O.M.S. (*Cf.* O.M.S., *Manuel de la classification statistique internationale des maladies, traumatismes et causes de décès*, fondé sur les recommandations de la conférence pour la 9ème révision 1975 et adopté par la 29ème Assemblée Mondiale de la Santé. Vol. 1, Genève, 1977, Code 302-5, p. 196) et en 1980 pour le *D.S.M. III* (*Cf.* American Psychiatric Association, *Diagnostic and Statistical Manual of Mental Disorders*, Washington D.C., 1980, Code 302.5x).

correspondent pas à ce qu'il considère comme son sexe réel, et la demande consécutive de « changer de sexe », demande adressée au corps médical et à l'appareil juridique, ou, parfois, vécue dans le silence et le secret, à travers une dissimulation quotidienne et la tentative de passer pour un membre de l'autre sexe dans toutes les circonstances de la vie.

Pour de nombreux auteurs, le transsexualisme, en tant que « réalité clinique », préexiste à sa définition. Il serait donc possible de rechercher dans l'histoire des traces de cette réalité clinique, et surtout de réinterpréter ces traces à la lumière des concepts actuels[1]. Ainsi, le transsexualisme est présenté comme un phénomène éternel. Il est aussi, dans une certaine mesure, conçu comme transculturel[2]. Bien entendu, le désir de changer de sexe, le sentiment de n'être pas à l'aise dans son sexe ou même d'appartenir plutôt, sur le plan de l'idée qu'on se fait de soi-même, au sexe opposé à celui de son corps, tout ceci a existé de tout temps et en tous lieux dans l'espèce humaine. Néanmoins,

---

1. Par exemple : « *Les pères fondateurs de la sexologie moderne ont été bien près d'identifier le transsexualisme ; mais, obnubilés par l'objet initial de leur recherche, la psychopathie sexuelle, ils n'ont vu dans ce transsexualisme que ce qui entrait dans leur champ de vision, et ce qu'ils en ont vu, ils l'ont confondu avec l'homosexualité et le travestissement* » (Jacques BRETON, *Le transsexualisme, étude nosographique et médico-légale*, Paris, Masson, 1985, 24). On peut situer dans un même projet de démontrer rétrospectivement la permanence du transsexualisme les références proposées par de nombreux auteurs à la maladie des Scythes mentionnée par Hérodote (des hommes qui perdent progressivement leur virilité et se transforment en femmes), ou aux rites de castration qui caractérisent certaines religions antiques ou non...

2. On l'assimile par exemple au statut des berdaches amérindiens, des individus qui sont reconnus comme femmes malgré des organes génitaux masculins, ou l'inverse (*cf.* G. DEVEREUX, Institutionalized homosexuality of the Mohave indians, *Human biology*, 1937, IX, 498-527), ou bien à certaines pratiques des Inuits (*cf.* B. SALADIN D'ANGLURE, Penser le « féminin » chamanique ou le « tiers-sexe » des chamanes Inuit, *Recherches amérindiennes au Québec*, 1988, XVIII, 2-3, 19-50), ou encore aux castrations religieuses que connaissent de nombreuses cultures.

le syndrome transsexuel que nous connaissons n'existe sous sa forme actuelle que dans la mesure où il est conceptualisé comme tel. D'une part, la « conviction transsexuelle » ne peut être revendiquée par un sujet que dans la mesure où elle est admise comme crédible dans le discours théorique et médiatique. D'autre part, la demande de changement de sexe ne peut être formulée que dans la mesure où médecins et juristes affirment qu'il est possible de changer de sexe, et donc proposent le changement de sexe aux demandeurs potentiels, sous certaines conditions. Ces éléments modifient nécessairement la façon dont ces sujets s'éprouvent eux-mêmes, la conception qu'ils se construisent de leur histoire et de leur identité. En d'autres termes, le transsexualisme est d'abord iatrogène[1] et « médiagène »[2].

Dans une situation comme celle du transsexualisme, il est inévitable que la définition modèle la demande. C'est-à-dire que pour obtenir satisfaction du corps médical (donner satisfaction au corps médical ?) tout sujet qui veut changer de sexe doit se faire reconnaître comme transsexuel vrai, et donc s'aliéner dans une figure prescrite. Dans cette optique, le transsexualisme se présente comme une carrière, au sens où l'on peut parler, par exemple, de carrière psychiatrique[3]. Cette carrière implique une réorganisation complète du discours et de la vie du sujet.

Cette première constatation, cependant, n'est que partiellement satisfaisante. Si, en effet, l'offre suscite la

---

1. Cette expression est utilisée par Ira Pauly dès 1965 (Ira PAULY, Male psychosexual inversion, transsexualism, *Arch. Gener. Psychiatr.*, 13, 172-181), et la même idée fonde la position de Janice Raymond, qui considère, en 1979, que le transsexualisme n'existerait pas sans le conglomérat médical qui lui a donné naissance (Janice RAYMOND, *L'empire transsexuel*, Paris, Seuil, 1979).
2. Néologisme proposé par Colette Chiland, qui estime que les médecins n'auraient pu, sans l'amplification produite par les médias, donner au phénomène sa dimension actuelle (Colette CHILAND, Enfance et transsexualisme, *La Psychiatrie de l'Enfant*, 1978, 31, 2, 327).
3. *Cf.* E. GOFFMAN, *Asiles, Etudes sur la condition sociale des malades mentaux*, Paris, Minuit, 1968.

demande, il ne s'ensuit pas qu'elle la détermine entièrement ; l'exigence de passage à l'acte des transsexuels témoigne d'une problématique qui peut conduire médecins et juristes à être pris dans le fantasme de leurs interlocuteurs : elle pose en effet l'autre comme tout-puissant. L'argument majeur de ceux qui considèrent le changement de sexe comme le seul traitement efficace du transsexualisme est la détresse dont témoignent ces sujets, et l'inefficacité « avérée », dit-on, de toute cure psychique. On peut pourtant s'interroger : comment la demande transsexuelle fait-elle fonctionner les champs institutionnel et théorique, alors qu'elle se présente comme une exigence irrésistible, véritable projection sur la scène sociale et médicale d'un conflit interne ?

En tout cas, il est surprenant de constater à quel point les chercheurs qui sont restés favorables à un traitement psychique du transsexualisme sont peu entendus, contrairement à ceux qui prônent un traitement hormono-chirurgical. Quête de toute-puissance, repousser la limite que représente le dimorphisme sexuel comme on repousse les limites de la mort et de la procréation ? Fascination de l'ambiguïté et de la transgression, qui sous-tend l'imagerie du changement de sexe dans le grand public, avec des composantes essentiellement érotiques, parfois accompagnées — dans la littérature classique[1] mais aussi dans une littérature à la fois récente et reconnue[2] — d'une réflexion sur la destinée humaine ? Sans prétendre apporter des réponses complètes sur ce point, je m'attacherai à élucider les termes du débat.

---

1. Quelques exemples : J.J. ROUSSEAU, *La reine fantasque* (1752), et J.B. LOUVET, *Le chevalier de Faublas* (1787-1790) dont Julia KRISTEVA propose une analyse dans son article Le roman adolescent, *Adolescence*, 1986, 4, 1, 13-28 ; H. de LATOUCHE, *Fragoletta* (1829), Paris, Desjonquères, 1983 ; H. de BALZAC, *Sarrasine* (1830), texte analysé par Roland BARTHES, *S/Z*, Paris, Seuil, 1970 ; T. GAUTHIER, *Mademoiselle de Maupin* (1835), Paris, Garnier-Flammarion, 1966.

2. Tahar BEN JELLOUN, *L'enfant de sable*, Paris, Seuil, 1985. (Prix Goncourt 1988) ; Christa WOLF, Auto-expérimentation,

B . IDENTITÉ SEXUELLE, CONVICTION, CROYANCE

Parler de conviction transsexuelle, c'est en appeler au registre de la croyance. Mais ce que nous comprenons comme un savoir sur notre propre sexe (notre identité sexuelle) comporte toujours une part de croyance. En effet, comment un sujet, dès le plus jeune âge, peut-il s'identifier comme un garçon ou une fille ? Avant tout — et les études sur les cas où, en raison de l'aspect ambigu des organes génitaux, une erreur de sexe s'est produite à la naissance le démontrent — il le croit parce que ses parents, son entourage, le lui disent, et plus largement le lui signifient, à travers les innombrables nuances discursives et comportementales qui témoignent à la fois de leur croyance et de leur désir. Dans le cas normal, cette croyance initiale se maintient et se consolide car elle est confirmée tout au long de la vie par le corps du sujet et le sens conféré à ce corps par l'opinion commune ; les éventuelles discordances, réelles ou fantasmées, peuvent entraîner des angoisses, notamment à l'adolescence, mais n'entament pas cette croyance profonde (je pense surtout aux questions que se posent les adolescents sur la moindre particularité de leurs caractères sexuels primaires ou secondaires). Dans le cas du transsexualisme, au contraire, elle se construit et se maintient en opposition au corps du sujet et au discours de la famille d'abord, de l'environnement social tout entier ensuite. On ne peut donc, pour la comprendre, que se référer à un désir du sujet, désir qu'il prend pour la vérité. En ce sens, la conviction de n'être pas de son sexe, mais de l'autre, relève du domaine de l'illusion, sinon du délire.

L'illusion transsexuelle ne peut pas, pourtant, être directement considérée comme une erreur : il est possible

---

rapport annexe, *Trois histoires invraisemblables*, Paris, Alinéa, 1987.

d'être transsexuel/le dans le champ social et théorique. « *Ce qui caractérise l'illusion,* dit Freud, *c'est d'être dérivée des désirs humains ; elle se rapproche par là de l'idée délirante en psychiatrie, mais s'en sépare aussi. L'idée délirante est essentiellement en contradiction avec la réalité ; l'illusion n'est pas nécessairement fausse, c'est-à-dire irréalisable ou en contradiction avec la réalité. Une jeune fille de condition modeste peut par exemple se créer l'illusion qu'un prince va venir la chercher pour l'épouser. Or ceci est possible ; quelques cas de ce genre se sont déjà présentés*[1]. » Telle est précisément la situation de celui ou de celle qui souhaite changer de sexe au point de croire que l'identité sexuelle n'a pas à être légitimée par le corps : ceci est possible ; quelques cas de ce genre se sont déjà présentés.

Pour entrer dans la carrière, le sujet s'appuie donc apparemment sur une « conviction » affirmée, la revendication d'une vérité intérieure posée comme souveraine, valide contre toutes les certitudes communes. Mais comme toute identité sexuelle repose, initialement, sur une position de croyance, on peut considérer l'identité sexuelle inversée des transsexuels comme une croyance déviante, une position hérétique. Je montrerai comment les juges français, en position de dire, et de dire « en vérité », quel est le sexe des transsexuels, ont tenté, avec un succès très mitigé, de se convertir et de convertir le Droit français à cette hérésie, jusqu'à ce que la Cour Européenne des Droits de l'Homme les libère de cette tâche de Sisyphe.

C. LE CHANGEMENT DE SEXE EXISTE-T-IL ?

La modification du sexe civil d'un individu est bien un changement du statut sexuel, mais qu'en est-il de sa transformation morphologique ? Il est assez frappant de

1. S. FREUD, *L'avenir d'une illusion* (1948), Paris, PUF, 1980, 44.

constater que le résultat concret de la transformation hormonale, chirurgicale et esthétique ne joue qu'un rôle tout à fait annexe dans la définition du « changement de sexe » : dans les années trente, pour les hommes et les femmes, comme aujourd'hui pour les femmes seulement, quelques ablations (les testicules, parfois mais pas nécessairement le pénis, ou bien les seins, parfois l'utérus et les ovaires) peuvent suffire pour que le sujet soit réputé avoir changé de sexe. Sauf à décider de voir un « changement de sexe » dans ces ablations, reconstructions plastiques, greffes, etc., comment les concevoir, sinon comme mutilation, imitation, et, plus fondamentalement, castration, au sens le plus réel du terme ? En fait, cet aspect semble faire l'objet d'une dénégation, voire d'un déni. Dans de nombreux textes — par exemple, ceux de R. Stoller aux U.S.A. ou de J. Breton en France — les termes de mutilation et de castration n'apparaissent que pour parler des erreurs de diagnostic (dans le cas où quelqu'un qui n'était pas le « transsexuel vrai » qu'il semblait être a été opéré avec des suites catastrophiques) ou pour désigner les tentatives que font certains pour s'opérer eux-mêmes ; s'il est question d'un « transsexuel vrai », le vocabulaire employé est bien différent : « transformation sexuelle », « ablations thérapeutiques », etc[1]. D'un autre point de vue, ces textes affirment à l'occasion que ce n'est pas une castration puisque les demandeurs ne ressentent pas ces ablations comme telles, et puisqu'ils ne tiennent pas (« ne sont pas attachés » !) à leurs organes génitaux ; en somme, si les organes génitaux sont positivement investis, les enlever serait une castration, mais s'ils sont détestés ou ressentis

1. Certains théoriciens utilisent même des termes qui dénient la dimension castratrice des tentatives que peuvent faire certains sujets (manifestement psychotiques) pour se mutiler eux-mêmes. L'exemple le plus frappant est sans doute l'article de J. MONEY, et M. de PRIESTI, Three cases of genital self-surgery and their relationship to transsexualism (Trois cas d'auto-chirurgie génitale et leur relation avec le transsexualisme), *The Journal of Sex Research*, 1976, 12, 4, 283-294.

comme une partie détachable du corps, ce n'en serait pas une.

Sous un angle plus général, on peut aussi se demander en quoi une transformation morphologique peut être considérée comme un « changement de sexe » : ce qui change, c'est l'apparence du corps, et par conséquent la façon dont l'individu est vu et se voit, ce pour quoi il ou elle passe dans sa vie sociale. Son histoire, en revanche, ne change pas, sa mémoire subsiste, et son corps, bien que transformé dans son aspect, est toujours le même corps, au sens, absolument trivial, d'une constance de la matière, d'une permanence de la chose tant qu'elle n'est pas détruite ; surtout, aucune transformation, qu'elle porte sur l'aspect du corps ou sur ses fonctions (on peut penser au vieillissement, aux amputations, etc.) ne rompt réellement, quels que soient les fantasmes qui l'accompagnent, la continuité de l'unité psyché-soma qui constitue la personne. Dans cette perspective, le prétendu changement de sexe, d'une part, n'est qu'un changement d'apparence ; d'autre part, il représente l'illusion d'une discontinuité radicale dans l'histoire du ou de la transsexuel/le, illusion qui implique de penser le corps comme pure enveloppe, et le fait d'être homme ou femme comme pur semblant. Le simple fait que les théoriciens et les praticiens du transsexualisme utilisent le terme de changement de sexe montre la place centrale qu'occupe cette illusion dans une offre scientifique et sociale qui est une part essentielle du phénomène.

II. L'INVERSION, ANTÉCÉDENT DU TRANSSEXUALISME

La préhistoire du concept de transsexualisme renvoie à l'émergence, au XIXème siècle, d'un discours médical nouveau sur les perversions, et, plus précisément, à la construction du concept d'inversion. La figure de celui qui a « une âme de femme dans un corps d'homme », ou de celle qui a « une âme d'homme dans un corps de femme » est incarnée, dans la seconde moitié du XIXème siècle, puis jusqu'à la Seconde Guerre mondiale, par l'inverti. Ce concept d'inversion implique que le fait d'avoir des pratiques sexuelles avec un partenaire du même sexe est la preuve d'une certaine féminité, chez l'homme, ou d'une certaine masculinité, chez la femme. Des signes de cette féminité ou de cette masculinité peuvent être recherchés dans la personnalité, mais aussi dans le corps des sujets. L'inverti appartient à une sorte de « troisième sexe », un « type intermédiaire »[1], un « véritable état inter-sexuel »[2] : comme le souligne Brigitte Lhomond, il incarne, en somme, le mélange des sexes[3]. Le concept

---

1. Cette terminologie est utilisée, en particulier, par Magnus HIRSCHFELD, *in L'âme et l'amour*, Paris, Gallimard, 1935 ; *Anomalies et perversions sexuelles*, Paris, Office decentralisation d'ouvrages, 1957 (publié par ses élèves après sa mort).

2. G. MARAÑON, *L'évolution de la sexualité et les états intersexuels*, Paris, Gallimard, 1931, 130.

3. B. LHOMOND, Mélange des genres et troisième sexe, *in* HURTIG M.C., KAIL M., ROUCH H., *Sexe et genre, de la*

d'inversion, construit à la fois par des médecins et par des sujets qui se considèrent eux-mêmes comme invertis, correspond aux nécessités théoriques nouvelles que suscitent les modifications sociales de la période, et notamment la progression du discours de la Science et la redistribution des pouvoirs religieux et juridiques[1].

A. DU BÛCHER POUR LES SODOMITES AUX TRAITEMENTS DE L'INVERSION

Jusqu'à la Révolution, les comportements sexuels divers posent d'abord un problème religieux et sont réglementés dans ce cadre[2]. Du point de vue de l'Eglise, le péché contrevient à la fois à la loi naturelle et à la loi divine. Deux types distincts d'actes sont condamnés. D'une part, toutes les pratiques sexuelles qui ne conduisent pas à la procréation sont considérées comme contre nature et

---

hiérarchie entre les sexes, Paris, éd. du C.N.R.S., 1991, 109-114.

1. *Cf.* M. FOUCAULT, *La volonté de savoir*, Paris, Gallimard, 1976.

2. Il existe de nombreuses études historiques sur les problèmes de l'homosexualité, du travestissement et de l'ambiguïté génitale, principalement en langue anglaise. On peut citer, entre autres :
BAILEY D., *Homosexuality and the western christian tradition*, Hamden, Conn., 1975.
BULLOUGH V., Transsexualism in history, *Archives of sexual behavior*, 1975, 4, 561-571.
BULLOUGH V., BRUNDAGE J., *Sexual practices and the medieval church*, Buffalo, 1982.
GOODICH M., Sodomy in the medieval secular law, *Journal of homosexuality*, 1, 3, 1976, 295-302.
et en français
BONNET M.J., *Un choix sans équivoque*, Paris, Denoël-Gonthier, 1981.
BOSWELL J., *Christianisme, tolérance sociale et homosexualité*, Paris, Gallimard, 1985.
LEVER M., *Les bûchers de Sodome*, Paris, Fayard, 1985.

impures, et, parmi elles, tout particulièrement la sodomie, surtout quand elle est pratiquée entre deux hommes. Jusqu'à la Révolution, des sodomites sont brûlés vifs en France[1]. D'autre part, le travestissement, qui bouleverse l'ordre social, est également interdit. En France, l'exemple le plus célèbre de sanction religieuse d'un travestissement (entre autres chefs d'inculpation) est celui de Jeanne d'Arc. Montaigne rapporte aussi qu'en 1580, une femme a été condamnée à mort pour s'être fait passer pour un homme et avoir épousé une femme :

> *« Sept ou huit filles d'autour de Chaumont en Bassigni complotèrent, il y a quelques années, de se vêtir en mâles et continuer ainsi leur vie de par le monde. Entre les autres, l'une vint en ce lieu de Vitry sous le nom de Mary, guaignant sa vie à estre tisseran, jeune homme bien conditionné et qui se rendait à un chacun amy. Il fiancea ensuite audit Vitry une femme, qui est encore vivante ; mais pour quelque desacord qui survint entre eux, leur marché ne passa plus outre. Depuis estant allé audit Montirandet, guaignant toujours sa vie audit mestier, il devint amoureux d'une femme laquelle il avait épousée, et vescut quatre ou cinq mois avecque elle avec son consentement, à ce qu'on dit ; mais ayant esté reconnu par quelqu'un dudit Chaumont et la chose mise en avant à la justice, elle avoit esté condamnée à estre pendue : ce qu'elle disoit aymer mieux souffrir que de se remettre en estat de fille. Et fut pendue pour des inventions illicites à suppléer au défaut de son sexe. »* [2]

---

1. *Cf.* Michel REY, Justice, police et sodomie à Paris au XVIIIème siècle, POMAREDE J., ROYER J.P., *Droit, histoire et sexualité*, Lille, L'espace juridique, 1987, 175-185.
2. M. de MONTAIGNE, *Journal de voyage en Italie* (rédaction en 1580, première publication en 1774), Paris, Pléiade, 1962, 1118. On trouve le récit d'une affaire analogue, vers 1520, dans Henry ESTIENNE, *L'introduction au traité de la conformité des merveilles anciennes ou traité préparatif à l'apologie pour Hérodote* (Genève, 1556), cité par Judith C. BROWN, *Sœur Benedetta, entre sainte et lesbienne, Toscane, XVIIème siècle*, Paris, Gallimard, 1987, 6. Dans l'affaire rapportée par Estienne, la femme qui s'est fait passer pour un homme est brûlée vive. Voir à ce sujet les analyses de

L'ambiguïté physique, ce qu'on nomme hermaphrodisme, est, jusqu'à la fin du XVIème siècle environ, gérée par les pouvoirs religieux et publics dans le cadre d'un dispositif bien particulier. S'il est possible de discerner, en observant les organes génitaux, quel est le sexe dominant de l'hermaphrodite, celui-ci doit adopter ce sexe et s'y tenir ; sinon, l'hermaphrodite lui-même doit choisir un sexe et jurer de ne jamais utiliser l'autre. S'il rompt son serment, il peut être considéré comme sodomite et donc brûlé[1]. A partir du XVIIème siècle, cette logique du choix et du serment est progressivement abandonnée : la détermination du sexe est de plus en plus confiée au médecin.

Ainsi, en 1601, Marie Le Marcis est condamnée à être pendue puis brûlée : vers l'âge de quinze ans, elle a vu apparaître des caractères masculins, puis s'est éprise d'une femme ; elle a adopté le nom de Marin et des vêtements masculins, en quoi elle s'est rendue coupable d'avoir *« mal pris l'habit, usurpé le nom et voulu mendier faussement le sexe d'homme, en quoi elle a violé nature, offensé l'honnêteté publique, trompé l'Eglise, profané ses saints sacrements »* [2]. Elle est sauvée par un médecin qui l'examine après le verdict et déclare qu'elle possède bien un membre viril apte à la procréation et qu'elle est donc bien l'homme qu'elle dit être.

En 1765 encore, un individu nommé Grand-Jean, d'abord déclaré comme fille, se voit à l'adolescence assigner une identité masculine par un prêtre consulté par sa famille ; il est de bonne foi convaincu d'être un homme. Il épouse une femme qui ne connaît pas son état. Après quelques années, cette femme, informée de l'hermaphrodisme de son époux, consulte à son tour un

---

L. CROMPTON, The myth of lesbian impunity, capital laws from 1270 to 1791, *Journal of homosexuality*, 6, automne-hiver 1980-1981, 11-25.

1. Voir à ce sujet l'analyse de J. LAGRANGE, Le « vrai sexe » du transsexuel, *Psychanalyse à l'Université*, avril 1992, 97-116.

2. Cité par J. LAGRANGE, *ibid.*, 101.

autre prêtre, qui lui interdit toute relation conjugale. Grand-Jean, qui représente un mélange des sexes, considéré comme impur, est emprisonné et condamné au carcan, au fouet et au bannissement pour avoir profané le sacrement du mariage. Cette condamnation est levée en appel, compte tenu de la bonne foi de Grand-Jean, mais son mariage est annulé et le Parlement de Paris lui enjoint de reprendre les habits féminins et lui interdit « *de hanter les personnes du même sexe* »[1].

Le début du XIXème siècle est marqué, en Europe, par une laïcisation du Droit pénal, qui implique une rédéfinition du licite et de l'interdit, redéfinition à laquelle le domaine des actes sexuels n'échappe pas, et qui varie suivant les Etats. En France, le Code Napoléon (1810), par exemple, ne punit que l'outrage public aux bonnes mœurs et l'attentat à la pudeur (si l'un des partenaires est mineur ou non consentant), et considère que tout autre comportement sexuel appartient au domaine privé[2]. En revanche, le Code pénal prussien, puis celui de l'Empire Allemand (1871) sanctionnent les actes sexuels entre hommes, même majeurs et consentants, de même que la monarchie anglaise. Quant à la monarchie austro-hongroise, elle punit en outre les comportements homosexuels féminins.

Pendant le XIXème siècle, on peut donc distinguer, au moins en France, deux types de phénomènes. D'une part, les comportements sexuels entre partenaires du même sexe sont considérés comme vice et débauche. La médecine les classe le plus souvent dans la même catégorie que l'onanisme, et en souligne les dangers pour la santé des individus qui s'adonnent à de tels vices[3]. D'autre part, le

---

1. Documents reproduits *in* I. VISSIERE, *Procès de femmes au temps des philosophes*, Paris, des femmes, 1985, 341-359.
2. Je laisse de côté la législation de l'adultère, qui ne concerne pas les pratiques sexuelles au sens strict, mais l'institution du mariage.
3. Parmi les nombreux exemples possibles :
TARDIEU A., *La pédérastie* (1857) Paris, Le Sycomore, 1981,
MARTINEAU L., *Leçons sur les déformations vulvaires et anales produites par la masturbation, le saphisme, la défloration et la*

fait pour un homme de se conduire en femme ou de se croire une femme, et l'inverse dans le cas des femmes, est situé dans le cadre nosologique qui organise les conceptions de l'aliénation mentale et doit entraîner l'hospitalisation plutôt que la sanction pénale : il s'agit d'une affection de l'entendement, jugement faux ou délire partiel, qui définit la classe des vésanies (terminologie de Pinel) ou des monomanies (terminologie d'Esquirol).

C'est dans le cadre d'une fonction d'expertise auprès du pouvoir judiciaire que les médecins, et en particulier les psychiatres, sont, dans la seconde moitié du XIXème siècle, sollicités pour interpréter les variétés singulières du comportement sexuel. Leur intérêt spécifique pour ces questions est d'abord lié à l'enjeu de l'expertise, faut-il punir ou traiter ? La sévérité particulière de la législation en Allemagne, le fait que l'élaboration du Code pénal du IIème Reich fait l'objet d'un débat public qui dure plusieurs années, expliquent le développement très important du discours médical sur l'homosexualité dans ce pays[1]. L'interprétation médicale a donc une fonction polémique, ce qui entraîne deux conséquences à l'intérieur même des discours psychiatriques : d'une part, les actes ne sont plus considérés en eux-mêmes, mais rapportés aux personnes qui les ont commis ; d'autre part, la nécessité d'innocenter ces personnes implique celle de trouver à leur comportement une cause susceptible de prendre valeur d'excuse. Le travail théorique des psychiatres vise donc à distinguer, non plus des actes entre eux (fonction d'une hiérarchie dans la faute, ou d'un ordre public plus ou moins troublé) mais des personnes entre elles, c'est-à-dire à définir des syndromes, ou à camper des « types ».

---

sodomie (recueillies par M. Normand), Paris, Delahaye et Lecrosnier, 1884.

POUILLET, *Etude médico-psychologique sur les formes, les causes, les signes, les conséquences et le traitement de l'onanisme chez la femme*, Paris, Delahaye et Lecrosnier, 1887 (5ème éd.).

1. Voir à ce sujet, entre autres auteurs, G. LANTERI-LAURA, *Lectures des perversions*, Paris, Masson, 1979.

Quant à la cause, elle doit être située hors de la volonté du sujet, dans son histoire ou dans sa constitution. La relation entre comportement homosexuel, d'une part, et masculinité ou féminité du sujet, d'autre part, se trouve profondément modifiée. C'est précisément à ce point que se construit le concept d'inversion.

On voit clairement que dans le cadre d'un tel débat, pour dépénaliser l'homosexualité, il faut la traiter en pathologie. L'inversion est qualifiée comme déviance, anormalité, voire dégénérescence. Les divers traitements qui sont utilisés dans les cas d'inversion sont souvent mutilants[1] et parmi eux, au premier chef, la castration. Nombre d'homosexuels s'opposent à ces « traitements », mais, assez paradoxalement, sans critiquer le concept d'inversion lui-même, sans doute en partie parce que malgré son caractère pathologique, la catégorie de l'inversion, en situant l'homosexualité comme « naturelle », leur permet de se trouver une place dans la société, qui ne soit plus celle du pécheur et du débauché. Toute la théorie de l'inversion, d'ailleurs, est fondée sur des récits de cas, qui peuvent être rédigés par les médecins à partir de leurs observations, mais aussi par les invertis eux-mêmes, qui envoient des récits autobiographiques aux chercheurs les plus connus et dont ils ont lu les ouvrages, avec des motivations qui oscillent apparemment entre deux pôles, l'appel au secours et le témoignage militant. La théorie de l'inversion peut donc être considérée comme construite dans une collaboration entre l'institution médicale et les intéressés. Les récits de cas publiés sont un exemple particulièrement frappant de cette collaboration, dans la mesure où, comme le souligne Philippe Lejeune, ils « *sont le fruit d'un compromis : si l'individu doit accepter, pour pouvoir faire entendre sa voix, de se soumettre à un discours qui le condamne, l'institution prend, elle, le risque de provoquer un témoignage qui*

1. Voir en particulier le chapitre Traitements *in* J. KATZ (a documentary by), *Gay american history, lesbians and gay men in the U.S.A.*, N.Y., Avon Books, 1976, 197-316.

déborde son attente ou échappe à son contrôle »[1]. Le compromis ne va d'ailleurs pas sans débat, ou même sans conflit : les témoignages des invertis sont moins univoques que les reconstructions médicales qui les encadrent, et certains ne se laissent pas sans protester ranger dans les catégories que leur assignent les médecins[2].

B. DE L'INVERSION AUX PREMIERS « CHANGEMENTS DE SEXE »

Une typologie des comportements homosexuels est établie en 1860 par C.H. Ulrichs, qui crée le terme d'uranisme. Ulrichs est un juriste, transvesti lui-même, et qui, sans doute, se reconnaît dans la catégorie qu'il crée et défend. Les uranistes ont, de façon congénitale, « *une âme de femme dans un corps d'homme* », et ne peuvent aimer ou désirer que des hommes virils. Il s'agit d'un phénomène naturel : il serait absurde de le punir, et illusoire de chercher à le traiter. Les uranistes s'opposent aux pédérastes par l'objet d'amour qu'ils choisissent : les pédérastes recherchent en effet l'androgyne chez les adolescents. Ils s'opposent aussi aux débauchés : leur mode particulier de jouissance n'implique aucun comportement immoral, répréhensible ou dangereux. Ulrichs recommande aux parents des uranistes de demander une modification de leur état civil. Il publie en 1869 : *La nature sexuelle de l'uranisme mâle*[3].

---

1. Ph. LEJEUNE, Autobiographie et homosexualité en France au XIXème siècle, *Romantisme, la revue du XIXème siècle*, 1987, 56, 79-94, 84.
2. *Cf* B. LHOMOND, Un, deux, trois sexes : l'homosexualité comme mélange, *Actes du Colloque International Homosexualité et Lesbianisme, Mythes, Histoires et Historiographies*, Lille, Cahiers G.K.C., Vol. 1, 1989, 11-21.
3. *Cf.* H. KENNEDY, The « third sex » theory of Karl Heinrich Ulrich, *Journal of homosexuality*, vol. 6 (1/2), Fall-Winter 1980-1981, 103-111, et P. HAHN, *Nos ancêtres les pervers*, Paris, Olivier

La même année, C. Westphal présente dans les *Archives de Psychiatrie et des maladies nerveuses* le cas d'une jeune femme de trente-cinq ans qui « *souffre, apparemment depuis l'âge de huit ans, d'une fureur à aimer les femmes et, en plus de plaisanteries et de baisers, à pratiquer l'onanisme avec elles* ». Pour Westphal, « *il s'agit d'un phénomène d'inversion de la sensibilité sexuelle* », et ce cas montre, « *de manière indubitable, [qu']il existe une "inversion de la sensibilité de sexe", innée, qui fait que l'homme se sent femme et la femme homme* »[1]. Ce caractère inné de l'« instinct sexuel contraire » permet de ranger un ensemble de comportements très large (choix de travaux, activités de prédilection, etc.) dans une même catégorie naturelle, c'est-à-dire à la fois non répréhensible (distincte de la « débauche ») et « incurable ».

Westphal s'oppose en ce sens à Binet, qui, en France, voit l'inversion comme un phénomène acquis (à la suite d'une séduction dans l'enfance, en particulier) et, par conséquent, susceptible d'être traité. En France également, et dans la même période (1874), Tardieu publie son ouvrage *Question médico-légale de l'identité dans ses rapports avec les vices de conformation des organes sexuels*. Tardieu met en évidence sa conception d'un lien absolu entre l'appartenance (biologique) à un sexe et le désir pour l'autre. En présentant les souvenirs d'Alexina B., « hermaphrodite », élevée en fille et dont l'état civil a été réformé en 1860, Tardieu écrit en effet : « *On va voir la victime d'une semblable erreur, après vingt ans passés sous les habits d'un sexe qui n'est pas le sien, aux prises avec une passion qui s'ignore elle-même, avertie enfin par l'explosion de ses sens, puis rendue à son véritable sexe*[2]. » Ce point de vue constitue l'autre face de

---

Orban, 1979, 81.

1. Cité par G. SCHWARZ, L'invention de la lesbienne par les psychiatres allemands, *Stratégies des femmes*, Paris, Tierce, 1984, 312-328.

2. Cité par M. FOUCAULT, *Herculine Barbin dite Alexina B.*, Paris,

la théorie de l'inversion acquise, et peut-être, dans une certaine mesure, son fondement.

Les auteurs français traitent par ailleurs de l'inversion dans le cadre plus général d'une réflexion sur les perversions comme effet de la dégénérescence, marque d'une aliénation héréditaire. Charcot et Magnan publient en 1882, dans les *Archives de Neurologie*, leurs travaux sur « l'inversion du sens génital ». Cette perversion est pour eux purement « *psychopathique* », bien qu'héréditaire, et par conséquent innée car elle peut apparaître dès la plus précoce enfance, parfois dès l'âge de cinq ans. Ils font référence, notamment, aux travaux de Westphal, de Krafft-Ebing et de Tardieu. L'« inversion du sens génital » n'est pour eux que « *l'une des variétés sémiologiques sous lesquelles peuvent se présenter les dégénérés* »[1]. Les invertis se caractérisent par leur désir de porter les vêtements du sexe opposé, et leur choix amoureux qui vise leur propre sexe. Ces traits sont conçus comme les manifestations d'une « *idée obsédante* » dont le « *point de départ est d'origine essentiellement cérébrale : c'est en quelque sorte le cerveau d'une femme dans le corps d'un homme et le cerveau d'un homme dans le corps d'une femme* »[2]. Il s'agit donc à proprement parler d'une anomalie sexuelle du cerveau.

En Allemagne, M. Hirschfeld fonde en 1897 le Comité Scientifique Humanitaire (le W.H.K., *Wissenschaftlich Humanitäre Komitee*) mouvement militant qui vise à lutter contre la condamnation légale des « homosexuels congénitaux »[3], puis en 1899 l'*Annuaire des Différences*

Gallimard, 1978, 135.

1. CHARCOT J.M., MAGNAN V., L'inversion du sens génital, *in Archives de Neurologie*, 1882, 7, 53-60, et 12, 296-322, 305 (réédition sous le titre *Inversion du sens génital et autres perversions sexuelles*, Paris, Frénésie, 1987).

2. MAGNAN V., Des anomalies, des aberrations et des perversions sexuelles, *Annales Médico-Psychologiques*, séance du 25 janvier 1885, 447-474, 462.

3. *Cf.* LAURISTEN J., THORSTAD D., *The early homosexual*

Intersexuelles. Il introduit la notion d'un troisième sexe qui lui permet de regrouper dans un même ensemble les ambiguïtés génitales, les comportements androgynes et le choix d'objet homosexuel. A l'intérieur de cet ensemble que constitue le troisième sexe, il existe des catégories distinctes, mais ces distinctions semblent fondées sur des variations en degré plutôt qu'en nature. Il est néanmoins le premier à tenter de créer des catégories distinctes, et notamment de différencier homosexualité et transvestisme.

Freud soutient ce mouvement dans la mesure où il estime absurde de condamner l'homosexualité[1], mais il rompt néanmoins, dès 1905, avec ses conceptions théoriques. Il consacre une partie de son chapitre « *les aberrations sexuelles* », des *Trois essais sur la théorie de la sexualité*, à montrer que l'inversion doit être classée comme une « *déviation se rapportant à l'objet sexuel* ». Ce classement s'intègre dans l'élaboration générale d'une théorie de la libido et de la pulsion, et le texte vise à montrer que « *la disposition à la perversion n'est pas quelque chose de rare et d'exceptionnel, mais est partie intégrante de la constitution normale* »[2], pour introduire la notion d'une sexualité infantile perverse polymorphe.

---

rights movement (1864-1935), NY, Times Change Press, 1974.

1. On pourrait même dire que Freud va plus loin que ces mouvements, puisqu'il conteste à la fois la pénalisation et la pathologisation de l'homosexualité. En effet, dans une interview au journal *Die Zeit*, le 27 octobre 1903, il déclare : « *Je soutiens que l'homosexuel n'a rien à faire devant un tribunal. Je suis même fermement convaincu que les homosexuels ne doivent pas être traités comme des malades, car une orientation sexuelle perverse est loin d'être une maladie.* » La position de Freud sur l'homosexualité est très stable, puisque quelques années plus tard, il s'oppose à Jones, Abraham, Sachs et Ellington qui veulent interdire l'adhésion des homosexuels aux sociétés psychanalytiques (*lettre circulaire du 11 décembre 1921* : « *Nous ne pouvons exclure ces personnes sans d'autres raisons suffisantes.* ») *Cf. Newsletter of the gay caucus of members of the American Psychiatric Association*, 1980, 5, 2-3.

2. S. FREUD, *Trois essais sur la théorie de la sexualité*, (1905), Paris, Gallimard, 1962, 61.

Freud s'attache, par conséquent, à discuter toutes les théories de ses contemporains. Pour lui, l'inversion n'est pas le signe d'une dégénérescence, comme le pense en particulier Magnan : les invertis ne présentent pas nécessairement d'autres déviations graves, leur développement intellectuel et moral n'est pas nécessairement troublé, l'inversion est une pratique répandue dans de nombreuses cultures primitives, c'est-à-dire par définition non « dégénérées ». Si la thèse de l'inversion comme congénitale ne peut concerner que les invertis absolus (exclusifs) et empêche dans cette mesure une explication générale de l'inversion, celle d'une acquisition liée aux circonstances ou à un traumatisme n'est pas plus satisfaisante, car on trouve des influences accidentelles équivalentes dans l'enfance de certains hétérosexuels. Freud constate par ailleurs qu'« *il n'existe pas de coïncidence régulière entre l'inversion et les signes psychiques et somatiques de l'hermaphrodisme* »[1]: l'inversion n'est en effet pas régulièrement « *accompagnée d'une transformation des autres qualités de l'esprit, des pulsions et traits de caractères, en traits caractéristiques de l'autre sexe* »[2]. Il remarque cependant qu'une telle inversion du caractère se retrouve plus fréquemment chez la femme que chez l'homme. Il critique à la fois Ulrichs (« *nous ne savons pas ce que c'est qu'un "cerveau de femme"* ») et Krafft-Ebing qui postule un « *double centre cérébral, l'un mâle et l'autre femelle* » (« *nous ignorons même s'il existe des localisations cérébrales ("centres") de la sexualité* »)[3]. Il retient cependant la nécessité de « *tenir compte d'une disposition bisexuelle* » dont on ignore le « *substratum organique* », et qui est commune à tous les êtres humains[4]. Freud réfute implicitement tout découpage rigide à l'intérieur de la catégorie de l'inversion lorsqu'il note que l'objet de l'inverti peut être soit l'« *opposé de*

---

1. *Ibid.*, 26.
2. *Ibid.*, 27.
3. *Ibid.*, 28.
4. *Ibid.*, 28 et note 12, 166-167.

l'objet normal » (« il se sent femme et recherche l'homme ») soit « l'image même de la nature bisexuelle »[1]. Dans les deux cas, la cause de l'inversion doit être recherchée dans des « *troubles modifiant la pulsion sexuelle dans son développement* »[2].

La question n'est pas close pour autant, aussi bien à l'intérieur qu'à l'extérieur du mouvement psychanalytique. Parmi les non-psychanalystes, Forel en 1906, et Bloch en 1908, distinguent l'uranisme, ou homosexualité/inversion vraie (c'est-à-dire innée) d'une « *pseudo-homosexualité* » accidentelle. D'où la division du groupe des homosexuelles en « masculines » et « féminines », et celle, symétrique, du groupe des homosexuels. C'est que, dans leur perspective, les partenaires des invertis « vrais » sont nécessairement hétérosexuels. Il faut donc comprendre ce qui les conduit à céder à leurs séducteurs ou séductrices[3].

Ferenczi, en 1911, définit un « *homoérotisme de sujet* », qui correspond au fait, pour un homme, de se sentir femme et de se comporter comme telle, et qui représente un « *stade sexuel intermédiaire* » au sens d'Hirschfeld, lié à une anomalie du développement. Il l'oppose à l'« *homoérotisme d'objet* », qui laisse intact le sentiment d'appartenir au sexe masculin, et relève de la compulsion obsessionnelle. Il note par ailleurs que « *les hommes d'aujourd'hui sont tous sans exception des hétérosexuels compulsifs* », en raison des règles d'une civilisation qui interdit « *l'amphiérotisme* », c'est-à-dire la possibilité d'un double choix d'objet[4]. Seul l'homoérotisme d'objet est susceptible de transformations au cours d'un traitement psychanalytique.

---

1. *Ibid.*, 29-30.
2. *Ibid.*, 28.
3. *Cf.* G. SCHWARTZ, L'invention de la lesbienne par les psychiatres allemands, *op. cit.* et B. LHOMOND, Between man and woman : the character of the lesbian, *Actes préparatoires de la conférence internationale Homosexuality, which homosexuality*, Free University of Amsterdam, décembre 1987, Vol. Histoire I, 181-192.
4. S. FERENCZI, L'homoérotisme : nosologie de l'homosexualité masculine (1911), *Psychanalyse 2*, Paris, Payot, 1978, 117-129.

En 1915, Freud réfute de nouveau toute séparation radicale des hétérosexuels avec les homosexuels, d'une part et des invertis entre eux, d'autre part[1]. L'inversion est pour lui le caractère commun à tous les états désignés sous le terme d'homosexualité. « *La psychanalyse n'est pas appelée à résoudre le problème de l'homosexualité*, ajoute Freud. *Elle doit se contenter de dévoiler les mécanismes psychiques qui ont conduit à la décision dans le choix d'objet, et de suivre les voies qui conduisent de ces mécanismes aux montages pulsionnels. Elle brise là, et laisse le reste à la recherche biologique*[2]. » Il indique que la psychanalyse n'a que peu de « *prise pour changer l'inversion* », et compare ces résultats aux « *boule-versements spectaculaires que Steinach a obtenus par des opérations chirurgicales dans certains cas individuels* ». Ces travaux, qui sont également commentés dans une note des *Trois Essais sur la théorie de la sexualité*, lui paraissent cependant d'une portée limitée : en effet, « *les cas d'homosexualité avec lesquels Steinach a eu du succès remplissent la condition, qui n'est pas toujours présente, d'un "hermaphrodisme" physique absolument patent. Quant à la thérapeutique d'une homosexualité féminine menée suivant la même voie, on ne se représente même pas clairement ce qu'elle pourrait être. Devrait-elle consister dans l'ablation des ovaires vraisemblablement hermaphrodites et dans l'implantation d'autres ovaires présumés unisexuels ?* »[3]

En fait, Steinach tente de soigner l'homosexualité masculine en châtrant le sujet, et en greffant les testicules d'un homme « normal » à la place des siens. Ces tentatives, qui visent à rétablir l'homosexuel dans une pleine fonction masculine, constituent néanmoins le terreau sur lequel peut se développer, quelques années plus tard, l'idée d'un changement chirurgical du sexe dans une

---

1. S. FREUD, note ajoutée aux *Trois Essais sur la théorie de la sexualité, op. cit.*, 168-169.
2. S. FREUD, Psychogénèse d'un cas d'homosexualité féminine (1920), *Névrose, Psychose et perversion*, Paris, P.U.F., 1981, 253.
3 . *Ibid.*, 255.

perspective également thérapeutique[1]. D'ailleurs, on peut noter que ces premières interventions ont un effet de sollicitation, voire de fascination : Krafft-Ebing, dans son observation numéro 353 de *Psychopathia Sexualis*, rapporte le cas d'un homme qui en a entendu parler, et qui s'offre comme cobaye, pour tenter un changement de sexe[2].

M. Hirschfeld crée en 1919, à Berlin, un Institut des Sciences Sexuelles, où il reçoit de nombreux homosexuels et transvestis des deux sexes. L'une des premières mesures qu'il prend pour pallier les difficultés des transvestis est de leur fournir un certificat médical qui explique les raisons pour lesquelles ils ou elles peuvent être rencontrés dans la rue dans le costume du sexe opposé au leur. Ce certificat vise à leur éviter, en cas d'arrestation, une sanction policière. De plus, l'Institut des Sciences Sexuelles tente d'appuyer leurs démarches en vue d'obtenir une autorisation administrative de porter les vêtements qu'ils souhaitent, puis un changement de leur prénom. En général, ces transvestis souhaitent ensuite obtenir une modification des mentions relatives à leur sexe sur les

---

1. On trouve dans la thèse de J.-M. Alby, sur laquelle je reviendrai dans les chapitres suivants, une remarque qui semble contradictoire avec la chronologie que je propose ici. Harry Benjamin, dans une lettre à J.-M. Alby, « *écrit avoir eu l'occasion d'examiner personnellement douze patients qui avaient subi une intervention de changement de sexe : le plus ancien avait été opéré en Allemagne il y a quarante-trois ans* », c'est-à-dire, puisque la thèse de J.M. Alby date de 1956, dès 1913. Il me semble probable que ce sujet, en 1913, ait seulement été châtré (Jean-Marc ALBY, *Contribution à l'étude du transsexualisme*, Thèse, Faculté de Médecine de Paris, 1956, 62).

2. « *Peut-être le médecin et le chercheur peuvent-ils t'aider à trouver une nouvelle existence. Transplantation Steinach ! Il a réussi avec un succès fabuleux à transformer les sexes chez les animaux ; ne peut-on pas tenter scientifiquement cette expérience chez un sujet humain s'y prêtant volontairement, chez un homme qui en prend sur lui toutes les conséquences et que cette seule possibilité est à même de protéger d'une folie et d'une mort inévitables.* » KRAFFT-EBING R. von, *Psychopathia sexualis*, Paris, Payot, 1969, 650 (édition traduite des seizième et dix-septième éditions allemandes, refondues en 1923 par A. Moll).

documents officiels qu'ils utilisent, ainsi que des modifications corporelles.

C'est en 1920 que paraît, aux Etats-Unis, le compte rendu d'un traitement chirurgical visant au changement de sexe. Il s'agit d'un article de J. Gilbert, médecin : *L'homosexualité et son traitement*[1]. D'après le rapport de J. Gilbert, il apparaît qu'H., une femme, qui s'adresse à lui pour le traitement d'une phobie, est une homosexuelle, mais qu'elle ne souhaite pas posséder un corps d'homme et qu'elle ne se travestit pas, bien que ses vêtements soient « *peu frivoles* ». En revanche, elle souhaite occuper dans la société une place éminente, dans des secteurs d'activité masculins. J. Gilbert (comme certains de ses confrères européens avant lui) tente d'abord de soigner cette anomalie par l'hypnose et la suggestion. Ce premier traitement échoue, mais H. éprouve un sentiment croissant d'anormalité et de honte. Elle demande à J. Gilbert de « *l'aider à se préparer absolument et en permanence pour le rôle masculin, conformément à sa vraie nature* ». J. Gilbert l'ausculte alors pour déterminer si son corps est vraiment féminin. Quelque temps plus tard, elle lui demande de pratiquer une hystérectomie, pour éviter les inconvénients des règles lorsqu'elle portera des vêtements masculins, et pour la stériliser. Il accepte, et commente : « *Raisonnable à l'extrême, elle acceptait sa condition en tant qu'inversion anormale, et était prête à faire face au problème (...) le/la patient/e et moi avons fait de notre mieux*[2]. »

C'est sans doute à travers les pratiques chirurgicales qu'une rupture peut s'opérer dans le continuum théorique de l'inversion. En effet, dans les cas d'ambiguïté génitale,

---

1. J. GILBERT, Homosexuality and its treatment, *in Journal of Nervous and Mental Disease*, Lancaster, PA, Oct 1920, 52, 4, 297-322. Cité par J. KATZ, *Gay american history*, New York, Avon Books, 1976, 415-420.

2. *Ibid.*, 416, 417, 418. Toutes les traductions d'extraits des ouvrages anglo-saxons non publiés en français sont personnelles. Pour la dernière citation, l'anglais *the patient* ne permet pas de savoir si, après l'intervention, J. Gilbert continue à parler de H. au féminin.

les médecins, dans cette période (et dans toute la première moitié du XXème siècle), recherchent l'orientation physique éventuellement mal perçue à la naissance, et interviennent pour tenter de restaurer la faculté de procréer ou du moins une fonction sexuelle. Sur le versant de l'homosexualité, en revanche, le traitement proposé par J. Gilbert montre (malgré son caractère d'exception) qu'il peut paraître concevable de sacrifier la fonction de reproduction pour rétablir au moins l'illusion d'un fonctionnement hétérosexuel.

L'idée de l'homosexualité comme inversion est par ailleurs, dans les années vingt, admise aussi bien par les intéressés que par les scientifiques. Elle fait pourtant scandale pour les moralistes. Radclyffe Hall, qui se considère elle-même comme invertie, publie en 1928 *Le Puits de Solitude*[1], un roman dont l'héroïne, Stephen Gordon, est une invertie « vraie », c'est-à-dire virile. Sa compagne, elle, est une femme, attirée par Stephen comme elle aurait pu l'être par un homme. L'inversion est présentée comme un « *secret dessein de la nature* », un mauvais tour joué par Dieu ; les inverties auraient reçu en partage une portion de virilité dont certains hommes, les pédérastes, se seraient, en conséquence, trouvés privés. Un journaliste anglais, James Douglas, écrit dans le *Sunday Express* : « *C'est un plaidoyer tendancieux qui tend à présenter la perversion décadente comme un martyre infligé à ces hors-la-loi par une société cruelle. Il masque leur dépravation sous le voile des sentiments et il prétend même que leur dégradation volontaire est inévitable car ils ne peuvent se sauver eux-mêmes (...). Je préférerais donner à un adolescent sain, garçon ou fille, un flacon d'acide cyanhydrique plutôt que ce roman*[2]. » A la suite d'une campagne de presse, puis d'un procès, le livre est interdit en Angleterre jusqu'en

1. RADCLYFFE HALL, *Le Puits de Solitude*, Paris, Gallimard, 1946.
2. *Cf.* M. BAKER, *Our three selves, the life of Radclyffe Hall*, New York, Quill, 1986, 231.

1959 pour obscénité. Cette interdiction montre que si la fonction première du concept d'inversion était de décriminaliser les comportements homosexuels, la distinction reste à faire, pour l'opinion publique et la justice, entre cette inversion même et la débauche[1] .

Les années trente sont marquées par deux types de phénomènes concernant la question de l'appartenance à un sexe. D'une part, Marañon remarque que, dans les cas où le sexe déclaré à la naissance s'avère, à la puberté, discordant avec le sexe biologique, les facteurs ambiants, et notamment éducatifs, sont déterminants pour le psychisme du sujet : c'est-à-dire qu'un mâle élevé en fille se sent fille, par exemple[2]. Il préfigure ainsi l'idée que le sexe d'assignation (lié à la parole de l'accoucheur, au choix du prénom et d'une façon générale au regard parental) prévaut sur le sexe biologique, et introduit dans « l'hermaphrodisme » une coupure entre le donné corporel et l'acquis psychique. D'autre part, la notion de « changement de sexe » apparaît pour qualifier des pratiques médicales et chirurgicales jusqu'alors innommées.

Un assistant de Hirschfeld, Félix Abraham, relate deux « premiers cas » de « changement de sexe » en 1931. Rudolf (Dora R.) a « *fait un premier pas dans le sens d'une féminisation de son sexe en se soumettant en 1921 à une castration. Son instinct sexuel en fut affaibli, mais la tendance homosexuelle ainsi que le sentiment en lui-même restèrent semblables. Ce progrès pourtant ne lui*

---

1. Quelques mois plus tard, en mars 1929, l'Angleterre découvre qu'un de ses héros, le Colonel Barker, est une femme qui s'est fait passer pour un homme pendant de nombreuses années. Marguerite Radclyffe Hall, qui n'utilise jamais son prénom, se fait appeler John par son entourage et regrette vivement de n'avoir pas pu combattre pendant la guerre, stigmatise, paradoxalement, ce qu'elle ressent comme une imposture et une perversion démente. C'est que Radcliffe Hall rêve, pour les inverties, d'une sorte de mariage. Or, le Colonel Barker a épousé une femme, et l'a abandonnée au bout de trois ans (M. BAKER, *op. cit.*, 254.).

2. Mentionné par L. KREISLER, Les intersexuels avec ambiguïté génitale, *La psychiatrie de l'enfant*, XIII, 1, 1970, 5-127.

suffisait pas encore et il cherchait à obtenir une féminisation encore plus forte par une modification plus accentuée de ses parties sexuelles. En 1930, enfin, on effectua chez lui l'intervention qu'il avait essayée lui-même à l'âge de six ans, à savoir l'ablation du pénis et six mois plus tard l'intervention fut complétée par la greffe d'un vagin artificiel ». Quant à Gertrud (Gert) B., son corps « *a été modifié, d'abord par l'ablation chirurgicale des seins, puis par celle des ovaires et par greffe de testicules* »[1]. En 1933, une sexologue anglaise, Norma Haire, préface la biographie par Niels Hoyer (*Man into Woman*) de Einar Wegener, peintre danois qui devient Lili Elbe à la suite d'une série d'interventions parmi lesquelles figure une greffe d'ovaires, laquelle entraîne sans doute sa mort[2].

Le cas de Rudolf montre assez clairement l'articulation entre la castration dite thérapeutique et le changement de sexe chirurgical. L'ablation des testicules, au début des années vingt, vise à « *affaiblir l'instinct sexuel* », c'est-à-dire à interdire les actes homosexuels qui représentent une transgression. Il ne semble pas que cette intervention ait été activement suggérée au patient (comme dans le cas de H.), et sans doute le satisfait-elle, puisqu'il semble s'y soumettre de sa propre initiative, de même que le sujet évoqué par Krafft-Ebing la réclame (observation numéro 353 déjà mentionnée). Le processus qui conduit de cette castration à l'idée du changement de sexe pourrait être analysé en tenant compte de ces éléments divers. Du côté des médecins, on peut distinguer deux tendances : traiter l'homosexualité en supprimant ce qui apparaît

---

1. *Perversions sexuelles* (rédigé par Félix Abraham, d'après l'enseignement d'Hirschfeld), Paris, François Aldor, 1931, 241-243.
2. Cité notamment par J. RAYMOND, *L'empire transsexuel*, Paris, Seuil, 1981, 50-51, H. BENJAMIN, *The transsexual phenomenon*, New-York, Julian Press, 1966, 14, et J. MORRIS, *L'énigme*, Paris, Gallimard, 1974, 61-62. Comme je n'ai malheureusement pas pu trouver cette biographie, je n'ai aucune certitude quant au sexe de l'auteur de la préface (!) : elle pourrait en effet, selon M. BAKER (*op. cit.*, 235) avoir été signée par un sexologue nommé Norman Haire.

comme sa cause, les testicules en tant que représentants du désir sexuel, de la puissance virile ; mettre au jour, faire exister dans le réel, la féminité dont, dans la perspective de l'inversion, le désir homosexuel semble témoigner. Du côté des invertis (dont certains sont précisément les médecins en question, par exemple Hirschfeld) on peut postuler, d'une part, le désir de n'être plus accusés d'homosexualité (la dépénalisation pour laquelle ils luttent), désir qui trouve un espoir de réalisation dans les discours médicaux du temps, et, d'autre part, chez certains d'entre eux, une dynamique libidinale particulière qui les entraîne à désirer subir la castration réelle, à vouloir changer de sexe, ou les deux. Dans le cas de Rudolf, la castration réelle n'est pas suffisante (d'après les termes d'Abraham, le problème réside dans le fait que sa libido demeure) et il est nécessaire de pallier cette insuffisance en allant plus loin dans la féminisation, neuf ans plus tard. Cependant, cette féminisation est avant tout une autre forme de castration, non pas l'ablation des testicules cette fois, mais celle du pénis, dont Abraham note que Rudolf l'a tentée dès l'âge de six ans ; la création d'un pseudo-vagin met la touche finale à la transformation.

La rareté des allusions à ces pratiques, ou à ces symptômes, par les psychanalystes du temps, est assez curieuse. On peut se demander si le trouble qui fait probablement taire ces analystes ne réside pas surtout dans le double sens du terme de castration, d'abord ablation des testicules pour les « sexologues », essentiellement perte du pénis pour les psychanalystes. Par ailleurs, comme le souligne avec humour Colette Chiland, le désir de castration est un « *crime de lèse-Freud* »[1], ce qui peut conduire les analystes à éviter de l'étudier. Cependant, d'autres hypothèses sont possibles si l'on considère, par exemple, la façon dont Ernest Jones aborde ce problème, dans son article *La phase précoce du développement de la sexualité féminine* (1927) :

---

1. C. CHILAND, De l'essence du masculin : réflexions à partir du transsexualisme, *Adolescence*, 1988, 6, 1, 75.

« La part extrêmement importante qu'assument normalement les organes génitaux dans la sexualité masculine tend naturellement à rendre équivalente pour nous la castration et l'abolition totale de la sexualité. Cette erreur se glisse souvent dans nos discussions, encore que nous sachions que beaucoup d'hommes souhaitent être castrés pour des raisons érotiques entre autres, de telle sorte que leur sexualité ne disparaît certainement pas avec l'abdication du pénis. Chez les femmes, où toute l'idée du pénis est toujours partielle et en grande partie secondaire par nature, ceci devrait être encore plus évident[1]*. »*

L'aspect le plus remarquable de cet extrait, à mon sens, est que Jones associe directement le désir que peut éprouver un homme d'être châtré et la représentation du pénis pour les femmes. C'est-à-dire que de façon implicite, sinon inconsciente, une certaine équivalence s'instaure entre le désir de subir la castration et la féminité. Un homme qui désire être châtré, semble-t-il, ne peut pas être « vraiment » un homme, et par conséquent, il est assimilé à une femme. Ne pourrait-on pas supposer que cette équivalence, ancrée dans la notion d'inversion elle-même, est précisément ce qui commande l'attitude des acteurs sociaux (sexologues, invertis, psychanalystes) de cette époque, et autorise le retournement de la castration répressive en changement de sexe « libéral » ?

Le mouvement social et théorique qui a construit la notion d'inversion vole en éclats avec la montée du nazisme et la Seconde Guerre mondiale. L'Institut des Sciences Sexuelles fondé par Hirschfeld en 1919 est brûlé en 1933 par les nazis. Les homosexuels, militants ou non, sont exterminés (dans les camps de concentration, ils portent un triangle rose...). Cette répression radicale marque la fin du débat[2]. Ce qui autorise peut-être, après guerre, et

---

1. Ernest JONES, La phase précoce du développement de la sexualité féminine, *La psychanalyse*, 7, Paris, PUF, 1964, 241.

2. Malgré la répression, FREUD (et d'autres sans doute) persiste : l'homosexualité n'est *« ni un vice, ni un avilissement, et on ne saurait la qualifier de maladie ; nous la considérons comme une*

principalement aux U.S.A., de nouveaux découpages du même champ théorique.

C'est après la Seconde Guerre mondiale que la notion de transsexualisme fait son apparition. Parmi les éléments qui contribuent à cette émergence, l'un des plus déterminants est sans doute le fait que l'homosexualité n'est plus considérée de la même façon, sous l'influence grandissante de la psychanalyse, d'une part, et de la sexologie américaine, d'autre part. Du point de vue de la psychanalyse, la définition de l'homosexualité comme choix d'objet, qui n'entraîne pas nécessairement une modification de la personnalité dans son ensemble, réfute directement le concept d'inversion : « *La psychanalyse se refuse absolument à admettre que les homosexuels constituent un groupe ayant des caractères particuliers*[1]. » Du côté de la sexologie américaine, et comme Freud, bien qu'avec des présupposés théoriques absolument différents, A. Kinsey, qui, avec d'autres, publie *Le comportement sexuel de l'homme* (1948), et *Le comportement sexuel de la femme* (1953)[2], situe les comportements homosexuels comme une variante dans un continuum qui inclut la sexualité normale. Pour Kinsey, il n'y a pas de personne homosexuelle, mais seulement des actes homosexuels et tout individu peut être classé suivant une échelle purement quantitative qui va, sans rupture, de l'hétérosexualité exclusive à l'homosexualité exclusive. Il semble que, sous ces deux influences, la figure de celui qui a « une âme de

---

variation de la fonction sexuelle, provoquée par un arrêt du développement sexuel », écrit-il en 1935 à une mère d'homosexuel qui lui demande conseil (cité *in Cahiers de Sexologie Clinique*, 1987, 13, 77, 13).

1. S. FREUD, note (1915) ajoutée aux *Trois Essais sur la théorie de la sexualité*, *op. cit.*, 168-169.

2. A.C. KINSEY, W.B. POMEROY, C.E. MARTIN, *Le comportement sexuel de l'homme*, Ury, Ed. du Parvis, 1948, ed. orig. Philadelphie, 1948.

A.C. KINSEY, W.B. POMEROY, C.E. MARTIN, A. GEBHARD, *Le comportement sexuel de la femme*, Paris, Amiot Dumiot, 1954, ed. orig. 1953.

femme dans un corps d'homme », ou l'inverse, n'ait plus de place théorique. Le concept de transsexualisme vient combler ce vide. Il y a donc une rupture historique, qui culmine en 1974, lorsque l'homosexualité, au prix de difficiles débats, est retirée du *D.S.M. III*[1]. Il importe de souligner néanmoins que cette rupture n'est pas absolue : en effet, tous les théoriciens du transsexualisme qui estiment nécessaire de faire une revue générale de la littérature, en particulier afin d'étayer leurs affirmations concernant le transsexualisme, incluent dans leurs statistiques les cas d'inversion présentés par les premiers « sexologues »[2].

Lorsqu'il s'agit de concevoir l'homosexualité elle-même, par ailleurs, un lien persiste, jusque dans les années soixante, entre caractéristiques physiques, sentiment d'appartenir à un sexe, et choix érotique. Présent dans de nombreux discours médicaux de l'époque, ce lien est repris dans la littérature homosexuelle. Par exemple, Ann Bannon publie, à la fin des années cinquante et jusqu'en 1962, une série de cinq romans qui décrivent la subculture homosexuelle de New-York : elle met en évidence le caractère efféminé des jeunes gens « *gay* »,

---

1. Voir à ce sujet l'analyse de H. PARIS, Généalogie du transsexualisme, *L'évolution psychiatrique*, 1991, 56, 4, 785-803 et, en anglais : R. BAYER, Politics, science, and the problem of psychiatric nomenclature : a case study of the American Psychiatric Association referendum on homosexuality, R.J. SPITZER, The diagnostic status of homosexuality in D.S.M. III : a reformulation of the issues, et I. BIEBER, On arriving at the American Psychiatric Association decision on homosexuality, *in* H.T. ENGELRARD, A.L. COPLAN, *Scientific controversies*, Cambridge University Press, 1987)

2. On trouve par exemple de tels travaux synthétiques dans :
PAULY I., Male psychosexual inversion, transsexualism, *Arch. Gener. Psychiatr.*, 1965, 13, 172-181.
PAULY I., Female transsexualism, *Archives of sexual behavior*, 1974, 3, Part I, 487-507, Part II, 509-525.
WALINDER J. *Transsexualism, a study of fourty-three cases*, Goteborg, Scandinavian University Books, 1967 (Walinder propose dans ce texte la synthèse de quarante-trois cas qu'il a étudiés lui-même, et de deux cent sept cas recensés dans la littérature).

l'opposition entre homosexuelles « masculines » et « féminines ». L'une des héroïnes, Beebo Brinker, est aussi « invertie » que la Stephen Gordon de Radclyffe Hall : « *Je ne suis même pas faite comme une fille* », dit-elle, et « *Il y a un garçon à l'intérieur de mon corps* »[1]. En revanche, du *Puits de Solitude* (Radclyffe Hall) aux romans d'Ann Bannon, le statut des homosexuelles « féminines » s'est modifié : elles ne sont plus présentées comme des hétérosexuelles séduites, elles peuvent aimer une femme également féminine, et lorsqu'elles choisissent une compagne « masculine », elles ne la traitent pas en homme pour autant. Inversion et homosexualité sont donc encore des notions liées l'une à l'autre, mais l'inversion ne fonctionne plus comme ce qui désigne une homosexualité « vraie ».

Certaines analyses en termes sociaux persistent aussi, bien après la séparation de l'homosexualité et du transsexualisme, à lier rôle de genre et choix d'objet. Dans la perspective des mouvements homosexuels, Denis Altman, en 1971, remarque :

> *« A la différence de la société grecque, la nôtre définit masculinité et féminité en termes hétérosexuels, en sorte que l'image stéréotypée de l'homosexuel (et souvent celle-même qu'il se fait de lui-même) est celle de quelqu'un qui rejette sa masculinité (ou sa féminité, dans le cas de l'homosexuelle). On se trouve dès lors en présence de deux types extrêmes d'homosexuels mâles : l'inverti, qui s'efforce d'incarner l'image de l'homme-qui-voudrait-être-une-femme, et le "dur" qui essaie de la rejeter[2]. »*

Et aujourd'hui encore, il existe des associations qui, au nom de la défense des minorités sexuelles, reçoivent à la fois des homosexuels, des transvestis, des transsexuels et d'autres (pédophiles, sado-masochistes…).

---

1. A. BANNON, *Beebo Brinker*, Tallahassee (Florida), The Naiad Press, 1983 (réédition), 50-51.
2. D. ALTMAN, *Homosexuel(le), oppression et libération*, Paris, Fayard, 1976, 86.

III. ÉMERGENCE DU TRANSSEXUALISME

Le terme de *psychopathia transsexualis*[1] est employé pour la première fois aux Etats-Unis en décembre 1949 par D. O. Cauldwell (dans un article de la revue *Sexology Magazine* où il relate le cas d'une jeune fille qui a, dit-il, le désir obsessionnel de devenir un homme) pour désigner « *les individus qui appartiennent physiquement à un sexe et, apparemment, psychologiquement à l'autre, et qui désirent modifier chirurgicalement leurs caractéristiques physiques pour ressembler à celles de l'autre sexe*[2]. »

En 1953, le cas de Christine (Georges) Jorgensen fait scandale sur la scène publique américaine et même mondiale. Photographe et ex-G.I., Georges Jorgensen se rend à Copenhague en 1950, alors qu'il a vingt-quatre ans, pour suivre un traitement de « changement de sexe » auprès de l'équipe de l'endocrinologue Christian Hamburger. Du point de vue technique, c'est l'une des premières fois où le « changement de sexe » associe traitement hormonal et interventions chirurgicales[3],

1. CAULDWELL D., Psychopathia transsexualis, *Sexology*, 1949, 16. On peut remarquer que ce terme est construit sur le modèle du célèbre *psychopathia sexualis* de Krafft-Ebing.

2. Cité par Dave KING , Gender confusions : psychological and psychiatric conceptions of transvestism and transsexualism, *in* PLUMMER K editor, *The making of The modern Homosexual*, Londres, 1981, 166. Cité également par Harry BENJAMIN, *The transsexual phenomenon*, New-York, Julian Press, 1966, 16.

3. Les opérations comprennent une plastie d'augmentation des seins,

l'une des premières fois aussi où le patient bénéficie d'un suivi au long cours. Christine Jorgensen revient aux Etats-Unis en février 1953, et l'énorme couverture journalistique de son histoire fait du transsexualisme un véritable phénomène public[1]. Le scandale est tel, ainsi que les doutes du public, soit sur la réalité de l'opération, soit sur sa valeur thérapeutique, que C. Hamburger et son équipe publient aux Etats-Unis un article explicatif, intitulé, dans la tradition d'Hirschfeld, *Transvestism*[2]. Sollicité pour intervenir sur ce thème quelques mois plus tard, Harry Benjamin, ex-assistant d'Hirschfeld, reprend le mot de D.O. Cauldwell sous la forme anglaise *transsexualism*, dans un article pour l'*International Journal of Sexology*, puis lors d'une conférence prononcée en décembre 1953 devant la *New York Academy of Medicine*[3].

Cette publicité a pour effet immédiat d'accroître le nombre des demandes de « changement de sexe », comme

---

une ablation des testicules et du pénis, la vaginoplastie étant remise à plus tard, ce qui est l'usage à cette époque. Dans le cas de Christine Jorgensen, la vaginoplastie a lieu aux Etats-Unis en mai 1954, ce qui n'empêche pas le chirurgien danois, E. Dahl-Iversen, de déclarer dès le mois de mars 1953 : « *Mademoiselle Jorgensen est tout à fait une femme. Elle pourrait vivre comme une épouse normale, mis à part le fait qu'il lui manque les organes féminins nécessaires pour avoir un enfant.* » (Christine JORGENSEN, *A personal autobiography*, N.Y., Bantam Book, 191 et 226). En somme, il semble que, pour cet auteur, il ne soit pas nécessaire d'avoir un vagin pour être une femme, ou une épouse normale, mais seulement pour avoir des enfants.

1. On pourrait citer aussi le cas de Roberta Cowell, également célèbre en 1954 en Angleterre. Roberta Cowell a publié une autobiographie, *Roberta Cowell's story*, London, William Heineman Ltd., 1954 traduite sous le titre *Comment je suis devenu(e) femme*, Paris, Plon, 1955.

2. C. HAMBURGER, G. STURUP, E. DAHL-IVERSEN, Transvestism, *J.A.M.A.*, 1953, 152, et une lettre de C. Hamburger *in* Christine JORGENSEN, *A personal autobiography*, *op. cit.*, 189-190.

3. H. BENJAMIN, Transvestism and transsexualism, *International Journal of Sexology*, 1953, 7, et Transvestism and Transsexualism : symposium, *American Journal of Psychotherapy*, 1954, 8.

en témoigne le courrier reçu par C. Hamburger, quatre cent soixante-cinq lettres de demandeurs de tous pays dans la seule année 1953[1]. On recense également dans les années cinquante et soixante de nombreux articles traitant de « changement de sexe » dans la presse à scandale (généralement des hommes opérés en Afrique du Nord)[2]. Les publications scientifiques sont en revanche relativement peu nombreuses, moins de dix articles par an jusqu'en 1958, dix à quinze par an de 1958 à 1967[3].

En France, le nombre de publications sur ce thème est également réduit à cette époque. L'observation d'un homme qui désire changer de sexe est publiée par H. Klotz, E. Borel, et R. Colla en 1955.[4]

Néanmoins, une thèse inédite, rédigée en 1956, *Contribution à l'étude du trans-sexualisme*, par Jean-Marc Alby (psychiatre qui travaille, entre autres, avec J. Lacan, S. Lebovici et R. Diatkine) fait figure de texte précurseur. J.M. Alby, qui se situe dans une problématique essentiellement psychanalytique, n'est pas favorable au « changement de sexe » comme traitement du syndrome transsexuel. Pour lui, cette pratique « *fait partie de tout un mouvement qui consiste à envisager la castration comme une thérapeutique du pervers sexuel* », et même en représente une « extension *puisque [ces] sujets ne sont en règle pas des délinquants* »[5]. Accorder le « changement de

1. C. HAMBURGER, Desire for change of sex as shown by personal letters from 465 men and women, *Acta Endocrin.*, 1953, 14.
2. A partir des années soixante, cette filière perd de son importance, tout en continuant à fonctionner. Par exemple, Jan Morris, bien qu'il ait consulté H. Benjamin, est opéré à Casablanca en 1972. *Cf.* J. MORRIS, *L'énigme*, Paris, Gallimard, 1974.
3. Pour ces données quantitatives concernant la littérature scientifique sur le sujet, j'utilise le recensement effectué par Colette CHILAND, Enfance et transsexualisme, *La psychiatrie de l'enfant*, 1988, XXXI, 2, 319.
4. KLOTZ H.P., BOREL E., COLLA R., Le travestissement hétérosexuel habituel, forme particulière des ambiguïtés sexuelles constitutionnelles, *Semaine des hôpitaux de Paris*, 1955, 31, 65, 3443.
5. J.-M. ALBY, *Contribution à l'étude du trans-sexualisme*, Thèse,

sexe » équivaut pour lui à « *satisfaire un besoin névrotique ou [à] aider à la satisfaction d'une idée délirante* », ce qui lui paraît inaceptable sur le plan éthique ; il lui semble au contraire « *souhaitable de protéger ces sujets contre une extension de leurs tendances morbides et contre les conséquences de cette évolution pour eux-mêmes, en refusant d'abonder dans leur sens* »[1]. La généralisation du « changement de sexe », et la publicité qui lui est faite, lui paraissent nocives :

> « *A un moment donné, les barrières s'effondrent et c'est habituellement à l'occasion de la connaissance plus ou moins fortuite de cas analogues au leur et de la possibilité de transformation que s'extériorise une conviction dont ils n'osaient auparavant faire état. Ils éprouvent cette révélation comme une libération et un soulagement de leurs angoisses morales. Objectivement, pour nous, ce tournant de leur existence masque en fait le début d'une décompensation*[2]. »

Si les publications sont rares, en revanche les équipes médicales travaillent, notamment aux Etats-Unis. De 1953 à 1968, H. Benjamin, J. Money et R. Stoller, entourés d'équipes importantes, rencontrent et traitent plus de deux cents transsexuels au total. Les techniques endocrinologiques et surtout chirurgicales, progressent[3].

Faculté de Médecine de Paris, 1956, 256 et 298, souligné par l'auteur.

1. J.-M. ALBY, *Contribution à l'étude du trans-sexualisme*, *op. cit.*, 301 et 309.

2. J.-M. ALBY, *Contribution à l'étude du trans-sexualisme*, *op. cit.*, 148. Je reviendrai plus en détail sur les hypothèses cliniques et psychanalytiques de J.-M. Alby dans le chapitre consacré aux théoriciens qui critiquent ce que j'ai nommé la théorie officielle du transsexualisme.

3. Du moins pour les hommes : dès les années soixante, la vaginoplastie est réalisée en même temps que la castration et la pénectomie, et c'est généralement la peau du pénis qui est utilisée pour créer les parois du pseudo-vagin. H. Benjamin attribue ce progrès décisif à Georges Burou, l'un des chirurgiens, si décriés habituellement, qui opèrent au Maroc à cette époque (*The transsexual phenomenon*, *op. cit.*, 103).

Le diagnostic différentiel s'affine. Cependant, la réflexion sur le transsexualisme découle surtout des avancées qui s'effectuent dans la recherche sur les conséquences de l'ambiguïté génitale, et en particulier de l'élaboration du concept de genre.

J. Money est le premier à avoir utilisé en 1955 le terme de genre, pour désigner le fait psychologique par lequel un sujet se sent et se comporte comme une femme ou un homme. Elaboré à partir d'études concernant l'ambiguïté génitale et ses conséquences, le concept de genre permet alors de souligner la contradiction possible entre ces aspects psycho-sociaux et le sexe biologique, en particulier chromosomique et gonadique.

Ces études[1] ont mis en évidence le caractère déterminant de l'attribution du genre dans la constitution de l'identité du sujet : un enfant mâle élevé en fille se pense fille, et un enfant femelle élevé en garçon se pense garçon, avec une certitude absolue et irréversible. Cette certitude n'est pas ébranlée par les sensations corporelles du sujet (par exemple, l'absence de vagin, chez le mâle élevé en fille et ignorant son état, ne fait pas obstacle à son identification féminine, bien que, d'après Stoller et Kreisler, elle puisse entraîner une sorte d'incapacité, ou de refus, à comprendre la fonction du vagin dans le coït). Imposer un changement au sujet peut lui faire courir le risque d'une décompensation psychotique, décompensation qui peut avoir une issue suicidaire. Même dans le cas où une réassignation de sexe n'est pas envisagée, le danger est tel que les médecins évitent de faire connaître au patient et à sa famille la réalité de son état ; par exemple, dans un cas de pseudo-hermaphrodisme masculin élevé en fille, l'ablation des testicules, pratiquée à l'adolescence, peut être présentée comme une ablation de kystes. Il semble, d'après des cas rapportés notamment par R. Stoller et L. Kreisler, ou

---

1. Je me réfère ici, tout particulièrement, au travail fondateur de Léon KREISLER, Les intersexuels avec ambiguïté génitale, *La psychiatrie de l'enfant*, 1970, XIII, 1, 5-127.

encore d'après le journal d'Herculine Barbin[1], que la révélation d'une conformation physique qui contredit la certitude élaborée dans l'enfance entraîne fréquemment un état délirant où prédominent des idées telles que « je suis un ange, un monstre, Dieu, le fils de Dieu, le Messie... » En somme, cette révélation met en cause le statut humain du sujet.

J. Money et ses collaborateurs, psychiatres de l'équipe de Wilkins à l'hôpital Johns Hopkins de Baltimore, affirment, à partir de soixante-seize cas d'intersexualité, que le genre d'un sujet est définitivement fixé à l'âge limite de deux ans et demi ; ils en déduisent une règle pratique : pas de réassignation du sexe après cet âge[2]. Cette recherche inaugure une nouvelle période de l'étude des intersexualités : jusqu'alors, en effet, les médecins tentaient généralement de rétablir le plus possible le sujet dans son sexe biologique. Cette règle nouvelle est appliquée pendant plusieurs années par les médecins de tous pays[3].

Dans de nombreux textes ultérieurs, cependant, J. Money nuance sa position. Dans certains cas, dès la naissance, parents et médecins doutent du sexe de l'enfant, qui, en conséquence, ne peut élaborer une certitude concernant son propre sexe. Il reste ambivalent, et construit une psychosexualité ambiguë (Kreisler), une identité hermaphrodite (Stoller). On constate alors de graves troubles du langage (Money), une personnalité pauvre, apathique, où l'activité fantasmatique est peu élaborée, les liens affectifs superficiels, l'image du corps incertaine, le développement intellectuel inhibé parfois jusqu'à la débilité (Kreisler). Il est alors possible au sujet d'accepter une

---

1. Michel FOUCAULT (présenté par), *Herculine BARBIN dite Alexina B*, Paris, Gallimard, 1978.

2. J. MONEY, J. G. et J. L. HAMPSON, Hermaphroditism : recommendations concerning assignment of sex, change of sex, and psychologic management, *Bulletin of the Johns Hopkins Hospital*, 1955, 97.

3. Attesté par L. KREISLER, Les intersexuels avec ambiguïté génitale, *La psychiatrie de l'enfant*, 1970, XIII, 1.

réassignation tardive de son sexe, et cette constatation n'est donc pas contradictoire avec la date où, dans des conditions de certitude suffisante de la part de l'entourage de l'enfant, le genre est normalement fixé.

La fixité de l'identité de genre permet ensuite, par une sorte de dérive, de justifier le choix de modifier le corps des transsexuels, puisqu'il apparaît comme plus malléable que leur psychisme. Pourtant, les transsexuels n'ont fait l'objet d'aucune erreur d'assignation, ce qui constitue une différence essentielle avec les intersexuels.

En 1964, aux Etats-Unis, Ira Pauly publie une revue de la littérature depuis 1916. Il recense cent cas qu'il désigne comme transsexualisme masculin, tout en remarquant, comme J.-M. Alby mais sans critiquer la pratique du « changement de sexe », la nouveauté de ce syndrome : « *En un sens ironique ce syndrome peut être considéré comme iatrogène, dans la mesure où les progrès de la technique chirurgicale et de l'hormonothérapie permettent maintenant de réaliser partiellement les fantasmes de métamorphose sexuelle*[1]. »

En 1966, H. Benjamin publie *The transsexual phenomenon*. En 1968, R. Stoller publie *Sex and Gender* (traduit en français, dix ans plus tard, sous le titre *Recherches sur l'identité sexuelle à partir du transsexualisme*). En 1969, R. Green et J. Money publient *Transsexualism and sex reassignment*. L'influence de ces auteurs, qui aujourd'hui encore font référence, est considérable.

1. I. PAULY, Male psychosexual inversion, transsexualism, *Arch. Gener. Psychiatr.*, 1964, 13, 172.

A. HARRY BENJAMIN, LIBÉRALISME ET BIOLOGISME

Harry Benjamin a travaillé avec M. Hirschfeld à Berlin avant-guerre. Pour lui, refuser de changer le sexe d'un transsexuel est une atteinte intolérable à sa liberté, qui ne s'explique que par un tabou social, des préjugés, voire la bigoterie de responsables religieux, souvent impliqués dans la direction des hôpitaux américains[1]. Comme M. Hirschfeld, il remet à ses patients des certificats médicaux destinés à justifier leur travestissement en cas d'arrestation. Dans ces certificats, il définit le transsexualisme comme « *hermaphrodisme psychique* », et explique que si les transsexuels portent des vêtements du sexe opposé au leur, c'est « *en raison d'un besoin intérieur irrépressible, et non pas dans l'intention de commettre un crime* »[2]. Il doit rapidement cesser cette pratique, sur la demande « *polie mais ferme* » de deux *District Attorneys*[3] qui estiment que la légalité de ces certificats est douteuse.

H. Benjamin plaide donc pour la tolérance. Il

1. H. BENJAMIN, *The transsexual phenomenon, op. cit.*, 54-59.
2. H. Benjamin fait ici référence au Code de Procédure Criminelle de l'Etat de New-York, section 887, subdivision 7, qui interdit tout déguisement susceptible d'empêcher une identification immédiate, que ce soit sur un lieu public ou dans une enceinte fermée. Cet article, qui possède des équivalents encore en vigueur dans presque tous les Etats, date du XIXème siècle. Selon H. Benjamin, il visait à l'origine les fermiers qui se déguisaient en Indiens pour attaquer des représentants de la loi. Il est depuis lors régulièrement utilisé à l'encontre des travestis (H. BENJAMIN, *The transsexual phenomenon, op. cit.*, 66 et 137). Notons qu'en France une réglementation du même type interdit le travestissement en dehors des périodes de carnaval.
3. Le *District Attorney* remplit à peu près les fonctions qui sont en France partagées entre le Juge d'Instruction et le Procureur de la République : il diligente l'enquête de police et requiert au tribunal. Les pouvoirs de ce magistrat et les moyens dont il dispose sont par conséquent considérables.

explique, en s'appuyant sur les lettres reçues par C. Hamburger, la souffrance et le désespoir des transsexuels[1] ; il soutient que si la prudence s'impose avant de décider d'un « changement de sexe », la « *communauté doit aider autant que possible ceux qui ont passé le cap irrévocable de la chirurgie* »[2] ; enfin, et dans des termes qui encore une fois rappellent le débat sur l'inversion, il s'insurge contre la répression du transsexualisme :

> « *La criminalité selon la loi n'est pas nécessairement la criminalité selon la science et le sens commun. Le transvestisme, le transsexualisme, le comportement homosexuel, la dépendance à une drogue, l'alcoolisme et la prostitution en sont des exemples. Ce sont des problèmes de santé, de comportement et de caractère. Ils demandent un traitement et des mesures éducatives, plutôt qu'un châtiment. Leur interprétation comme "crimes" crée artificiellement des criminels, simplement par définition*[3]. »

« *Le transvesti a un problème de société. Le transsexuel a un problème de genre. L'homosexuel a un problème de sexualité* », dit encore H. Benjamin[4]. La distinction que propose H. Benjamin entre sexe et genre est double. D'une part, le genre est défini comme ce qui, dans l'« *harmonie et l'uniformité de la personnalité psycho-sexuelle* », relève du psychisme, par opposition au morphologique, nommé sexe[5]. D'autre part, le genre est « *le côté non sexuel du sexe. Comme quelqu'un l'a exprimé : le genre se situe au-dessus, et le sexe au-dessous, de la ceinture* »[6]. Genre, sexe biologique et sexualité sont néanmoins liés dans la pensée de H. Benjamin de bien des façons, et notamment dans sa

---

1. H. BENJAMIN, *The transsexual phenomenon*, *op. cit.*, 69.
2. *Ibid*, 145.
3. *Ibid*, 137.
4. *Ibid*, 26.
5. H. BENJAMIN, Transvestism and transsexualism in the male and female, *Journal of sex research*, 1967, 3, 2.
6. H. BENJAMIN, *The transsexual phenomenon*, *op. cit.*, 3.

définition de la normalité. Pour lui, en effet, le « *genre normal* » d'un individu va de pair avec, d'une part, son sexe, et, d'autre part, avec un choix d'objet hétérosexuel et le fait d'avoir des enfants[1].

Les options d'H. Benjamin sur les causes et le traitement du transsexualisme sont relativement simples. Aucune explication de type psychologique ne le convainc, et le transsexualisme ne peut, selon lui, être qu'un trouble constitutionnel (génétique ou hormonal) dont les modalités n'ont pas encore été découvertes : il remarque en effet qu'il ne lui est pas possible de trouver des constantes étiologiques dans les récits des nombreux transsexuels qu'il a rencontrés. Quant au traitement, il doit consister en une transformation physique, dans la mesure où les transsexuels souffrent, et où les essais de psychothérapie (d'inspiration psychanalytique ou comportementale, telle que les thérapies d'aversion) ne peuvent aboutir, et ceci d'autant que les sujets s'y refusent.

Il tient également à affirmer que les transsexuels ne sont pas psychotiques. Cette affirmation prend le plus souvent un aspect plus tautologique qu'argumentatif, et s'inscrit dans une polémique avec les psychanalystes :

> *« Une objection assez extrême, mais en fait publiée, à l'opération, a été exprimée par un psychanalyste sous la forme de cette question hypothétique à un médecin hypothétique :*
>
> *"Si un patient venait à vous et voulait que vous lui enleviez son oeil gauche normal ou sa main droite, le feriez-vous, simplement parce qu'il vous l'a demandé ?"*
>
> *L'illogisme de cette comparaison est évident pour un observateur objectif. D'abord, un patient qui vient avec une telle requête est, à première vue, intensément psychotique. Les transsexuels en tant que tels ne sont pas psychotiques, à moins qu'on ne veuille interpréter la dysharmonie de genre comme une psychose "partielle" ou "localisée", ce qui n'est guère un diagnostic acceptable. De plus, le transsexuel ne veut pas qu'on lui*

1. *Ibid.*, 10.

enlève un organe utile (comme un oeil normal ou une main normale) et réduire par là son [his] *efficacité ; mais il veut qu'on* modifie *un équipement sexuel plus ou moins utile (pour lui) de sorte qu'un équipement plus ou moins utile (pour elle) en résulte. Des comparaisons irréfléchies comme celle-ci pourraient-elles être dues à un antagonisme inconscient de la part du médecin ? Ou même, un mécanisme d'auto-protection pourrait-il être à l'œuvre*[1] *?* »

La comparaison n'est pourtant pas aussi évidemment illogique que le suppose H. Benjamin, qui, pour affirmer son point de vue, doit recourir à la « dysharmonie de genre », au peu d'usage que fait le transsexuel de ses organes génitaux, et à une idée de modification qui dénie le caractère castrateur de l'opération. De façon latente, son point de vue est soutenu par son interprétation biologisante du trouble, et par sa reconnaissance d'un droit à changer de sexe.

Les positions d'H. Benjamin ont une influence importante, encore sensible à la fin des années quatre-vingt, notamment à travers la *Harry Benjamin International Gender Disphoria Association* (créée au début des années soixante-dix), qui élabore, en 1980, des « standards » de référence concernant les soins hormonaux et chirurgicaux, et tente de rassembler les statistiques mondiales essentielles en matière de transsexualisme. La notion de « dysphorie de genre » (*gender dysphoria*) met en relief, pour caractériser le transsexualisme, une idée de déplaisir, ou d'inconfort dans la société et pour soi-même, qui fonctionne comme le diagnostic de base pour les demandes de « changement de sexe ». Il s'agit, à la fois, de banaliser le « trouble », comme un malaise qui ouvre un droit à réparation, et de donner une priorité à la demande, en s'appuyant sur sa cause biologique supposée. Cette conjonction du biologisme et du libéralisme, une fois de plus, rappelle les débats sur l'inversion. De plus, avec cette notion, le

1. *Ibid.*, 112, souligné par l'auteur.

transsexualisme apparaît comme l'une des formes d'un trouble qui peut présenter des degrés et des apparences divers, il est situé dans un continuum.

B. JOHN MONEY, UN COMPORTEMENTALISME INTERACTIONNISTE

John Money, psychologue de formation, travaille depuis 1951 à l'hôpital Johns Hopkins de Baltimore. Il s'intéresse à la psycho-endocrinologie, et spécialement au développement de la différenciation sexuelle. Dès les années cinquante, il a surtout travaillé auprès d'enfants et d'adolescents qui présentent, à la naissance, des organes génitaux ambigus. Cette expérience marque toute sa pensée.

Dans leur grande majorité, les textes de J. Money, souvent publiés en collaboration avec divers chercheurs et étudiants[1], sont structurés par l'examen d'une « *séquence de différenciation* ». Cette séquence commence avec le dimorphisme des chromosomes sexuels, et se poursuit par la différenciation des gonades et leur fonctionnement hormonal différencié au stade fœtal, la différenciation des organes reproductifs internes, puis celle des organes génitaux externes, qui entraînent une assignation différenciée du sexe à la naissance, puis du sexe d'éducation, la différenciation de ce que J. Money tient à nommer « identité/rôle de genre » infantile, la différenciation hormonale à la puberté, et enfin celle de l'« identité/rôle de genre » adulte, qui inclut notamment des comportements différenciés en matière d'érotisme, d'amour et de parentalité, mais aussi dans d'autres

1. Pour ne pas alourdir le texte, je parlerai néanmoins des théories de J. Money, sans citer chaque fois son ou ses collaborateurs, qui n'apparaîtront qu'en note. Ce choix un peu injuste a l'avantage de rendre compte de l'extrême cohérence du corpus constitué par les articles signés ou cosignés par J. Money.

domaines, tels que l'activité professionnelle, l'habillement, etc.

On voit que J. Money inclut dans cette séquence des éléments innés, biologiques, et des éléments acquis, sociaux. C'est là une caractéristique majeure de son approche : pour lui, l'opposition entre nature et culture est obsolète, et la différenciation sexuelle doit s'aborder sous un angle interactionniste. On voit aussi que, dans cette perspective, le maître mot est différenciation, ou, pour reprendre un autre terme souvent employé par J. Money, dimorphisme. L'interaction de l'inné et de l'acquis, du biologique et du social, produit deux catégories d'humains nettement distinctes ; cependant, dans la mesure où il s'agit d'un processus de différenciation, et non d'une différence donnée, les deux catégories ne sont pas radicalement séparées, mais appartiennent à un même continuum ou « *spectre* ».

Toute la problématique de J. Money consiste à situer les manifestations du sexe et du genre dans la séquence de développement, soit comme le franchissement réussi d'une étape, qui conduit à la normalité, soit comme une erreur dans la différenciation, qui peut survenir à toutes les phases. La séquence de développement constitue en fait une sorte de programme, dont le succès n'est garanti ni dans ses aspects biologiques, ni dans ses aspects psycho-sociaux.

Les erreurs qui se produisent dans les phases prénatales (avec éventuellement des conséquences au niveau des hormones pubertaires) concernent le sexe au sens biologique du terme[1]. Celles qui se produisent dans les phases post-natales concernent le genre, comportement sexuel inclus. Elles sont conçues comme des

---

1. Ces erreurs peuvent concerner soit la différenciation chromosomique, syndromes de Turner (caryotype 45,X0) ou de Klinefelter (caryotype 47,XXY) par exemple, soit la différenciation gonadique ou hormonale (virilisation par excès d'androgènes chez un fœtus au caryotype 46,XX, ou syndrome adrénogénital, féminisation d'un foetus au caryotype 46,XY par insensibilité aux androgènes, ou testicule féminisant).

« *transpositions* »[1] de l'identité/rôle de genre et impliquent à des degrés divers des comportements, érotiques ou non, atypiques. Ces transpositions de degré variable constituent ce que J. Money nomme le continuum ou spectre homosexuel, et sont classées suivant deux critères : l'étendue (elles engagent la personnalité de façon totale, partielle, ou seulement optionnelle) et la constance (épisodique ou chronique). La « table des transpositions » qui résume ce classement est reproduite dans de nombreux articles[2] :

	Totale	Partielle	Optionnelle
Episodique	Transvestisme	Bisexualité (double choix d'objet)	Loisirs, toilette et manières codés selon le sexe.
Chronique	Transsexualisme	Homosexualité	Travail et statut légal codés selon le sexe.

On voit que le continuum homosexuel n'est pas sans rapports avec la très large notion d'inversion utilisée au XIXème siècle et au début du XXème ; à cette nuance près, cependant, que le terme d'inversion met les polarités extrêmes en valeur, alors que celui de transposition évoque un glissement le long de ce spectre aux variantes innombrables.

Toutes les transpositions qui comprennent une modification du comportement sexuel sont situées comme « *non optionnelles* ». Pour J. Money, en effet, il faut distinguer entre les « *rôles authentiques* » des hommes et des femmes, « *qui relèvent des pratiques érotiques et des organes sexuels* », et les « *rôles codés* », qui n'ont aucun

---

1. Je reprends littéralement le terme anglais utilisé par J. MONEY, qui, de même que son équivalent français, connote à la fois un glissement et une inversion.
2. Une version française de cette table se trouve dans l'article de J. MONEY, Le transsexualisme et les principes d'une féminologie, *in* SULLEROT E., *Le Fait Féminin*, Paris, Fayard, 1978, 229. Dans cette version, la troisième colonne n'est pas intitulée optionnelle, mais insignifiante ; j'ai préféré traduire littéralement le *optional* rencontré dans la plupart des versions américaines.

rapport essentiel avec les organes génitaux ; optionnel, ici, n'implique pas un libre choix, mais signifie plutôt arbitraire, énoncé, voire dicté par la culture, parce que dénué de «*fondement sexuel*», et significatif surtout de rapports de pouvoir[1]. Si le comportement sexuel peut être considéré comme un rôle authentique, c'est parce que la sexualité est la part authentique de la différenciation des genres, non seulement incluse dans le concept de genre, mais fondatrice du genre.

Toutes les étapes de la séquence de différenciation fonctionnent selon des principes comparables sinon similaires, qu'elles soient pré- ou post-natales, biologiques ou psycho-sociales : à chaque étape, les deux chemins (vers un genre masculin ou un genre féminin) sont ouverts, chaque étape représente le verrouillage de l'un ou l'autre de ces chemins. L'un des principes les plus importants par lequel s'exprime le point de vue interactionniste de J. Money est celui de la période critique : un code interne s'exprime normalement à condition qu'il ne subisse pas d'interférences venant de l'environnement dans la période critique.

Autre principe de fonctionnement commun au développement de la morphologie sexuelle et à celui de l'identité/rôle de genre : lorsque l'un des systèmes se développe, l'autre décroît, mais ne disparaît pas, il subsiste à l'état de vestige. Plus précisément, dans le cas de l'identité/rôle de genre, « *le système non fonctionnel ne devient pas un vestige, au vrai sens du terme, mais il est dissocié — codé comme négatif et inutilisable. Un garçon apprend à faire tout ce que font les garçons parce qu'il sait aussi comment ne pas faire ce que font les filles, ou vice-versa pour les filles* »[2]. Le processus d'encodage implique une « *programmation* » par les parents, mais ce n'est pas un processus passif : c'est l'enfant qui code, et

1. J. MONEY, Le transsexualisme et les principes d'une féminologie, *op. cit.*, 224-230.
2. J. MONEY, Determinants of human sexual identity and behavior, *op. cit.*, 574

c'est pourquoi il est plus important pour lui de comprendre qu'il existe une différence entre masculin et féminin que d'avoir des modèles parfaits de masculinité et de féminité. Le concept de dissociation permet à J. Money de rendre compte de certaines transpositions de l'identité/rôle de genre, et plus particulièrement du transvestisme, qu'il entend comme une forme de dédoublement de la personnalité[1].

Sur la base de ce concept, il approfondit sa représentation du processus par lequel l'identité/rôle de genre se constitue, et du codage des systèmes masculin et féminin. La différenciation s'opère grâce à deux mécanismes : l'identification, qui consiste à se comporter comme un membre de son sexe, et la « *complémentation* », qui, elle, consiste à réagir aux comportements des membres de l'autre sexe par des comportements complémentaires, ou réciproques. Ce double apprentissage permet de comprendre que l'absence d'un parent n'est pas ce qui trouble le plus le développement d'une identité/rôle de genre normale :

> « *Même en l'absence du père, une mère programme son fils pour qu'il devienne "un petit homme" ; et en l'absence de la mère un père programme sa fille pour qu'elle devienne une jeune dame. Pour n'importe quel enfant, les incompatibilités mutuelles dans le programme de chaque parent sont source de confusion et regrettables. L'unité des deux parents est souhaitable pour produire une identité de genre monosexuelle chez l'enfant, quels que soient les idéaux ou idéologies du masculin et du féminin (victoriens, libérés, ou autres) auxquels les parents adhèrent*[2]. »

Une discordance dans les stimuli émis par les parents est donc, pour J. Money, une cause majeure d'anomalie de

---

1. J. MONEY rapporte un cas de dédoublement caractéristique dans Two names, two wardrobes, two personalities, *Journal of homosexuality*, 1974, 1, 1. Dans ses textes postérieurs, cependant, il étend cette définition au transvestisme en général.

2. J. MONEY, Two names, two wardrobes, two personalities, *op. cit.*, 68.

l'identité/rôle de genre, ou, pour reprendre un autre de ses termes, d'erreur dans la différenciation. Néanmoins, selon le principe d'interaction, et comme il existe une « *disposition au genre* », les conventions peuvent changer, et les individus peuvent, dans une certaine mesure, accepter des modifications des signaux dimorphiques qui expriment le genre.

> « *C'est le fait qu'ils* [les signaux dimorphiques] *existent en tout temps et en tous lieux qui compte. (...) Ils déterminent notre propre comportement sexuel, exactement comme les différences de plumage chez les oiseaux. Nous différons des oiseaux par notre capacité d'adapter et de changer les signaux historiquement, mais nous ne pouvons pas les oblitérer tout à fait. Il n'y a pas de preuve plus convaincante de ce principe que le fait que l'homme ou la femme ordinaire tend à accepter le rôle joué par* [impersonation] *un travesti ou un transsexuel — à condition bien sûr qu'il s'agisse d'une interprétation parfaite ou presque parfaite. Il est possible d'accepter le rôle, même après avoir appris la vérité, comme plus authentique que le sexe des organes génitaux. Il est même possible pour une personne psychosexuellement normale de tomber amoureuse d'un transsexuel* [transsexual impersonator]. *La discordance entre le rôle et les organes génitaux est alors parfaitement résolue en réagissant devant l'interprète comme devant quelqu'un qui est assailli par l'infortune, et qui mérite ou nécessite une aide médicale ou chirurgicale. Rien n'illustre de façon plus puissante combien l'influence des sens domine irrésistiblement celle du jugement pour déterminer le comportement sexuel humain*[1] *!* »

---

1. J. MONEY, Determinants of human sexual identity and behavior, *op. cit.*, 581. Le terme d'*impersonation* qu'utilise J. Money est difficile à rendre en français : les Anglo-Saxons désignent tous les travestis comme *female impersonators*, quelqu'un qui interprète un rôle de femme. Ici, l'expression *transsexual impersonator* est ambiguë : elle devrait pouvoir s'entendre comme quelqu'un qui joue le rôle d'un transsexuel, alors que, selon le contexte, il s'agit de

En filigrane, on peut lire dans ce passage que, pour J. Money, le vrai sexe reste le sexe des organes génitaux. Il remarque à plusieurs reprises, dans différents textes, que les homosexuels et les transsexuels réagissent comme les autres hommes en matière de seuils de réponse aux stimuli érotiques ou visuels[1]. On peut y lire encore que le transsexualisme est une comédie dont la crédibilité se fonde dans le désir du spectateur, et même que toute la théorie du transsexualisme, et la pratique du « changement de sexe », visent à rétablir pour les individus « *psychosexuellement normaux* » la cohérence (ou la certitude d'être « normal ») qui risque de voler en éclats sous l'effet d'une inassumable séduction. Vue sous cet angle, la disposition innée du cerveau au genre que postule J. Money prend tournure de rationalisation.

On pourrait voir une contradiction entre la primauté accordée par J. Money au sexe d'assignation et d'éducation dans les cas d'hermaphrodisme, et l'existence même du transsexualisme. J. Money résout cette contradiction par deux moyens. D'une part, il estime raisonnable de postuler, dans la vie prénatale des futurs transsexuels, et de tous les autres ressortissants du continuum homosexuel, une influence hormonale qui les a prédisposés à la transposition du genre. D'autre part, en se référant à la primauté du sexe d'assignation et d'élevage sur le sexe biologique, il indique :

> *« la prépondérance des preuves fournies par l'hermaphrodisme pour la théorie de l'homosexualité montre l'importance de subtilités dans le sexe d'éducation pour façonner la différenciation de l'identité*

---

quelqu'un qui passe pour femme de façon convaincante.

1. D'après les études de W. Masters et V. Johnson les hommes seraient plus facilement que les femmes excités par des stimuli visuels ou narratifs, alors que les femmes seraient plus sensibles à des stimuli tactiles. Cette différence, très fréquemment rappelée par J. Money, fonctionne parfois dans ses textes comme un élément de preuve du sexe. (MASTERS W., JOHNSON V., *Les réactions sexuelles*, Paris, Laffont, 1968.)

de genre en masculine, féminine, ou ambivalente[1]. »

Les subtilités en cause peuvent être de type très divers. J. Money envisage qu'« *une altération neurologique du sens de l'odorat de l'enfant, ou du stimulus olfactif de la mère (trop peu ou pas assez, ou pas la bonne odeur), ou même dans le stimulus du père, mènera peut-être à une erreur dans la différenciation psychosexuelle* »[2]. Il pense aussi que les tabous qui pèsent sur la sexualité infantile empêchent les enfants de « répéter » leur rôle sexuel adulte, comme le font les petits animaux. Dans le domaine familial, j'ai déjà mentionné la place qu'il accorde aux messages contradictoires émis par les deux parents, mais il mentionne aussi « *une stimulation tactile insuffisante, (...) trop de proximité personnelle ou de surpopulation, la maladie mortelle ou la mort d'un proche parent, des conflits familiaux dans lesquels l'enfant est un pion, une exposition atypique à des activités ou des jeux sexuels d'impact trop spectaculaire, (...) l'équivoque ou l'ambiguïté des attentes parentales envers la masculinité ou la féminité de leurs fils ou filles* »[3], et donne une place importante à un dégoût exprimé par les parents à l'égard des organes génitaux de leur enfant[4]. Toutes ces attitudes, et d'autres sans doute, ajoutées à une prédisposition hormonale, peuvent produire toutes les transpositions du genre. En fait, la seule anomalie concernant la différenciation qui ne peut pas, pour J. Money, intervenir dans la constitution d'une identité/rôle de genre « transposée », c'est celle qui pourrait concerner les hormones pubertaires, sans doute parce que la période critique est passée.

Plus profondément, il semble que si les transpositions

---

1. J. MONEY, Sexual dimorphism and homosexual gender identity, *op. cit.*, 433.
2. *Ibid.*, 436.
3. J. MONEY, Sexually dimorphic behavior, normal and abnormal, *in* N. KRETCHMER and D. N. WALCHER, *Environmental influences on genetic expression, biological and behavioral aspects of sexual differenciation*, Fogarty International Center Proceedings N° 2, U.S. Gov. Printing Office, Washington D.C., 1971, 210.
4. J. MONEY, P. TUCKER, *Sexual Signatures*, *op. cit.*, 137-138.

de l'identité/rôle de genre ne sont pas contradictoires avec les conclusions des études sur l'hermaphrodisme, c'est parce qu'elles concernent la sexualité. J. Money les classe dans les paraphilies[1], tout en regrettant la valeur péjorative trop souvent affectée à ce terme, qui remplace celui de perversion dans le *D. S. M. III*. Les distinctions entre elles sont de degré plutôt que de nature. L'homosexuel, « *comme une femme, aime recevoir le pénis d'un homme et peut faire preuve de réactions et d'un comportement féminins dans d'autres contextes que le sexe*[2] ». Le transvesti a « *deux noms, deux garde-robes, deux personnalités*[3] », il est une sorte de transsexuel temporaire, bien qu'il soit, au contraire des transsexuels vrais, attaché à ses organes génitaux. Quant au

> « *transsexuel mâle, étant la forme extrême d'homosexuel qu'il est, il peut vivre, travailler, penser et faire l'amour comme une femme. Sa personnalité femelle est, en partie, sa conception développementale de ces traits et schémas de comportement qui constituent typiquement la féminité. C'est une conception qui exclut certains traits, comme le besoin de caresser les nouveau-nés, et une propension à être moins excité par des stimuli visuels ou narratifs que par le toucher, parce que ces traits sont caractéristiques d'une expérience féminine qui ne lui est pas familière. Le transsexuel mâle se conforme à la conception de la féminité qu'il a assimilée, cependant, à tel point que selon la plupart des standards, sa personnalité à lui, ou plutôt à elle, est femelle et complètement dissociée d'une identité mâle. Il n'y a pas d'exemple plus extraordinaire de ce que l'homosexualité signifie et de la façon dont l'organisme humain peut réagir*[4]. »

---

1. J. MONEY, Paraphilias, *in* MONEY J. and MUSAPH H., *Handbook of sexology*, N.Y., Elsevier, 1977.
2. J. MONEY, P. TUCKER, *Sexual Signatures*, *op. cit.*, 24-25.
3. J. MONEY, Two names, two wardrobes, two personalities, *op. cit.*
4. J. MONEY, Sexual dimorphism and homosexual gender identity, *op. cit.*, 438. Compte tenu des enjeux terminologiques qui entourent

Si le transsexualisme est une paraphilie, on pourrait s'interroger sur sa dimension éventuellement perverse. Un tel concept n'est jamais utilisé par J. Money, mais certaines de ses remarques, relues dans une perspective psychanalytique, pourraient l'évoquer : la facilité avec laquelle les transsexuels dissocient leurs jugements de valeur en en modifiant les prémisses, par exemple dans des raisonnements du type « *c'est différent dans mon cas, cette règle ne s'applique pas à moi*[1] », ou bien sa mention des pratiques manipulatoires des transsexuels en vue d'obtenir satisfaction[2]. J. Money indique par ailleurs que la « *compulsion transsexuelle se manifeste comme une idée fixe plutôt que comme un délire paranoïde* », mais il n'exclut pas l'éventuelle portée thérapeutique d'une transformation chirurgicale et hormonale dans les cas où la demande est appuyée sur un tel délire[3].

---

la distinction entre sexe et genre, j'ai renoncé à l'élégance pour tenter de rendre les glissements de sens qui se produisent dans ce passage. J'ai donc choisi de traduire littéralement les termes qui, en anglais, relèvent de la série sexe biologique (*male* et *female*) par mâle et femelle, et de réserver les termes masculin, féminin, féminité, aux moments où J. Money utilise lui-même les termes *masculine*, *feminine*, etc., qui en anglais relèvent de la série genre psychosocial. On ne peut qu'être frappé par les contradictions internes qui se font jour dans une expression comme personnalité femelle, et dans l'idée qu'une conception apprise de la féminité (série psychosociale) peut déterminer cette personnalité femelle (série biologique). A la décharge de J. Money, il faut ajouter que les termes *male* et *female* ne sont pas, comme mâle et femelle en français, réservés au règne animal, et qu'ils sont même d'usage courant, par exemple dans les formulaires administratifs ou les questionnaires.

1. J. MONEY, D. BLOCK, Speech, Sexuality and the Temporal Lobe : An Analysis of Spontaneous Speech of Thirteen Male Transsexuals, *The Journal of Sex Research*, 1971, 7, 1.
2. J. MONEY, P. A. WALKER, Counseling the transsexual, *in* MONEY J. and MUSAPH H., *Handbook of sexology*, N.Y., Elsevier, 1977.
3. J. MONEY, M. de PRIESTI, Three Cases of Genital Self surgery and their Relationship to transsexualism, *The Journal of Sex Research*, 1976, 12, 4.

C. ROBERT STOLLER, UNE PSYCHANALYSE DU CONDITIONNEMENT

Les conceptions de R. Stoller (médecin et psychanalyste) ont marqué le développement du concept de transsexualisme et de la pratique du « changement de sexe », depuis la fin des années soixante, jusqu'à aujourd'hui.

Comme H. Benjamin et J. Money, R. Stoller souhaite :

> « *...limiter l'emploi du terme* sexe *à une connotation biologique. (...) Le genre est la quantité de masculinité ou de féminité que l'on trouve dans une personne et, bien qu'il y ait des mélanges des deux chez de nombreux êtres humains, le mâle normal a évidemment une prépondérance de masculinité et la femelle normale une prépondérance de féminité. L'*identité de genre *commence avec la connaissance et la perception, conscientes ou inconscientes, que l'on appartient à un sexe et non à l'autre (cependant, au cours du développement de l'individu, l'identité du genre se complique beaucoup, de sorte que, par exemple, l'individu peut se sentir non seulement un mâle, mais un homme masculin ou un homme efféminé ou même un homme qui s'imagine être une femme). Le* "rôle" de genre *est le comportement manifeste que l'on révèle en société, le rôle que l'on joue, en particulier avec d'autres personnes, pour établir sa position avec eux, dans la mesure où, en ce qui concerne le genre, leur appréciation et la sienne sont en jeu. Alors que le genre, l'identité de genre et le rôle de genre sont presque synonymes chez une personne normale, dans certains cas anormaux, ils diffèrent. Un problème vient compliquer notre travail : le comportement de genre qui est appris, pour sa plus grande part, dès la naissance, joue un rôle*

essentiel dans le comportement sexuel — qui est nettement biologique — et il est parfois difficile de distinguer les aspects de genre et de sexe d'un élément particulier du comportement[1]. »

Bien que telle ne soit pas l'intention explicite de R. Stoller, le sexe et le genre restent, pour lui, liés par un rapport déterministe, implicitement évoqué dans ce passage à travers la différenciation sexuelle probable du cerveau. Il explique ailleurs que des facteurs biologiques interviennent directement dans l'acquisition du genre, et cite à l'appui de cette position l'exemple d'un mâle chrosomiquement normal, mais dont les organes génitaux, à la naissance, présentaient un aspect féminin ; cet enfant, bien qu'élevé en fille, aurait présenté dès la naissance des comportements de type masculins, aux yeux de sa mère en tout cas (gloutonnerie, impétuosité, violence...) ; le vrai sexe de l'enfant est découvert à la puberté, et annoncé au sujet, qui réagit sans étonnement et s'adapte immédiatement à sa nouvelle assignation ; pour R. Stoller, ce cas démontre l'existence d'une force biologique, une pulsion irrésistible qui a permis à l'enfant de connaître une vérité ignorée et refusée par tout son entourage[2].

Par ailleurs, la difficulté de distinguer sexe et genre vient aussi du fait que le terme de sexe désigne deux notions à la fois, celle, biologique, qui permet de classer les humains comme mâles ou femelles, et celle de comportement sexuel ou de sexualité (les deux terminologies sont employées de façon équivalente dans les traductions françaises des textes de R. Stoller). L'affirmation selon laquelle la sexualité est « nettement » biologique apparaît comme un forçage, rendu nécessaire par le flou des concepts « masculinité » et « féminité », qui s'appliquent à la fois au champ du genre, et à des comportements sexuels différenciés. Par exemple, R. Stoller propose un exemple extrême, « *se sentir un*

---

1. R. STOLLER, *Recherches sur l'identité sexuelle*, *op. cit.*, 28-29, souligné par l'auteur.
2. *Ibid.*, 87-110.

homme qui s'imagine être une femme », et l'interprète en termes de genre, c'est-à-dire de connaissance ou de perception, de savoir ; or, comment un tel trouble peut-il s'interpréter en termes d'identité a-conflictuelle, ou de quantité de masculinité et de féminité ? La dimension fantasmatique qui détermine un tel état renvoie bien à la sexualité, mais certainement pas à un comportement sexuel entendu comme biologique. R. Stoller tente de résoudre ces problèmes en distinguant deux temps dans la constitution du genre : un temps primaire, a-conflictuel, où se constitue le « noyau de l'identité de genre »[1], et un temps secondaire, conflictuel, où s'élabore la vie fantasmatique.

Le « genre primaire » de R. Stoller est construit en opposition à la conception de Freud, qui pose, aussi bien dans le domaine biologique que dans le domaine psychique, une masculinité primitive (l'embryon est d'abord mâle, le clitoris est un petit pénis, et la petite fille fonctionne comme un petit garçon jusqu'au complexe de castration). R. Stoller, qui travaille à partir des données de l'embryologie moderne, estime nécessaire de

> « ...*revoir les bases biologiques sur lesquelles s'appuie l'argumentation de Freud concernant la masculinité et la féminité. (...) En bref, on nous affirme aujourd'hui qu'à l'origine les cellules des mammifères, y compris des êtres humains, ne sont pas mâles ou neutres mais bien femelles*[2]. »

De même que les cellules, le genre se développe selon lui sur la base d'une féminité primitive, qui provient de la fusion première entre tout enfant et sa mère ; bien que R. Stoller utilise parfois le terme d'identification pour parler de ce stade, il s'agit ici d'identité au sens de similitude ou d'unité — R. Stoller utilise aussi le terme difficilement traduisible de *oneness*, qui indique que la

---

1. *Core gender identity*, parfois traduit aussi par identité sexuelle fondamentale.
2. R. STOLLER, *L'excitation sexuelle, dynamique de la vie érotique*, *op. cit.*, 60.

mère et l'enfant ne font qu'un — et non pas d'identification, dans la mesure où, pour lui, l'enfant, dans les tout premiers mois de la vie, n'est pas un sujet :

> *« Freud se saisit (...) de l'histoire du développement du genre non au début de la vie, mais après que le noyau de l'identité de genre se soit constitué et fixé, et aussi après que la relation de la mère et du petit enfant ait pris véritablement le pas sur l'état amorphe des premiers mois, qui, pour une grande part, était celui de l'objet partiel. (...) Dès la naissance, la masculinité encore à créer est mise en péril par l'union primaire et profonde avec la mère[1]. »*

L'enfant nouveau-né n'est donc qu'un objet partiel — l'objet de sa mère, essentiellement — à l'état amorphe. Pour lui, les conceptions psychanalytiques qui font de l'enfant un sujet dès le départ sont fondées sur les reconstructions d'adultes en analyse, et donc ne signifient rien quant à l'expérience qui précède l'acquisition du langage. Le nouveau-né, pense R. Stoller, n'a pas de psychisme parce qu'il n'a pas de système nerveux complet. De façon annexe, il considère que les travaux de Piaget, de Spitz et de Winnicott confirment son point de vue. Le développement précoce de l'enfant se fait donc sous l'action conjointe d'un programme génétique et des stimuli reçus à partir de la naissance, stimuli qui modèlent le système nerveux en construction, mais sur un mode non mental, puisque l'enfant n'est pas équipé pour la mentalisation.

> *« C'est seulement récemment qu'ont été conceptualisés et étudiés, à travers l'observation directe des nourrissons, les tout premiers stades de l'élevage, c'est-à-dire ceux où les représentations d'objets ne se sont pas encore constituées. Je songe ici en particulier aux données théoriques et pratiques concernant des phénomènes tels que l'imprégnation, le conditionnement*

1. R. STOLLER, Faits et Hypothèses, un examen du concept freudien de bisexualité, *Nouvelle Revue de Psychanalyse*, 1973, 7, 149-150.

viscéral, le conditionnement simple et le conditionnement opérant, qui peuvent entraîner des changements du système nerveux sans passer directement par l'appareil mental du petit enfant en ce sens qu'ils ne parviennent peut-être jamais à la conscience et n'ont peut-être jamais à voir avec des mécanismes mentaux comme l'imagination, l'incorporation ou la mémoire. Peut-être ne sont-ils pas plus directement ressentis que la source d'une "pulsion" comme les surrénales, la thyroïde ou l'hypophyse, même si leurs effets déterminent un comportement et donc agissent sur — contribuent à — l'état mental que nous appelons "prise de conscience". (...) Mais au-delà de ces forces muettes s'instaurent des aspects permanents de la personnalité résultant de ce que les parents encouragent et interdisent et de la manière dont ils font passer les messages. C'est ce processus — la réaction de l'enfant par l'identification, notamment celle qui n'est pas issue du conflit et du traumatisme — qui devrait retenir beaucoup plus l'attention des théoriciens. A mon avis, le processus d'identification commence par des réactions conditionnées par la récompense et la punition[1]. »

Or, si l'on compare le discours de R. Stoller avec ceux de ces auteurs qui précisément théorisent les premiers stades du développement du nourrisson, et notamment Winnicott sur lequel il s'appuie, on est frappé par des différences considérables. Winnicott, mais aussi, par exemple, Spitz, Bion, Bleger, posent, comme R. Stoller, une indistinction primaire entre l'enfant et sa mère, mais cette indistinction ne signifie nullement que le nourrisson n'est pas un sujet. C'est le Moi, et non le sujet, qui se constitue dans les premiers temps de la vie. Par exemple, Winnicott a montré que dès la naissance, l'enfant dispose d'une psyché primaire, véritable appareil à rêver qui rend possible la satisfaction hallucinatoire du désir. S'il y a indifférenciation, ce n'est pas parce que le nourrisson est

---

1. R. STOLLER, *L'excitation sexuelle, dynamique de la vie érotique*, *op. cit.*, 60-61.

un objet, mais parce que cette psyché primaire n'est pas ancrée dans le corps, et ce n'est que progressivement que l'enfant se personnalise, habite son corps en s'appuyant sur la psyché de sa mère et son engagement affectif. L'intégration psyché-soma se réalise alors que l'enfant se différencie de sa mère, sur le plan du vécu corporel et sur celui de la fantasmatisation, grâce notamment au développement d'une aire transitionnelle, qui se situe entre l'enfant et sa mère et rend possible le contact entre la psyché et la réalité. Si la réponse de la mère dans cette interaction est essentielle pour assurer un développement sain au nourrisson, on est cependant bien loin du dressage par conditionnement et récompense-punition dont parle R. Stoller, dressage ici supposé permettre la « prise de conscience », l'accès à la mentalisation. Là encore, on pourrait comparer ce dressage assez mécaniste avec les théorisations de Bion, par exemple, sur la fonction de la rêverie maternelle, qui, dans la mesure où elle porte sur l'enfant lui-même ou sur son père, métabolise les sensations et émotions brutes du nourrisson et constitue pour lui un pare-excitation à la faveur duquel peut se développer un appareil à penser, c'est-à-dire qu'une différence entre conscient et inconscient se constitue. Quant à l'idée que se fait R. Stoller de la mentalisation consciente, elle ne laisse pas de surprendre : il situe par exemple l'incorporation comme un processus mental conscient, au même titre que la mémoire, alors qu'il s'agit plutôt d'un processus inconscient, lié au stade oral, et fonctionnant comme un précurseur de l'identification, elle-même rarement consciente.

Il faut souligner que les « forces muettes » que R. Stoller évoque sont, pour lui, constituées à partir d'un désir parental spécifique (ce que ces parents-là attendent de, et projettent sur, cet enfant-là). Ce désir est nécessairement conflictuel. Pourtant R. Stoller ne l'envisage jamais comme tel, pour y trouver, par exemple, l'origine du conflit intra-psychique chez l'enfant lui-même — on pourrait supposer, dans sa logique, que la mère imprime le conflit chez l'enfant. Le conflit intra-psychique de la mère n'est pas réellement pris en compte. Par exemple, dans le cas d'ambiguïté génitale déjà cité de ce mâle élevé en fille et qui aurait, sous l'effet d'une force biologique, toujours connu sa vraie nature, au moins au niveau préconscient, R. Stoller décrit la mère comme « *une "femme-femme" parfaite, gracieuse, féminine, névrosée et masochiste, (...) de plus en plus désespérée de ce que sa fille manquait tant de gentillesse et opposait une telle résistance aux qualités féminines que la mère tentait de lui inculquer.* » Il cite des fragments d'un entretien (enregistré au magnétophone), avec cette mère.

> *« L'enfant mangeait si vite ! Ce n'était pas comme une petite fille, mais au moins il n'y avait pas toute une histoire à chaque repas. (...) Elle jouait avec un petit voisin et ils jouaient de la même façon. Alors je pensais : elle est comme lui. Ça me déplaisait. Je voulais une* fille, *et voilà c'était un... je n'ai jamais compris si je lui étais hostile ou si c'était elle qui m'était hostile. Simplement il n'y avait rien. (...) On aurait dit qu'elle se nourrissait et qu'elle allait se coucher. Je ne pouvais pas jouer avec elle. C'est pour ça que je pleurais pendant la journée, en la regardant quand elle était un tout petit bébé. (...) Je ne pouvais rien faire pour elle. C'est comme si je ne lui étais même pas nécessaire. »*[1]

R. Stoller n'entend pas ce discours en termes d'ambivalence ; pour lui, l'enfant et la mère évoluent selon deux « programmes différents », dont l'un est parfaitement féminin (jusqu'à la névrose et au masochisme) et l'autre biologiquement masculin (se nourrir et aller se coucher, manger vite...). De même, il ne l'entend pas en termes de reconstruction (au moment de l'entretien, l'enfant a quatorze ans) : les récits des mères, dans son travail, sont toujours considérés comme des témoignages fidèles de ce qui s'est vraiment passé. Les aspects projectifs de ce discours (l'idée que se fait la mère d'un garçon ou d'une fille) ne sont pas relevés, et l'hypothèse d'un déni familial,

---

1. R. STOLLER, *Recherches sur l'identité sexuelle*, *op. cit.*, 90-91, souligné par l'auteur.

ou seulement maternel, concernant les organes génitaux du bébé n'est pas envisagée. Or, « *un tout petit pénis totalement érectile, de la taille d'un clitoris, un hypospadias* [l'urètre situé sous le pénis], *une cryptorchidie bilatérale* [les deux testicules dans l'abdomen], *un scrotum bifide* », est-ce suffisamment semblable à une vulve pour que cette hypothèse du déni soit absolument absurde ? L'absence d'un vagin ne peut-elle pas suffire à inspirer à la mère un sentiment, même vague et immédiatement rejeté hors de la conscience, que ce sexe n'est pas vraiment féminin ?[1]. Il serait pourtant possible de ranger des éléments de ce type parmi les « forces » ou les « messages » qui conditionnent l'enfant sous une forme non mentalisée.

« Au-delà des forces muettes », l'enfant réagit par un processus d'identification qui découle du conditionnement. Le seul terme d'au-delà (plus loin que, quand on a dépassé quelque chose) témoigne d'une rupture dans le raisonnement de R. Stoller. Ce qui sépare le conditionnement de l'identification, c'est précisément la constitution du sujet, constitution qui reste, ici, impensée. Des processus non mentaux d'apprentissage au psychisme, un chaînon manque. Le même chaînon manquant se révèle lorsque R. Stoller définit les rapports entre la féminité primaire et la féminité secondaire. Dans le passage cité plus haut, il situe les acquisitions de l'apprentissage non conflictuel au même niveau que les sources de pulsions ; dans d'autres textes, ces acquisitions, parmi lesquelles on peut situer la féminité primaire et les comportements et attitudes qui s'y rattachent (gestuelle, intonations de la voix, etc.)

> *« ...ne sont que des apparences ; pour qu'elles prennent une dimension nouvelle, il faut que d'une*

---

1. Je dois cependant signaler que R. Stoller rapporte plusieurs cas de filles nées sans vagin, et dont l'anomalie n'est découverte qu'à la puberté. Cette concordance peut signifier que le vagin de la fillette est imperceptible, ou, aussi bien, que le vagin est couramment dénié par les mères (ce qui permettrait partiellement d'expliquer la négation du vagin par la petite fille elle-même, qui a fait l'objet de nombreuses réflexions psychanalytiques).

certaine façon, la petite fille intègre les attitudes en question à sa vie fantasmatique et s'en serve pour contribuer à surmonter les traumatismes, frustrations et conflits qui vont nécessairement surgir[1]. »

Comment ce passage est-il possible, si l'identification commence par le conditionnement ? R. Stoller ne le théorise pas.

Ce qui remplace le sujet dans la définition des processus primaires, c'est la disposition innée à l'œuvre dans le processus de l'empreinte, ou imprégnation, concept défini par Konrad Lorentz comme le processus, irréversible et limité à des phases critiques, par lequel se déclenche une réaction innée à un autre membre de l'espèce. R. Stoller voit la mère et l'enfant comme deux partenaires, ou deux pôles, dans un monde symbiotique. Les stimuli produits par la mère constituent une sorte de « modèle » de son inconscient, et c'est ce modèle qui imprègne le petit enfant. La mère, à la fois, satisfait les besoins de l'enfant, et crée chez lui les besoins qui peuvent la satisfaire elle-même ; elle en fait un organe destiné à satisfaire ses propres besoins inconscients. Du côté de l'enfant, cette subordination correspond à une propension innée, cérébrale et non psychique. Ce modèle issu de l'inconscient maternel constitue l'identité de l'enfant, identité irréversible bien que susceptible de variations sous l'action des processus secondaires. Reste que ce modèle, l'identité, n'est fait que d'apparences, de comportements automatiques. Reste aussi, et ce n'est pas le moindre paradoxe de cette position théorique, que ces apparences et comportements automatiques constituent la base d'un sentiment d'identité qui est pour R. Stoller le fondement même de la personne, ce qui ne peut être ébranlé qu'au prix d'une intolérable angoisse.

Tel est donc le cadre où s'inscrit l'identité de genre, et plus précisément la notion de féminité primaire, qui fonde la façon dont R. Stoller théorise le transsexualisme

1. R. STOLLER, *L'excitation sexuelle, dynamique de la vie érotique*, *op. cit.*, 200.

masculin dans sa forme primaire, qui seule justifie le « changement de sexe ». Au contraire du transsexuel « secondaire », qui arrive tardivement au désir de changer de sexe après des remaniements successifs de son identité[1], pour R. Stoller, le transsexuel primaire, ou « vrai », ne présente aucun signe de masculinité dans l'enfance ni plus tard, « *on note uniquement un comportement féminin* ». Il s'agit d'une féminité « *accentuée, comme chez les femmes à la personnalité hystérique* », mais elle n'est pas caricaturale comme celle des homosexuels efféminés (« *signe d'un besoin masculin masqué qui se manifeste dans cette dérision de la féminité* »). Au contraire, elle est si convaincante que sa force de séduction fait partie des indicateurs qui conduisent au diagnostic de transsexualisme « vrai » :

> *« N., habillée en femme, portait un attirant costume pantalon. Elle était maquillée soigneusement et avec goût. (...) Devant le groupe, elle était équilibrée et charmante. A part son histoire, elle paraissait femme[2]. »*

Cette féminité ne naît pas d'un conflit pré-œdipien ou

1. Le transsexualisme primaire se caractérise par l'absence quasi totale de désirs et de pratiques sexuelles, alors que dans le transsexualisme secondaire, le désir de changer de sexe se déclare tardivement, soit chez des transvestis hétérosexuels, soit chez des homosexuels efféminés. Dans l'enfance, le transsexuel primaire ne se sent pas tant féminin que différent, isolé. Ses désirs érotiques sont faibles à l'adolescence, en particulier dans la mesure où il méprise ses organes génitaux masculins, qui signifient pour lui la séparation avec la mère. Il tente néanmoins de renoncer à un travestissement qui lui semble honteux, s'engage dans des activités masculines, mais échoue à être un homme. C'est lorsqu'il découvre la possibilité de changer de sexe que son souhait d'être une femme évolue en conviction. Le transsexualisme secondaire se déclare quand les défenses habituelles du sujet deviennent inopérantes. Chez l'homosexuel efféminé, dépendant d'un partenaire mâle sur un mode dérivé de sa relation à la mère, l'événement déclencheur, le plus souvent, est une rupture amoureuse. Chez le travesti hétérosexuel, c'est lorsque la masculinité et la relation sécurisante à une femme sont menacées que le transsexualisme peut apparaître.

2. STOLLER R., BAKER H., Two Male Transsexuals in One Family, *Archives of Sexual Behavior*, 1973, 2, 4, 324.

œdipien, mais « *de l'incapacité du petit enfant à se sentir distinct du corps féminin de la mère* ». Si l'apparence, le comportement quotidien, la vie fantasmatique du transsexuel primaire sont féminins, en revanche manque chez lui ce que R. Stoller nomme « *la deuxième signification* » de la féminité, celle qui pour lui résulte du conflit œdipien : le désir de grossesse et de maternage. R. Stoller enchaîne alors :

> « *J'ai tout particulièrement ressenti cette absence dans le transfert, un grand vide dans la capacité du patient à établir la relation avec moi, ce qui n'est pas le cas avec d'autres patients — à l'exception peut-être de femmes très exhibitionnistes comme les mannequins ou les actrices de cinéma. J'ai cru pendant des années qu'il n'y avait pas de transfert, mais j'ai finalement compris que cette absence même* est *le transfert. C'est la récapitulation d'une enfance où le père était absent et où la mère traitait son beau petit garçon comme une* chose, *comme un phallus féminisé idéal issu de son propre corps et qu'elle avait gardé étroitement attaché à elle dans la symbiose permanente. Le problème, c'est que cet enfant — créature née du besoin de sa mère —n'a jamais connu de conflit œdipien.* »

Ainsi, la féminité primaire est essentiellement affaire d'apparence et de comportement. Le désir d'être mère, manifestation d'une féminité secondaire, et d'une résolution du conflit œdipien (« *dans la société actuelle* », précise R. Stoller) exige au contraire « *un engagement vis-à-vis de soi et des autres* ». Féminité primaire et féminité secondaire sont distinctes l'une de l'autre, comme le démontre le transsexuel vrai, mais aussi, par exemple, les femmes « *dont l'allure n'est pas très féminine* », et qui pourtant sont d'« *excellentes mères*[1] ».

R. Stoller définit donc le syndrome transsexuel à partir d'une étiologie spécifique, et n'accepte (en théorie, car il reconnaît lui-même que cette étiologie, dans sa forme

1. R. STOLLER, *L'excitation sexuelle, dynamique de la vie érotique*, *op. cit.*, 72-74, souligné par l'auteur.

exacte, est très rare) le « changement de sexe » que pour les individus qui correspondent à cette définition du transsexualisme primaire. C'est à partir de cas d'enfants très jeunes, et non pas d'adultes en demande de transformation, qu'il élabore cette définition. Pour les garçons, cette étiologie s'articule essentiellement autour d'un certain style de relation à la mère : contact corporel très fréquent et intense entre la mère et l'enfant, extrême permissivité de la mère, ce qui accentue et prolonge une union où l'enfant et la mère ne font qu'un, et que le père, passif et distant, ne brise pas. Les mères sont définies comme bisexuelles, c'est-à-dire à la fois féminines et garçonnières dans leur comportement et leur aspect, avec un sentiment de neutralité sexuelle, qui s'inscrit sur un fond dépressif ; elles se sont habillées en garçon jusqu'à l'adolescence, moment où elles ont totalement abandonné ce comportement. Elles expriment un profond sentiment de vide ou d'incomplétude, lié à leur relation également vide avec leur propre mère, relation qui n'est pas compensée par leur père. Le père du jeune transsexuel est, pour reprendre une expression de R. Stoller, « *dynamiquement absent* » : il est rarement à la maison, occupé par son travail ou un passe-temps absorbant, mais il est attendu, son absence est « tantalisante » (R. Stoller mentionne aussi qu'il faudrait étudier de plus près l'attitude éventuellement incitatrice de ces pères à la féminité). Quant au petit garçon lui-même, il se caractérise par une beauté qui dès la naissance favorise chez sa mère un attachement physique plus grand, et le fantasme d'une féminité naturelle chez son fils ; il fait aussi preuve d'un tempérament particulièrement créatif et « artiste », dont témoignent en particulier un goût extrême pour les tissus, et une étonnante capacité à apprendre, dès le plus jeune âge et mieux par exemple qu'une adolescente, les comportements féminins (marcher avec des talons, se maquiller...) ; cette capacité est telle que l'enfant semble « inventer » la féminité. Si, dans une même famille, plusieurs enfants présentent les mêmes caractéristiques, ils peuvent devenir tous transsexuels, bien qu'une telle configuration soit rare[1].

La pensée de R. Stoller sur cette étiologie ne manque pas de contradictions. En particulier, le contact physique intense avec la mère, qui signifie la symbiose, est théorisé à la fois comme une expérience a-conflictuelle et absolument satisfaisante, un prolongement de la vie intra-utérine, et comme un projet castrateur de la part de la mère :

> *« Une mère bisexuelle avec une jalousie intense vis-à-vis des mâles et une colère contre eux favorise une symbiose excessive qui provoque une identification pathologique entre son fils (son phallus) et elle, au moyen d'un contact physique sans limite et de toutes sortes d'intimités dans les premiers mois de la vie. Le but essentiel de son identification à son fils (son incapacité à l'aider à se séparer d'elle physiquement ou à lui permettre de différencier nettement sa propre identité) est son besoin qu'il la "guérisse" du vide qu'elle a reçu de sa propre mère. C'est ce besoin qui sous-tend la bisexualité et l'envie du pénis, lesquelles ont tant dominé sa vie. C'est ainsi, malheureusement, que les dimensions du moi-corps de l'enfant, élément si crucial de l'identité de genre, arrivent à l'inclure elle — son corps et sa féminité déformée bisexuellement — en tant que partie de lui-même[2]. »*

Le terme de moi-corps utilisé ici par R. Stoller mérite une discussion. Lorsqu'il définit la différence entre sexe et genre, R. Stoller situe le genre du côté du psychisme. On peut donc en conclure que le noyau de l'identité de genre renvoie à une psyché primaire, à un moi psychique. Or, lorsqu'il parle de la fusion entre le jeune transsexuel et sa mère, c'est au moi corporel qu'il fait référence, et la symbiose, d'ailleurs, se présente comme une symbiose des corps, dont la dimension métaphorique est incertaine. En quoi le moi-corps du transsexuel, dans la pensée de

---

1. STOLLER R., BAKER H., Two Male Transsexuals in One Family *op. cit.*, 324.
2. R. STOLLER, *Recherches sur l'identité sexuelle*, *op. cit.*, 152.

R. Stoller, est-il un élément crucial de son identité de genre, sauf à penser que derrière ces formulations se profile l'idée d'une fusion réelle entre le corps de la mère et celui du fils ?

Pour R. Stoller, le transsexualisme doit être nettement distingué de l'homosexualité et du transvestisme. La façon dont Freud utilise la notion d'homosexualité lui paraît propre à créer des confusions. Il convient, selon lui, de marquer une nette frontière entre le désir qui concerne « *le champ sexuel* » (« *moi, un mâle, je veux l'avoir, lui* », écrit-il pour illustrer cette position) et le désir qui concerne le champ du genre (« *moi, un mâle, je veux être elle* »). Le genre, c'est donc le registre de l'être, comme l'indique déjà, d'ailleurs, la problématique identitaire de R. Stoller. Il situe dans ce registre les phénomènes d'effémination (chez des hommes hétérosexuels ou homosexuels), le transvestisme, et le transsexualisme ; le transvesti se sait et se sent mâle, mais il aime parfois, pour des raisons essentiellement érotiques, adopter le rôle de genre (et non l'identité) d'une femme ; à l'extrême du champ, la position transsexuelle, définie comme « *moi, un mâle, je suis elle* », se présente comme un désir « *quantitativement différent* » du désir homosexuel, mais surtout comme une position dont toute composante libidinale et conflictuelle est exclue. En fait, la démonstration de R. Stoller semble viser essentiellement à affirmer que la position transsexuelle n'est pas une défense : ni une défense contre l'identification fusionnelle avec la mère (puisqu'elle n'est ni métaphorique ni conflictuelle, malgré les contradictions déjà relevées), ni une défense contre l'angoisse de castration, ni une défense contre l'homosexualité.

Ce dernier point ne laisse pas de poser problème. Si, pour R. Stoller, « *l'insistance avec laquelle, devenus adultes, [les transsexuels] affirment ne pas être homosexuels pourrait provenir de la conviction intime (...) qu'ils sont des femelles* », une question demeure. Il se demande, en effet, si « *la frayeur des transsexuels, des gens "normaux", des névrosés ou des psychotiques, des pervers ou de ceux qui ont des syndromes (comme la nymphomanie ou le donjuanisme) très spécifiquement dirigés contre leur "terrifiante" homosexualité vient de ce qu'ils ont intériorisé la formidable haine de la société pour l'homosexualité ?* ». Il suppose que « *la peur d'être un homosexuel pourrait être en partie l'explicitation élaborée d'une peur plus archaïque, la perte de l'identité de genre* », peur assimilée à celle d'être « *absorbé par quelqu'un de l'autre sexe, et, ainsi, de perdre son identité*[1] ». Le raisonnement est troublant, si l'on considère que le transsexuel, ici assimilé à presque toutes les catégories de personnes possibles (sauf, précisément, les homosexuels) a justement déjà, dans la définition de R. Stoller, été « absorbé par quelqu'un de l'autre sexe ». D'un point de vue plus clinique, R. Stoller remet en cause l'interprétation donnée par Freud du cas Schreber : pour lui, ce n'est pas la crainte de l'homosexualité qui rend paranoïaque, mais la crainte de voir son identité de genre mise en danger ; en ce sens, les homosexuels seraient des personnes qui ont compris que le choix d'objet n'influe pas sur l'identité, qu'ils peuvent désirer des hommes sans devenir femmes pour autant.

On peut remarquer que les hypothèses étiologiques de R. Stoller ne rendent pas compte, même dans son langage, du transsexualisme féminin. Son travail de 1968 ne propose guère de solutions à ce problème : R. Stoller se contente de postuler un développement symétrique (absence d'une symbiose heureuse entre la petite fille et sa mère, encouragements du père à la masculinisation). En revanche, il estime, dès ce moment, que les femmes transvesties n'existent pas, et que toutes celles qui passent pour des hommes ou en portent les vêtements sont en fait des transsexuelles[2]. Il précise son point de vue quelques

---

1. R. STOLLER, *Recherches sur l'identité sexuelle*, *op. cit.*, 170-183.
2. Cette position se rattache à l'opinion répandue selon laquelle la perversion n'existe pas chez les femmes, sauf à considérer l'érotomanie — l'illusion d'être aimée par un personnage célèbre, et les conduites persécutoires qui découlent de cette illusion — comme un équivalent infiniment romantique et désexualisé de la perversion.

années plus tard. L'étiologie du transsexualisme féminin, ou plus largement de la masculinité chez les femmes, est située dans le même cadre que celle du transsexualisme masculin :

> *« Pendant la première année de la vie de l'enfant, la symbiose avec la mère est brutalement interrompue. La mère, généralement à cause d'une dépression grave mais aussi parfois pour d'autres raisons, ne peut plus s'occuper de la petite fille. Aucune autre femme ne se substitue à elle, ce qui se produirait si elle était morte, de sorte que la petite fille ne bénéficie pas d'un maternage adéquat ; on subvient seulement à ses besoins. Pourtant la mère est là au foyer, hors de portée mais malgré tout terriblement présente (ce qui explique que toute sa vie, la fille désire sauver et protéger les femmes maternelles d'apparence féminine). Le père ne fait rien pour atténuer la souffrance de sa femme ; au contraire, il fait sentir à la petite fille qu'elle doit contribuer à la guérison de sa mère. Au lieu de soutenir sa femme, il désigne sa fille comme l'élément salvateur. Malheureusement, la guérison ne survient pas. La mère ne se rétablit pas et n'offre aucune chaleur à sa fille. Celle-ci instaure toutefois une bonne relation avec son père, auprès duquel elle recherche bien-être et intimité. Ils deviennent amis, et ce faisant, le père encourage un comportement semblable au sien, c'est-à-dire masculin. (...) On trouve, à des degrés certes différents, cette mère inaccessible et cette incitation du père à l'identification avec lui chez deux autres catégories de femmes ayant une forte composante masculine : les mères de garçons transsexuels et les femmes qui croient — de façon délirante — qu'elles ont un pénis[1]. »*

Dans cette définition plus précise, la symétrie n'est que partielle : la mère de la transsexuelle fait preuve de la même absence tantalisante que le père du transsexuel. En revanche, l'attitude du parent présent, celui qui supporte

1. R. STOLLER, *L'excitation sexuelle, dynamique de la vie érotique*, *op. cit.*, 74-75.

l'identification de l'enfant, est entendue d'une façon tout à fait différente selon le cas. La mère du transsexuel, bien qu'elle empêche la séparation entre elle et son fils, n'est pas conçue comme une force d'encouragement ou d'incitation ; dans la relation qui s'instaure entre elle et son fils, le fils, je l'ai souligné, n'est pas un sujet mais un objet partiel. Rien de tel entre la fille et son père. Tous deux sont actifs dans le processus d'identification. En somme, dans le cas des femmes « masculines » à des degrés divers, l'identité de genre dépendrait d'un processus secondaire et non pas primaire, d'une réorganisation conflictuelle et non pas d'une empreinte ou d'un conditionnement. Sauf à considérer que les hommes et les femmes sont en quelque sorte deux espèces différentes — mais n'est-ce pas, au fond, le point de vue de R. Stoller, quand il oppose le changement d'objet nécessaire pour les filles au changement d'identification nécessaire pour les garçons ? — une telle contradiction déséquilibre toute la théorie de la féminité primitive, et de l'identité de genre.

D. NI PERVERSION NI PSYCHOSE, MAIS ALORS QUOI ?

Ces trois auteurs me semblent mettre très clairement en évidence le processus par lequel la notion de transsexualisme se construit.

Cette notion, à travers la personne et les positions d'H. Benjamin, s'ancre directement dans les thèses des mouvements homosexuels d'avant-guerre, et en particulier dans celle de M. Hirschfeld. H. Benjamin considère le transsexualisme comme une forme extrême de transvestisme, et cherche à défendre les transsexuels, comme M. Hirschfeld cherchait à défendre les transvestis et les homosexuels des attaques et de la répression auxquels ils sont exposés dans une société plus ou moins puritaine. Pour ce faire, et comme M. Hirschfeld,

H. Benjamin « naturalise » le transsexualisme, ce qui lui permet de justifier les traitements hormonaux et chirurgicaux mutilants qui lui semblent la seule « thérapeutique » applicable à ces sujets. En même temps, H. Benjamin doit se défendre lui-même de critiques qui viennent de la psychanalyse : ne se laisse-t-il pas prendre dans le délire de patients psychotiques, ce qui serait une contre-indication absolue au passage à l'acte sur le corps ? Il doit donc dé-pathologiser le transsexualisme, et l'on a vu à quelles acrobaties de raisonnement il est acculé dans cette tentative : les transsexuels ne sont pas psychotiques, dit-il en substance, parce qu'il est évident qu'ils ne le sont pas...

J. Money, quant à lui, voit le transsexualisme à la fois comme une forme extrême d'homosexualité et comme une forme atténuée d'intersexualité, comportant une anomalie biologique probable (au niveau des hormones pré-natales...) et une forme particulière de discordance entre le sexe d'assignation et le sexe corporel. Sans traiter vraiment leur enfant comme un membre du sexe opposé au sien, les parents du futur transsexuel lui auraient, subtilement et sans s'en apercevoir, laissé entendre leur dégoût, ou plus largement leurs sentiments négatifs, pour son sexe ; ils auraient tout au moins fait preuve de sentiments ambigus et contradictoires, auraient échoué à donner à l'enfant une image unifiée de la différence entre les sexes, et n'auraient pas mis en place les conditions nécessaires pour une élaboration harmonieuse de cette différenciation. Il ne dit jamais que le transsexualisme est d'ordre psychotique, mais dans des cas manifestes de psychose (les comportements auto-mutilateurs accompagnés de délires qu'il décrit dans son article *Three cases of genital self-surgery...*) il admet les transformations chirurgicales parce que ces cas sont proches du transsexualisme.

La question du diagnostic différentiel n'est donc absolument pas présentée par ces auteurs de la façon rigide dont elle l'est, par exemple, dans le *D.S.M. III*, qui oppose nettement les intersexualités, d'une part, le transvestisme et l'homosexualité, d'autre part, au transsexualisme[1]. R. Stoller est plus attaché à la notion d'un transsexualisme « vrai », considéré comme une entité strictement définie et isolable ; il est aussi, de ces trois « fondateurs » du transsexualisme, celui dont l'influence en France est la plus grande (d'ailleurs il est traduit en français, alors qu'H. Benjamin ne l'est pas, et J. Money à peine), sans doute parce qu'il est psychanalyste. Néanmoins, lui-même établit, avec la notion de transsexualisme secondaire, une passerelle entre transvestisme, d'une part, homosexualité, d'autre part, et transsexualisme.

Du point de vue de la dynamique subjective du transsexualisme, qui l'intéresse davantage que H. Benjamin et J. Money, R. Stoller parvient à affirmer qu'il ne s'agit ni d'une défense, ni surtout de psychose, tout en décrivant, par exemple, une relation nettement psychotique entre l'enfant transsexuel et sa mère, ou encore un transfert psychotique (quand il énonce que l'absence de transfert est le transfert). En fait, c'est tout le rapport entre normalité et psychose qui se trouve en question. Il semble que pour R. Stoller, au moins dans les textes qui sont utilisés ici et qui fondent la théorie du transsexualisme, la symbiose entre l'enfant et sa mère est un phénomène normal ; ce qui détermine le transsexualisme, c'est essentiellement un surplus de contact physique dans cette fusion normale. Or, la fusion entre la mère et le nourrisson n'est pas réelle, ce terme ne peut être employé que sur un mode métaphorique. Si, pour reprendre un terme de Bleger, on peut dire que le nourrisson est une structure ouverte, cela ne signifie nullement qu'il n'est pas déjà un sujet, même s'il ne se représente pas encore comme tel. Winnicott indique clairement que la fusion, liée à la satisfaction hallucinatoire du désir, est une illusion, nécessaire certes pour que le nourrisson puisse se

---

1. AMERICAN PSYCHIATRIC ASSOCIATION, *Diagnostic and Statistical Manual of Mental Disorders*, Washington D.C., 1980, rubriques 302-60 et 302-5x, citées intégralement et commentées *in* J. BRETON, *Le transsexualisme, étude nosographique et médico-légale*, Paris, Masson, 1985, 47-55.

développer, mais néanmoins une illusion. Par ailleurs, Freud montre que l'identification primaire, et son précurseur l'incorporation orale, est un mode de relation, évidemment partielle, entre un sujet et un objet, qui ne sont pas encore nettement différenciés, mais n'en existent pas moins. Le nourrisson n'absorbe pas les processus psychiques de la mère, encore moins sa féminité, mais les réélabore de façon complexe, au cours du processus d'individuation. Si, comme le montrent les études sur l'intersexualité, le genre fait partie intégrante de cette individuation, comme une de ses modalités essentielles, ce ne peut donc être que dans un rapport complexe entre le conflit psychique des parents et celui de l'enfant, et ce conflit engage nécessairement la libido du jeune sujet.

Le concept de genre lui-même est moins strictement défini par ces auteurs qu'on ne le croit souvent. Malgré son projet explicite, l'opposition entre sexe biologique et genre psychosocial ne dénoue que superficiellement le lien déterministe entre nature et psychisme ou nature et structure sociale. L'usage de cette opposition est en fait restreint : elle ne sert qu'à décrire l'existence des « désorientations » ou des « transpositions » du genre. Elle n'empêche nullement ces auteurs d'adopter une position théorique biologisante, à travers nombre de leurs concepts, en particulier la cause biologique du transsexualisme, et, plus largement, la place réservée au comportement sexuel dans leurs conceptions de la différence des sexes.

Dans la mesure où le caractère acquis du genre a été fermement établi par les études sur l'ambiguïté génitale et ses conséquences, l'hypothèse persistante d'une cause biologique inconnue du transsexualisme est paradoxale. Tout se passe en effet comme s'il manquait une cause au transsexualisme. C'est qu'il ne va pas de soi de transposer l'effet d'une assignation parentale et sociale (dans le cas d'erreur sur le sexe) à l'élaboration d'une identité de genre discordante au sexe, dans une situation où il n'existe ni méconnaissance, ni même le moindre doute sur le sexe de l'enfant, de la part des parents. Les hypothèses étiologiques semblent ne combler que partiellement cet écart, malgré l'intérêt que porte J. Money aux nuances du comportement parental.

R. Stoller et J. Money s'accordent pour situer le comportement sexuel du côté du biologique, soit directement, pour R. Stoller, soit à travers la notion de « rôles authentiques », pour J. Money. Cette position implique que le comportement sexuel soit défini essentiellement comme comportement reproducteur. Par ailleurs, les notions de comportement sexuel et de sexualité se recouvrent très largement : même pour R. Stoller, qui utilise la perspective psychanalytique, le fantasme représente (dans sa conception de la féminité secondaire, par exemple) une façon d'assumer psychiquement, d'« habiter », en quelque sorte, les fonctions biologiques reproductives. Ainsi le sexe et la sexualité sont pour une très large part confondus, et réciproquement, le genre et la sexualité sont disjoints. Il se retrouvent néanmoins lorque les comportements hétérosexuels et reproducteurs fonctionnent comme signes d'une identité de genre « normale ».

Ce statut de la sexualité produit au moins deux effets. A travers tous les comportements « charnières » (dont l'équivalence, chez R. Stoller, entre « être charmante » et « être-femme » est exemplaire) une part de biologique se glisse dans le genre, au point même où la sexualité est déniée (la sexualité du médecin, éventuellement séduit, avec celle du sujet défini comme transsexuel, d'ailleurs) ; c'est toute l'ambiguïté des concepts de masculinité ou de féminité, dont on ne sait jamais (et même dans l'utilisation psychanalytique freudienne) s'ils signifient un processus social (être assigné à un rôle masculin ou féminin), un processus psychosexuel (se situer comme un homme ou une femme) ou un ensemble d'attitudes qui qualifient des positions en somme « supplémentaires » (agir en homme viril ou en femme féminine) et liées à la fois à des conventions et à un comportement sexuel. Par ailleurs, placer la sexualité du côté du sexe revient à désexualiser le genre, à le vider de toute dynamique désirante ; le genre peut donc être pensé comme apparence ou codage arbitraire, ce qui est bien entendu utile pour mettre en lumière les rapports de pouvoir qui le fondent, comme le fait J. Money. Cette option interdit de penser tout investissement libidinal du genre, toute sexuation. La problématique du genre est conçue comme purement identitaire. Pourtant, la sexuation fait retour, à travers les différents continuums où s'inscrit le transsexualisme.

Quant au transsexualisme lui-même, il semble, tant du point de vue historique que dans les théorisations, ou même que dans les remarques vite éludées sur « le caractère transsexuel », que l'essentiel de cette séparation entre sexualité et genre soit d'affirmer que le transsexualisme n'est pas une perversion, malgré la référence de J. Money aux paraphilies. On peut remarquer ainsi que la figure du transsexuel diffère de celles de l'uraniste (dessinée par Ulrichs) ou de l'homoérotique de sujet (campée par Ferenczi) essentiellement par ce qui en a été retranché : l'érotisme, précisément. Le transsexualisme est du même coup exclu du champ de la sexualité. Il marque une double coupure entre le corps et le psychisme : l'absence d'un lien déterministe entre le sexe et le genre, certes, mais aussi la possibilité d'un être délié du désir. La position du transsexualisme correspond à un « hors-champ » où ni le sexe anatomique, ni le genre, n'auraient de signification sexuelle. Rupture d'une chaîne signifiante, qui s'opère au prix d'une castration bien réelle. Certains châtraient les invertis pour en faire des hétérosexuels ; est-ce pour les rendre à la sexualité que certains châtrent les transsexuels ? Cette exclusion du champ sexuel, par ailleurs, a valeur polémique, comme la distinction de l'inverti et du débauché : le « changement de sexe », en effet, n'est socialement achevé que lorsqu'il est légalement reconnu, par une modification de l'état civil ; le corps médical se trouve donc, encore, dans le cas de faire la loi à la justice, et à l'Etat. En d'autres termes, distinguer le transsexuel du pervers consiste à présenter son trouble comme innocent, au sens moral et parfois légal du terme (en particulier pour H. Benjamin). Cette position, qui affirme une sorte de droit au « changement de sexe », contraste avec l'interprétation de Jean-Marc Alby qui situe le transsexualisme dans la lignée des castrations dites thérapeutiques, mais surtout punitives.

IV. IDENTITÉ SEXUELLE, « CHANGEMENT DE SEXE » ET DYNAMIQUE SUBJECTIVE

A partir des publications de H. Benjamin, J. Money et R. Stoller, le nombre des publications sur le transsexualisme dépasse vingt par an et culmine, à la fin des années soixante-dix, à plus de cinquante par an ; c'est aussi à partir de 1968 que la rubrique « transsexualisme » apparaît dans les différents index de littérature médicale ou psychologique[1]. Plus significative encore est l'ouverture de cliniques d'identité sexuelle dans des hôpitaux américains qui jusqu'alors refusaient de pratiquer des changements de sexe. Le nombre des « changements de sexe » augmente lui aussi, dans des proportions difficiles à déterminer : une enquête de 1977 estime à trois mille environ le nombre de « changements de sexe » effectués dans des hôpitaux américains, et à dix mille de plus le nombre de demandes exprimées ; la date à partir de laquelle ce décompte est effectué n'est pas indiquée, mais on peut supposer qu'il s'agit de la fin des années soixante, début des opérations en milieu hospitalier aux Etats-Unis[2]. Les demandes émanent principalement d'hommes : les chiffres varient mais la proportion d'une femme pour quatre hommes est généralement retenue. Cette dissymétrie est interprétée de

---

1. Colette CHILAND, Enfance et transsexualisme, *La psychiatrie de l'enfant*, XXXI, 2, 1988, 319.
2. *Newsweek*, 22-11-77, cité par J. RAYMOND, *L'empire transsexuel*, Paris, Seuil, 1981, 53.

façons diverses, selon les points de vue des auteurs. Cependant, l'explication la plus courante consiste à remarquer le caractère peu satisfaisant des transformations chirurgicales proposées aux femmes[1].

Du point de vue théorique, les travaux de H. Benjamin, J. Money et R. Stoller sont à l'origine de plusieurs idées qui sont depuis reprises comme des évidences par les défenseurs du « changement de sexe » (non sans avoir, en se diffusant, subi de nombreuses simplifications et schématisations). Parmi elles : l'impossibilité de toute cure psychique du transsexualisme ; l'affirmation d'une cause biologique encore inconnue de ce syndrome ; la nécessité d'un diagnostic différentiel précis pour distinguer le transsexualisme de catégories considérées comme relativement voisines (le transvestisme, l'homosexualité, la psychose avec manifestations délirantes, l'intersexualité) ; la nécessité de critères standardisés pour n'accorder le « changement de sexe » qu'aux « vrais » transsexuels (bien que ces trois penseurs ne s'accordent pas sur les critères les plus valides en la matière). Ce type de position est repris par plusieurs médecins et psychiatres français.

Le « changement de sexe » est connu en France depuis les années cinquante aussi bien par les théoriciens que par le grand public (notamment à travers le cas de Christine Jorgensen, puis, en 1962, le scandale occasionné par le mariage de Coccinelle, vedette de cabaret, opérée à Casablanca, et dont le changement de sexe civil a été prononcé, sans doute parce qu'elle a été considérée comme

---

1. Pour elles, le changement de sexe se réduit le plus souvent à l'ablation des seins et de l'utérus, parfois des ovaires. On ne tente que très rarement la création d'un pseudo-pénis, soit en déplaçant le clitoris hypertrophié à la suite du traitement hormonal, soit en greffant un lambeau enroulé prélevé sur une partie du corps ; dans ces cas rares, les parois vaginales sont, de plus, retirées, la fente de la vulve fermée, et on peut créer une apparence de testicules. Ce schéma de traitement est fixé dès les années soixante, bien qu'il subisse, du point de vue strictement technique, quelques modifications ; *cf.* W. EICHER, La transformation génitale en cas de transsexualisme, *Cahiers de sexologie clinique*, 1984, 10, 56.

« hermaphrodite »). Il semble néanmoins que jusque vers 1970, les chirurgiens français, s'ils opèrent, ne le font que dans la plus grande discrétion. D'ailleurs, le cas de Coccinelle est pour le Conseil de l'Ordre des Médecins l'occasion de déclarer que les interventions castratrices ne peuvent être admises que dans des cas d'intersexualité attestée par un chirurgien, un endocrinologue et un neuro-psychiatre[1] ; le Conseil de l'Ordre des Médecins se conforme en ceci à la position qu'adoptent à cette période les juges français. En 1971, apparemment pour la première fois, une opération de « changement de sexe » pratiquée en France est portée à la connaissance du public[2]. A partir de 1977, les juges commencent à admettre des changements du sexe civil dans des cas de transsexualisme. En 1979, P. Banzet opère, avec l'autorisation mitigée du Conseil de l'Ordre, un patient suivi depuis plusieurs années par des médecins de l'hôpital F. Widal, dont J. Breton, psychiatre[3].

Depuis 1980 environ, plusieurs équipes médicales ou pluridisciplinaires prennent en charge les demandes, essentiellement dans le secteur public. L'équipe de J. Breton s'organise progressivement et met au point des procédures de diagnostic. Le Groupe Lyonnais Hospitalo-Universitaire pour la Prise en Charge des Troubles de l'Identité Sexuelle fonctionne à partir de 1981, avec notamment Jean-Marc Elchardus, psychiatre. En 1983, une journée de travail sur ce problème est organisée à Paris sous l'égide du Groupe d'Etude du Droit Médical[4]

---

1. *Cf.* BRETON J., *Le transsexualisme, étude nosographique et médico-légale*, Paris, Masson, 1985, 28.
2. Il s'agirait d'une femme opérée à Paris par le Dr. L. PEREL, et dont le cas a fait l'objet d'un compte rendu dans *Le Monde*. Mentionné par J. DOUCE. *et alii*, *La question transsexuelle*, Paris, Lumière et Justice, 1986, 157.
3. *Cf.* J. BRETON , *Le transsexualisme, étude nosographique et médico-légale*, *op. cit.*, 29.
4. *Cf.* O. DIAMANT-BERGER (Textes rassemblés par), Le transsexualisme, Droit et Ethique médicale, Vol. 1, *Collection de médecine légale et de toxicologie médicale*, n° 127, Paris, Masson, 1984.

et, la même année, le Huitième Symposium International de la Harry Benjamin International Gender Dysphoria Association se tient à Bordeaux, à l'initiative du Professeur M. Bourgeois.

D'une façon générale, les demandes de « changement de sexe » sont étudiées par une équipe pluridisciplinaire (psychiatrie, médecine légale, endocrinologie, chirurgie, psychologie et parfois sexologie). L'avis du psychiatre est prépondérant, car il est considéré comme le seul médecin à même de déclarer, sur la base du diagnostic différentiel, que le demandeur est un ou une « vrai/e » transsexuel/le. La période d'observation est toujours longue (au moins un an), mais les équipes françaises n'insistent pas, en principe, pour que le sujet assume pendant cette période le rôle correspondant au sexe qu'il demande (au contraire des équipes américaines, qui suivent en ceci les recommandations de John Money). Le traitement, en ce qui concerne les hommes, ne diffère pas essentiellement de celui qui est pratiqué aux Etats-Unis : traitement hormonal, puis plastie des organes génitaux. H.P. Klotz, endocrinologue, préconise cependant une thérapeutique surtout « symbolique », c'est-à-dire un changement d'état civil et un traitement hormonal d'« accompagnement », pour harmoniser l'image du corps au nouveau statut. Il croit, en effet, « *qu'un certain nombre d'entre eux, avec des hormones femelles et le changement d'état civil, seraient tout à fait tranquilles et se considéreraient comme satisfaits, sinon comme heureux*[1] ». Pour les femmes, il existe des différences plus importantes entre les pratiques françaises et américaines. D'une part, il semble qu'en France, les phalloplasties soient plus rares, et que souvent les médecins français déconseillent à leurs patientes d'entreprendre cette transformation qu'ils considèrent comme difficile et finalement assez peu satisfaisante. D'autre part, plusieurs médecins français accèdent à la demande de mastectomie avant de prescrire un traitement

1. H.P. KLOTZ, Le transsexualisme, problème médical, *Ornicar*, 1981, 22-23, 211.

hormonal, ce qui est l'ordre inverse de celui adopté par les équipes américaines ; ce renversement, à Lyon, est argumenté à partir des effets irréversibles du traitement hormonal (barbe et voix), alors qu'après une mastectomie, les médecins considèrent qu'on peut revenir en arrière en utilisant des prothèses.

Ainsi, la pratique du « changement de sexe » et la théorie du transsexualisme « vrai » qui la justifie se répandent durant les années soixante-dix et quatre-vingt, jusqu'à devenir dominantes. L'expansion même du « phénomène » suscite nécessairement des débats, des prises de positions divergentes, et de nouvelles analyses théoriques.

C'est du côté de la psychanalyse qu'il faut rechercher des interprétations réellement différentes, tant sur le plan théorique que sur le plan éthique, du syndrome transsexuel. Certains psychothérapeutes et psychanalystes, en effet, critiquent l'idée selon laquelle le transsexualisme serait une catégorie nosologique isolée de toutes les autres, et s'attachent à le replacer dans une théorie globale de la dynamique subjective ; ils critiquent aussi, le plus souvent, la définition que donne R. Stoller de l'identité de genre, dont le développement leur paraît relever d'un processus complexe et soumis à de nombreux remaniements. Dans cette logique, ils parlent volontiers de « transsexualistes » plutôt que de transsexuels, sans doute en raison des connotations plus dynamiques de ce terme (on trouve aussi parfois, dans les textes les plus anciens, l'orthographe « trans-sexualiste »). Ces cliniciens sont souvent plutôt défavorables, voire tout à fait opposés, au « changement de sexe » comme traitement privilégié du transsexualisme ; ils situent ce traitement, et la demande à laquelle il répond, dans le registre de la castration. Néanmoins, cette position n'est pas la seule possible : certains peuvent, tout en situant l'identité sexuelle dans un processus identificatoire plus global, admettre les transformations génitales à titre de palliatif, à défaut d'une autre thérapeutique.

A. LE GENRE DANS LE CADRE THÉORIQUE FREUDIEN

Freud n'a pas parlé de genre, mais de sexualité. Dans une perspective psychanalytique, ni la notion d'identité, ni celle, que j'ai proposée, de croyance, ne sont suffisantes pour caractériser le processus de sexuation du sujet, qui relève moins du registre du savoir ou du croire que du développement libidinal sur la base d'une bisexualité fondamentale. De plus, dans la perspective psychanalytique, le sujet ne peut pas être considéré comme seulement déterminé par les attentes et comportements d'autrui (le sexe d'assignation, par exemple) ; au contraire, dès le plus jeune âge, le sujet se construit activement dans la dynamique de ses relations objectales et de ses identifications. En ce sens, l'emploi même du terme de genre, dans la définition désexualisée que lui donnent les théoriciens du transsexualisme, est un problème. J. Laplanche propose une alternative, qui me semble plus satisfaisante. Pour lui,

> *« Il convient de désigner par* sexe *l'ensemble des déterminations physiques ou psychiques, comportements, fantasmes, etc. directement liés à la fonction et au plaisir sexuels. Et par* genre *l'ensemble des déterminations physiques ou psychiques, comportements, fantasmes, etc. reliés à la distinction : masculin-féminin. La distinction des genres va des différences somatiques secondaires jusqu'au "genre" grammatical, en passant par les habitus, le costume, le rôle social, etc.*[1]. »

Ce couple fonction/plaisir sexuels *versus* masculin/féminin, en effet, met en évidence, sans nécessairement rétablir l'hypothèse d'un lien déterministe entre le corps et l'identité, les relations multiples qui

1. J. LAPLANCHE, *Problématiques II, Castration, Symbolisations*, Paris, P.U.F., 1980, 33, souligné par l'auteur.

existent, des deux côtés, entre le corps et l'esprit. Il permet, surtout, de s'interroger sur l'investissement sexuel du genre, et sur l'influence du genre quant aux formes de la sexualité. Questions qui sont, sans nul doute, quoique pas exclusivement, du ressort de la psychanalyse.

Dans la pensée de Freud, la sexuation se présente comme un processus en trois temps. Très tôt, les enfants possèdent une connaissance primaire de la distinction entre les hommes et les femmes, du fait qu'il existe deux catégories d'humains différents. Cette connaissance n'a pas valeur pulsionnelle, puisqu'elle n'est pas investie d'une question. Les enfants cherchent plutôt à savoir d'où viennent les enfants, lorsqu'ils constatent ou envisagent l'arrivée d'un puîné. Leur question, double en ce qu'elle concerne à la fois l'origine et la reproduction, renvoie directement à la sexualité. Plus tard, la différence anatomique entre les sexes prend valeur pulsionnelle dans la théorie sexuelle infantile phallique, théorie selon laquelle il existe deux catégories d'humains, radicalement opposées : ceux qui ont un pénis et ceux qui n'en ont pas, ceux qui risquent de subir la castration et ceux qui l'ont déjà subie. Cette distinction ne recouvre pas absolument celle des hommes et des femmes, puisque la mère, à ce moment, peut ne pas être perçue comme châtrée. Elle indique cependant un premier lien entre l'érotisme (ici phallique) et l'organe qui signifie anatomiquement le genre : sexe et genre s'articulent dans un ancrage au corps sexué, qui s'étaye sur la coïncidence de la zone érogène et du signifiant du genre, lequel a également valeur narcissique. C'est enfin à l'adolescence que s'établit véritablement une distinction entre masculin et féminin, sous le primat du génital[1]. A ce moment, la distinction des genres s'articule, dans une « théorie sexuelle adulte », à la question de l'origine des enfants, et aussi à la fonction sexuelle. Se situer comme homme ou femme revient alors à intégrer le fait d'être sexué. En outre, du fait du primat de

1. *Cf.* S. FREUD, L'organisation génitale infantile (1923), *La vie sexuelle*, Paris, P.U.F., 1973, 113-116.

la zone génitale, la distinction des genres devient, en tant que telle, objet d'un investissement libidinal. La sexuation proprement dite commence donc à la phase phallique et se conçoit essentiellement, dans la perspective de Freud, comme un processus secondaire. Néanmoins, lorsque Freud évoque la connaissance primaire qu'ont les enfants de la distinction entre hommes et femmes, il suggère que quelque chose préexiste à la sexuation. Cette connaissance primaire, qui implique aussi pour l'enfant une conscience de ce qu'il est lui-même, renvoie au processus d'individuation.

Des auteurs comme D.W. Winnicott, W.R. Bion et J. Bleger théorisent le processus d'individuation à partir d'une indistinction primaire, d'une conception du nourrisson comme structure ouverte, sujet doté dès l'origine d'une vie psychique mais dont le Moi doit se construire par le biais de l'intégration psyché-soma, et d'une différenciation progressive, favorisée par la façon dont la mère remplit sa fonction. Bien qu'aucun de ces auteurs ne parle du genre, leurs propositions peuvent être utiles pour en comprendre la constitution primaire. Le genre peut être compris dans ce cadre comme un mode de l'intégration psyché-soma, dans la mesure où le genre est l'une des façons dont le sujet est en relation avec son propre corps ; on peut postuler que le genre est dépendant de la rêverie maternelle sur la sexualité et le genre de son enfant ; enfin, le genre se présente comme l'une des discriminations nécessaires au développement de la personnalité, et concerne en ce sens la distinction entre moi et non-moi, ne serait-ce que dans la mesure où la différence des sexes fonctionne, pour tout sujet, comme une figure essentielle de l'altérité.

B. POINTS DE VUE PSYCHANALYTIQUES PRÉCURSEURS

Jean-Marc Alby rédige sa thèse, *Contribution à l'étude du trans-sexualisme*, en 1956, trois ans après le phénomène médiatique qui entoure le cas de Christine Jorgensen et marque l'émergence du transsexualisme. J'ai déjà signalé qu'Alby n'est pas favorable au traitement chirurgical de ces cas, et qu'au contraire, il le considère comme un facteur d'aggravation de leur état mental, tant pour les sujets qui le subissent que pour ceux qui apprennent sa possibilité, et par suite le réclament pour eux-mêmes. En fait, la seule véritable thérapeutique consisterait pour lui à tenter une approche psychanalytique, soit dans le cadre d'une cure, soit, par exemple, dans le cadre d'un travail de psychodrame. D'ailleurs, au moment où il écrit sa thèse, des tentatives de cet ordre sont en cours : l'un des patients dont il rapporte le cas a été analysé par J. Lacan, un autre est suivi par S. Lebovici et R. Diatkine (psychodrame analytique), et un troisième entame une cure avec Alby lui-même. A propos de ce troisième cas, Alby émet un pronostic très réservé, essentiellement « *en raison du profond investissement narcissique que représente l'identification féminine* » pour ce patient[1].

Du point de vue clinique, et en ce qui concerne les hommes, Alby relève un certain nombre de traits communs à ces sujets. Le premier de ces traits communs est l'idée d'être une âme de femme dans un corps d'homme, à la suite d'une erreur incompréhensible de la nature. Alby souligne que, même si elle apparaît très tôt, cette idée ne se développe que peu à peu, à partir du désir d'être fille et du regret d'être garçon. Lorsqu'elle est installée, elle inaugure

1. J.-M. ALBY, *Contribution à l'étude du trans-sexualisme*, Thèse, Faculté de Médecine de Paris, 1956, 113.

chez ces sujets un combat constant pour nier pour eux-mêmes, et empêcher chez autrui, toute reconnaissance de leur masculinité. Ce combat les conduit notamment à opérer une véritable « *distorsion du souvenir* »[1] : ces sujets, afin de démontrer qu'ils ont été féminins depuis l'enfance, reconstruisent leur histoire et omettent, ou même rejettent (Alby parle de scotomisation) tous les éléments contraires à leur conviction, et par là anxiogènes.

Alby met aussi en évidence ce qu'il nomme la « *recherche d'un idéal de perfection* »[2], et qui comprend une représentation idéalisée de la femme qu'ils veulent être, notamment du point de vue esthétique, ainsi qu'une aspiration morale, parfois religieuse, qui peut confiner à l'angélisme. Cet idéal moral porte essentiellement sur la sexualité, qui fait l'objet d'une répression sévère. Alby note que les transsexualistes refusent souvent la pratique sexuelle avant leur transformation parce que les érections infligent un démenti à leur image féminine (les émissions séminales nocturnes sont mieux tolérées parce qu'elles peuvent être assimilées à des sécrétions féminines). Il estime cependant qu'il ne s'agit pas là, comme on le prétend souvent, d'une « faiblesse » de la libido ; pour lui,

> *« Leur libido est détournée de son objet sexuel habituel sans que l'on puisse préjuger de son intensité, il n'est que de considérer la surestimation des organes génitaux. (...) Ils ont vraisemblablement à lutter contre des impulsions sexuelles inconscientes violentes, primitives, qui sont vécues comme dangereuses et inacceptables*[3]. »

La libido de ces sujets se caractérise essentiellement, pour J.-M. Alby, par l'importance de la composante narcissique (la recherche de la beauté, le travestissement devant le miroir, dans les relations inter-personnelles l'intérêt exclusif pour le regard de l'autre et le jugement

---

1. *Ibid.*, 149.
2. *Ibid.*, 150.
3. *Ibid.*, 155.

qu'il porte, etc.). Il souligne également une tendance exhibitionniste qui ne porte pas sur les organes génitaux, mais est déplacée sur le corps, ou même la personne tout entière (la satisfaction que ces sujets prennent à raconter leur histoire) ; le désir d'être vu par les autres comme une femme relève pour lui de cette tendance exhibitionniste. Enfin, il remarque une composante fétichiste dans le goût de ces sujets pour le vêtement féminin, ainsi qu'une composante masochiste fréquente.

Alby évoque aussi certains traits psychopathiques et dépressifs. A partir du moment où ils apprennent que le « changement de sexe » est possible, ces sujets se considèrent comme des victimes de la société et de ses préjugés, alors que jusque-là ils considéraient leurs tendances comme honteuses et anormales. Ces sujets ont « *un besoin jamais rassasié que l'on s'occupe d'eux, (...) un désir d'attention, d'approbation et d'acceptation qui va de pair avec le sentiment profond d'être rejetés, ou simplement ignorés* »[1]. Ils tendent à une satisfaction immédiate de leurs désirs, et l'urgence avec laquelle ils réclament la transformation chirurgicale apparaît en ce sens comme « *un essai désespéré de fuite* »[2], dans le registre compulsionnel. Il souligne enfin l'« *infantilisme affectif très particulier* »[3] qui caractérise ces sujets.

Plus généralement, Alby propose de distinguer deux types de transsexualistes :

> « *une variété que l'on pourrait appeler* narcissique, *et une autre qui serait à tendance* homosexuelle, *selon que le sujet éprouve ou non une attirance vers un objet masculin qu'il désire réaliser après sa métamorphose*[4]. »

On voit que, dès l'approche clinique, Alby situe le transsexualisme comme un trouble global de la personnalité, et que ce trouble, pour lui, est évolutif. Il estime que

1. *Ibid.*, 168.
2. *Ibid.*, 169.
3. *Ibid.*, 175.
4. *Ibid.*, 175, souligné par l'auteur.

« Les transsexualistes peuvent être considérés comme des pervers sexuels si l'on donne à la perversion le sens d'une régression à une forme de sexualité archaïque liée à une fixation libidinale (...) Cette perversion, considérée à tort comme isolée, témoigne d'une altération fondamentale des rapports du sujet avec le monde[1]*. »*

En ce sens, ces sujets « *confinent à la psychose* ». Cette perspective est encore plus nette lorsqu'il aborde, dans un second temps, en termes psychanalytiques, la dynamique inconsciente et le problème de la structure de la personnalité pour ces sujets.

Alby envisage la demande de castration exprimée par les transsexualistes sous deux angles complémentaires. D'une part, il estime qu'il s'agit là d'une recherche de gratification, comparable à l'espoir du névrosé qui demande une cure analytique pour obtenir une gratification névrotique sans culpabilité ni angoisse :

« Trouver quelqu'un qui s'occupe d'eux, leur apporte une "considération" dont ils sont à l'affût, l'abolition ou l'atténuation de l'interdit légal et moral dont sont frappées leurs tendances féminines passives et son prolongement le travestissement, avec pour conséquence une diminution tout au moins transitoire de leur culpabilité. Enfin ils ont la possibilité de projeter sur autrui ou sur une erreur de la nature la cause et les conséquences de leur état. C'est par le même processus qu'ils étaient déjà arrivés à voir, dans le fait de posséder des organes génitaux mâles, la source de tous leurs maux[2]*. »*

D'autre part, Alby estime que cette demande de castration, dont il souligne le caractère gravement auto-destructeur, relève d'un processus masochiste. La castration active allège l'angoisse de castration en ce qu'elle anticipe ce que le sujet redoute de voir arriver passivement. Elle peut résulter du retournement de désirs destructeurs primitivement dirigés vers autrui, une personne crainte et

1. *Ibid.*, 181.
2. *Ibid.*, 214-215.

haïe à qui le sujet se soumet en retournant sa haine sur lui-même. Elle peut exprimer une tentative pour se débarrasser de la pression exercée par le Surmoi, chez des sujets dont la conscience morale est particulièrement sévère puisque la sexualité tout entière leur est interdite. Enfin, Alby considère que la démarche transsexualiste vise à une réunion avec les « *personnes omnipotentes* » (les figures parentales), et qu'en même temps le sujet met en acte « *une* démonstration *hostile des actes terribles que le père ou la mère est capable de commettre*[1] ».

Pour J.-M. Alby, le fait que les sujets transsexualistes s'identifient à une femme témoigne d'une fixation à une image toute-puissante de « la mère, que le sujet ne peut s'imaginer privée de ses attributs phalliques »[2] ; leur démarche en ce sens s'apparente au fétichisme et au travestissement pervers ; cette fixation « *est marquée par un besoin de s'identifier avec la personne toute-puissante sur un mode passif et de renoncer à l'évolution normale de la relation avec autrui* »[3]. Lorsque ces sujets expriment une attirance homosexuelle, elle est, à ses yeux, une conséquence de l'identification à la mère, qui elle-même, dans ce cas, « *peut découler de la crainte de castration par l'homme*[4] » ; l'homosexualité représente alors un mode de soumission au père dangereux.

Déterminer la structure dont relève le transsexualisme implique pour Alby de s'interroger sur la place des structures perverses par rapport aux névroses et aux psychoses, c'est-à-dire, d'une part, sur le rôle de l'angoisse de castration, et d'autre part, sur le statut de la réalité, dans la perversion. Il discute les conceptions de divers contemporains qui interprètent la formule « *la névrose est le négatif de la perversion* » à l'encontre des thèses freudiennes, et qui attribuent l'acte pervers, sous l'influence de facteurs constitutionnels ou liés à

---

1. *Ibid.*, 217, souligné par l'auteur.
2. *Ibid.*, 218, souligné par l'auteur.
3. *Ibid.*, 218.
4. *Ibid.*, 222.

l'environnement, à une recherche de plaisir dénuée de tout caractère défensif engageant l'angoisse de castration. Pour lui, l'acte pervers doit plutôt s'entendre comme l'effet d'une érotisation consciente des mécanismes de défense (névrotiques) du Moi vis-à-vis de l'angoisse de castration ; ces mécanismes de défense permettent le maintien de la relation objectale en gardant une certaine distance avec l'objet, de manière à échapper à une peur sous-jacente, dans un registre plus archaïque. Alby souligne la différence entre le clivage du Moi rencontré dans la perversion (une tendance du Moi reconnaît l'absence de pénis chez la femme, alors que l'autre la dénie activement) et la position délirante : le clivage du Moi ne témoigne que d'un rejet partiel de la réalité, et surtout le sujet est capable, consciemment, d'admettre la réalité ; il remarque néanmoins, à la suite de Mélanie Klein, les liens qui existent entre le clivage du Moi et les stades les plus archaïques du développement, l'angoisse de morcellement et la position paranoïde-schizoïde ; il considère, en ce sens, que la perversion aide à maintenir le sens de la réalité. C'est dans ce cadre théorique qu'Alby propose son interprétation structurelle et différentielle du transsexualisme :

> *« Il nous paraît difficile d'envisager une opposition complète entre la structure perverse pourtant évidente de ces sujets et des aspects névrotiques également patents. Il existe en effet un passage à l'acte qui constitue par exemple le travestissement sans parler des réalisations homosexuelles ou des satisfactions libidinales régressives que certains de ces malades s'accordent. Par contre, l'angoisse est habituellement présente chez tous ces sujets. La tendance au travestissement revêt souvent un aspect compulsionnel proche de celui des obsédés. Il en est de même de leur besoin d'émasculation.*
>
> *La notion de clivage du Moi s'applique-t-elle à nos sujets ? Certes, une partie du Moi conserve chez eux un caractère apparemment sain, capable de relations d'objet, et une autre partie du Moi assume la dénégation de la réalité ; mais alors que chez le fétichiste le sujet*

reconnaît *le caractère substitué du fétiche, à savoir le vêtement féminin, chez nos sujets existe une adhésion à une croyance proprement délirante et nous ne pouvons manquer de voir là un* mode de défense psychotique *qui trouve son expression et son développement dans la négation de leur sexe, les manifestations hypocondriaques et les réactions dépressives, mais surtout dans l'évolution vers un état paranoïaque. La défense psychotique n'a pas été suffisante pour maintenir une relation d'objet plus élaborée, et les mécanismes projectifs ont pris le pas sur la perversion. Il nous paraît que le trans-sexualisme peut être inclus dans le cadre des* névroses narcissiques.

En conclusion *: pour un psychanalyste, le cas des trans-sexualistes est paradoxal. La névrose et la perversion dans une large mesure apparaissent comme des mécanismes qui permettent de lutter contre une* angoisse de castration, *or nos sujets demandent cette castration.*

En fait les travaux de psychanalystes d'enfants nous ont appris à connaître l'angoisse de morcellement, *plus primitive et plus globale ; celle-ci met en jeu des mécanismes de défense narcissiques profonds analogues à ceux que nous avons retrouvés chez nos malades.*

Ils ne sont pas des homosexuels simples : ceux-ci ont besoin pour se rassurer de rechercher des rapports avec un homme non châtré *donc rassurant, leur identification narcissique excessive à la mère entraîne une crainte de castration renforcée par le fait que l'homosexuel ne nie pas la castration de la femme.*

Les travestis par contre nient déjà partiellement cette castration de la femme qu'ils munissent d'attributs phalliques sur lesquels se déplacent leurs fixations libidinales.

Chez nos trans-sexualistes, nous assistons à une transformation psychotique du mécanisme de défense qu'est l'homosexualité, ces sujets en effet conservent une croyance magique à l'intégrité de la femme, à la valeur phallique majeure de ses organes sexuels, de son apparence ainsi que de ses vêtements.

On peut dire ainsi que le Moi des homosexuels fait essentiellement usage de mécanismes de défense névrotiques, le travesti et surtout le fétichiste voit déjà apparaître une sorte de "clivage du Moi" qui reste encore sur le plan névrotique, par contre le trans-sexualiste s'engage dans des modes de défense archaïques qui témoignent d'un Moi psychotique et mettent en jeu la fonction du réel[1]. »

Alby propose enfin quelques remarques concernant le transsexualisme féminin, qui lui semble se distinguer du masculin essentiellement dans la mesure où il est, de fait, mieux supporté par les patientes aussi bien que par la société. Chez les femmes comme chez les hommes, il constate que « *tous les intermédiaires semblent exister entre structures perverses, névrotiques, et psychotiques* », mais les femmes trans-sexualistes lui paraissent cependant « *moins psychotiques* » que les hommes[2]. Par ailleurs il note que la rigueur de l'idéal moral semble moins déterminante que chez les hommes. En ce qui concerne la dynamique inconsciente, ces femmes lui semblent proches d'« *homosexuelles actives* » au sens où elles éprouvent une « *répulsion pour l'hétérosexualité provenant du complexe de castration, la fille déçue ou effrayée par le père s'identifie à celui-ci et assume un rôle masculin actif envers les femmes substituts maternels*[3] ». Un second facteur déterminant est « *l'attraction par des fixations précoces à la mère (...) : dans le cas où la frustration de souhaits d'incorporation a conduit à une attitude sadique de prendre de force ce qui n'était pas donné, cette force, souvent imaginée (selon les conceptions de Mélanie Klein) comme une pénétration dans le corps de la mère, peut être mobilisée à nouveau dans la "masculinité de la femme"*[4]» .

Le traitement du transsexualisme féminin lui semble plus simple que celui du transsexualisme masculin, dans la

---

1. *Ibid.*, 240-242, souligné par l'auteur.
2. *Ibid.*, 278.
3. *Ibid.*, 280.
4. *Ibid.*, 282.

mesure où il n'est pas possible de réaliser une transformation chirurgicale complète ; néanmoins, la publicité donnée aux traitements hormonaux, et même celle qui entoure les transformations accordées à des hommes, accroît le désir éprouvé par ces femmes de se faire reconnaître en tant qu'hommes, et par conséquent suffit à compliquer l'approche psychothérapique.

Dans un article moins approfondi, L. Israel et P. Geissmann, à partir de cinq cas (trois hommes et deux femmes), proposent en 1960 une explication à la fois psychanalytique et sociale du transsexualisme, qu'ils nomment l'inversion psycho-sexuelle. Ces auteurs insistent d'abord sur le fait que, malgré la fermeté avec laquelle ces sujets rejettent une telle catégorisation, il s'agit toujours d'homosexuels (même s'ils n'ont jamais eu de relations sexuelles avec une personne du même sexe, ils éprouvent une attirance pour ces personnes). Par ailleurs, leur désir de se travestir comporte toujours une dimension compulsionnelle, qui « *a pour effet de traduire la revendication qui est devenue fondamentale, mais (...) pour signification la nature obsessionnelle de l'individu et du désir qui sous-tend cette revendication*[1] ». L. Israel et P. Geissmann remarquent aussi que ces sujets sont narcissiques, de même que leur choix d'objet.

Pour eux, le dégoût qu'expriment ces sujets à l'égard de l'homosexualité est issu, d'une part, du rejet social que subissent les homosexuels, et, d'autre part, d'un sentiment de culpabilité intense à l'égard de leurs propres pulsions. L'essentiel réside alors dans un « *conflit grave qui perturbe la psychologie de [ces] sujets : attirance érotique pour les individus du même sexe, culpabilité rendant insupportable l'idée même de cette attirance*[2] ». Ce conflit, en lui-même, ne suffit pas à expliquer la demande de « changement de sexe ». Les cinq sujets dont ils

---

1. L. ISRAEL, P. GEISSMANN, Le désir de changer de sexe chez les invertis psycho-sexuels, *Cahiers de Psychiatrie*, 14, juin 1960, 104.
2. *Ibid.*, 109.

rapportent les observations ont des tendances suicidaires, et ont tous été violemment rejetés par leur milieu. Ce rejet, ainsi que la possibilité de changer de sexe, représentent des « *traumatismes graves, ressentis par des personnalités dont nous avons noté le moi narcissique et auxquelles il faut maintenant accorder un surmoi paradoxalement féroce* »[1]. Cette interaction de la problématique du sujet et des facteurs environnementaux conduit ces sujets au « changement de sexe » comme « *désir inconscient de conquérir un statut leur permettant de satisfaire à leurs exigences pulsionnelles*[2] ».

A partir du moment où ce mécanisme (qui pour eux rappelle à la fois la conversion hystérique, l'annulation obsessionnelle et la négation psychotique de la réalité) est enclenché et où l'idée prévalente est installée, le sujet, remarquent L. Israel et P. Geissmann, n'éprouve plus d'angoisse. Ce phénomène, pensent-ils, a pu induire en erreur certains médecins, et les conduire à ne pas considérer ces sujets comme homosexuels et à accéder à leur demande. L. Israel et P. Geissmann estiment quant à eux que cette absence d'angoisse est en elle-même inquiétante, en ce qu'elle évoque une dimension délirante (comme dans certains cas de psychose paranoïde). Ils concluent en indiquant que l'intervention chirurgicale leur paraît admissible au nom du droit de tout individu à disposer de son propre corps, mais qu'ils considèrent la tentative de psychothérapie (ou de psychanalyse) plus conforme à la déontologie ; la seule attitude qui ne leur semble « *pas défendable est celle de se laisser induire par ces sujets, et de croire qu'il existerait là une "erreur" de la nature qu'il suffirait de rectifier pour rendre le bonheur à celui qui en fut la malheureuse victime*[3] ».

On voit que pour ces auteurs, le transsexualisme se situe en fait comme une forme d'homosexualité qui tend vers la psychose, en raison de la culpabilité

---

1. *Ibid.*, 111.
2. *Ibid.*, 112.
3. *Ibid.*, 114.

particulièrement intense de ces sujets, et de la composante narcissique particulièrement forte chez eux, qui leur font, en particulier, saisir la possibilité de changer de sexe dès qu'ils en sont informés. En ce sens, L. Israel et P. Geissmann se situent dans une ligne de réflexion proche de celle de J.-M. Alby. Cependant, dans leur raisonnement, le concept d'inversion psycho-sexuelle ne permet pas toujours de distinguer nettement si les transsexuels sont à leurs yeux des homosexuels presque comme les autres (c'est-à-dire que tous les homosexuels tendraient à la psychose) ou s'ils représentent un cas vraiment particulier de l'homosexualité.

C. QUELQUES CRITIQUES DES THÉORIES DE R. STOLLER

1. Aux Etats-Unis, le transsexuel comme **borderline**

En 1974, aux Etats-Unis, Ethel Person et Lionel Ovesey [1] formulent une critique modérée, et même limitée, des conceptions de R. Stoller. Ils contestent sa thèse selon laquelle l'identité féminine des transsexuels résulte d'une fusion prolongée avec la mère. Ils estiment, au contraire, que ces sujets construisent une identité sexuelle ambiguë, dans le cadre d'un désir ou d'un fantasme de fusion, dont la fonction est défensive, vis-à-vis de leur angoisse de séparation avec la mère. A

1. PERSON E., OVESEY L., Gender identity and sexual psychopathology in men : a psychodynamic analysis of homosexuality, transsexualism and transvestism, *J. Amer. Acad. Psychoanal.*, 1973, 1, 1.
PERSON E., OVESEY L., The transsexual syndrome in males, *American Journal of Psychotherapy*, 1974, XXVIII, Part 1, Primary transsexualism, 4-20 et Part 2, Secondary transsexualism, 174-193.

partir de cette interprétation psychodynamique, ainsi que du tableau clinique qu'ils présentent (vie fantasmatique pauvre, dépression et vide intérieur, isolement, incapacité à s'affirmer, etc.) les transsexuels peuvent être considérés comme des personnalités typiquement *borderline*. E. Person et L. Ovesey considèrent cependant que cette interprétation psychodynamique laisse ouverte la question de l'étiologie du transsexualisme, c'est-à-dire la raison pour laquelle, chez ces sujets, l'identité sexuelle est atteinte. Ils n'en tirent par ailleurs guère de conséquences éthiques ou seulement techniques.

De tous les auteurs américains, Leslie Lothstein est sans doute le plus favorable à la psychothérapie (d'inspiration psychanalytique) pour traiter le transsexualisme. Si tout traitement psychique est réputé inefficace, dit-il, c'est pour des raisons essentiellement institutionnelles et sociales. Il analyse le processus par lequel les « cliniques d'identité de genre » établissent le diagnostic de transsexualisme, et souligne que les décisions les plus importantes sont prises par le chirurgien (qui souvent dirige la clinique) et l'endocrinologue avant que toute évaluation psychologique ait pu être menée à bien ; dès lors, le recours au psychiatre ou au psychothérapeute ne peut plus être envisagé que comme soutien ou accompagnement, et non pas comme alternative au « changement de sexe ». L'évaluation elle-même est souvent réduite au minimum, ce qui tient à la fois aux préconceptions du corps médical, et à des facteurs sociaux plus larges, qui inspirent à L. Lothstein un véritable réquisitoire :

> *« Tant que les compagnies d'assurance paieront pour la réassignation chirurgicale du sexe mais pas pour la psychothérapie ; tant que les psychothérapeutes renieront leurs responsabilités au profit du chirurgien et reculeront devant l'apprentissage de nouvelles techniques permettant de traiter les transsexuel/les sur le plan psychothérapique ; tant que des groupes de défense de transsexuel/les seront autorisés à faire effectivement pression pour le traitement chirurgical (sur la base de*

leur reconnaissance comme minorité sexuelle en butte à la discrimination) ; tant que la société restera hypnotisée par les aspects "romantiques" du "changement de sexe" sans s'attaquer aux importants problèmes psychologiques sous-jacents des transsexuel/les ; alors la question du transsexualisme féminin restera ce qu'elle a été dans le passé, une simple curiosité, à laquelle on se livre pour l'intérêt et l'excitation voyeuriste-exhibitionniste qu'elle suscite, mais qui, bien qu'elle soit abordée de façon sensationnelle par les médias, est ignorée en tant que trouble psychologique légitime, qui doit être traité[1]. »

Ce réquisitoire, exprimé dans le cadre d'une étude sur le transsexualisme féminin, concerne les mécanismes institutionnels qui conduisent au « changement de sexe » en général. En fait, toute la réflexion de L. Lothstein est fondée sur l'idée que l'existence du « changement de sexe » chirurgical, et les institutions, médicales ou non, qui le mettent en œuvre, empêchent, ou du moins entravent, l'approche psychothérapique du transsexualisme. Dans la mesure où le « changement de sexe » chirurgical est autorisé par la loi, dit-il encore, il est nécessaire de prévoir des mécanismes légaux pour favoriser l'intégration sociale des transsexuels opérés ; cependant, « *la loi doit aussi reconnaître que la chirurgie n'est pas la* seule *modalité de traitement reconnue et efficace pour le transsexualisme féminin* »[2]. Il semble qu'avec cette formulation prudente, L. Lothstein suggère que des restrictions légales (sinon une interdiction pure et simple du « changement de sexe » chirurgical) seraient nécessaires, afin d'éviter « *les sérieuses conséquences cliniques* » que la situation actuelle entraîne pour la femme « *qui peut être en train de demander une aide psychologique, avec pour seul effet de se trouver soutenue dans sa mise en acte*[3] ».

---

1. Leslie LOTHSTEIN, *Female-to-male transsexualism, historical, clinical and theoretical issues*, Boston, Routledge and Kegan, 1983, 306.
2. *Ibid.*, 306, souligné par l'auteur.
3. *Ibid.*, 306-307.

On voit ici que pour L. Lothstein, non seulement le « changement de sexe » est une mise en acte, mais sa demande en dissimule une autre, qui, celle-ci, est un appel à l'aide psychologique. C'est à cette demande dissimulée qu'il s'attache à répondre. Il est d'ailleurs, à ma connaissance, l'un des rares cliniciens qui propose de nombreuses indications concernant l'approche psychothérapique des transsexuelles, ainsi qu'une réflexion approfondie sur les mouvements contre-transférentiels suscités par ces sujets[1].

L. Lothstein estime que le transsexualisme féminin est essentiellement un trouble du « *self-system* », du système du Soi, qui réfère à la pathologie du narcissisme et à la personnalité *borderline*. Il s'enracine dans la période pré-œdipienne, et dans la dynamique familiale intergénérationnelle. La petite fille a été désignée par sa famille, et surtout par sa mère, pour devenir transsexuelle ; « *contrairement aux parents du schizophrène, les parents de la transsexuelle semblent avoir concentré leurs attaques sur la part féminine du self-system de leur fille, laissant les autres parts de son self-system libres de se développer* »[2], pour des motifs inconscients qui tiennent à leur propre malaise à ce sujet. Le message maternel, le plus déterminant, peut être de deux sortes : soit la mère hait sa fille en tant que fille, et gère ses pulsions meurtrières à son égard en la poussant à la masculinité, soit elle considère sa propre féminité, et par suite celle de sa fille, comme un état dangereux de victimisation passive à l'égard des pulsions meurtrières du père. Le père représente une certaine protection, notamment en ce qu'il rompt la relation fusionnelle agressive entre la mère et la fille, mais il renforce aussi la haine de la petite fille pour son corps féminin.

---

1. *Cf.*, notamment, LOTHSTEIN L., Countertransference reactions to gender dysphoric patients : implications for psychotherapy, *Psychotherapy, theory, research and practice*, 1977, 14. et LOTHSTEIN L., Psychotherapy with patients with gender dysphoria syndromes, *Bulletin of the Menninger clinic*, 1977, 41.
2. L. LOTHSTEIN, *Female-to-male transsexualism, op. cit.*, 243.

Cette attitude précoce des parents entrave la formation de l'image de soi, mais aussi celle du Moi, pour la petite fille, qui s'identifie à la vision de la féminité proposée par ses parents, et « *clive ses composantes bisexuelles en un self féminin "absolument mauvais" et un self masculin "absolument bon"*[1] ». L. Lothstein souligne le caractère primitif des défenses utilisées par les transsexuelles (déni, projection, identification projective, clivage...) comme part de l'organisation *borderline* de leur personnalité et signe d'un défaut fondamental dans la structuration du Moi. Ce qui manque surtout à ces femmes, c'est une représentation constante de leur propre genre, elles oscillent toujours, malgré la rigidité avec laquelle elles affirment leur sentiment d'être homme.

Le désir de changer de sexe fonctionne comme une tentative pour « *restaurer l'effritement de sa représentation d'elle-même en tant que femme* [female gender-self representation], *prévenir une fragmentation de son self-system et assurer sa survie psychique* »[2]. Il se déclare généralement après un deuil ou une perte d'objet, dans le cadre d'une personnalité passive et dépendante. Satisfaire ce désir ne résout aucun des problèmes psychologiques des transsexuelles ; au contraire, cette démarche laisse intactes l'oscillation de leur identification sexuée, et la nécessité pour elles d'un appui constant sur l'entourage et le milieu. Du point de vue du pronostic, on peut donc s'attendre à de nouvelles crises, dont les effets sont impossibles à prévoir : la confusion des représentations de genre qui a conduit ces femmes au « changement de sexe » peut se reproduire en fonction des circonstances même lorsqu'elles ont obtenu la modification chirurgicale.

1. *Ibid.*, 247.
2. *Ibid.*, 237.

2. Pour les lacaniens, le transsexuel comme phallus de la mère

En France, en 1971, Jacques Lacan indique que dans la différence des sexes, l'important n'est pas l'anatomie, le réel de l'espèce, mais le fait que les sexes sont différenciés, dans une logique discursive, et à travers le désir des parents.

> *« Eh bien, c'est justement en tant que signifiant que le transsexualiste n'en veut plus. En quoi il pâtit d'une erreur commune. Sa passion est la folie de vouloir se libérer de cette erreur. L'erreur de la conscience commune qui ne voit pas que le signifiant, c'est la jouissance et que le phallus n'est que le signifié de cette jouissance. Le transsexualiste ne veut plus être signifié phallus par le discours sexuel qu'il dénonce comme impossible. Il n'a qu'un tort, c'est de vouloir le forcer, le discours sexuel, qui en tant qu'impossible est à l'usage du réel, à vouloir le forcer par la chirurgie*[1]. »

Lacan avait, en 1956, souligné à propos du Président Schreber : « *Ce n'est pas pour être forclos du pénis, mais pour devoir être le phallus que le patient sera voué à devenir une femme* », et plus loin « *Faute de pouvoir être le phallus qui manque à la mère, il lui reste la solution d'être la femme qui manque aux hommes*[2] ».

Pour Mustapha Safouan (1974), à la suite de Lacan, le transsexualiste masculin tend à la castration réelle parce qu'il n'a pas subi la castration symbolique, dans la logique de la forclusion : la dyade mère-fils n'a pas été brisée par l'intervention du tiers paternel, le fils reste le seul objet de désir de la mère, c'est-à-dire son phallus. C'est pour sortir de cette position que, confondant l'organe et le signifiant, il se débarrasse de son pénis ; il refuse d'être le phallus pour accéder au désir. Il est, en ce sens, dans une position

---

1. J. LACAN, *Le séminaire ... ou pire*, ronéoté, séance du 8 décembre 1971.
2. J. LACAN, D'une question préliminaire à tout traitement possible de la psychose, *Ecrits* (II), Paris, Seuil, 1971, 81-82.

psychotique[1].

En se situant, lui aussi, dans une perspective lacanienne, M. Czermak, en 1982, souligne que les transsexualistes ne sont pas plus convaincus d'être des femmes que d'autres psychotiques ne croient aux voix qu'ils entendent. C'est l'échec de leur identification féminine imaginaire, selon lui, qui les pousse à demander le « changement de sexe », lorsqu'ils « *sont sollicités à leur place d'homme*[2] ».

Quant à Catherine Millot, dans la même ligne théorique, elle remarque, en 1983, que le transsexualiste se situe à la fois « hors-corps » et « hors-sexe ». Sa position consiste à « *se vouloir Toute, tout entière femme, plus femme que toutes les femmes et valant pour toutes*[3] ». Or, La femme n'existe que comme mythe, l'une des figures de l'être unique qui ne serait pas soumis à la castration, ou encore comme l'un des Noms du Père, au sens où ce signifiant constitue la clef du désir de la mère. Dans cette perspective, incarner La femme, c'est à la fois échapper au manque (être le phallus, hors-sexe, hors toute différence et altérité) et incarner le désir de la mère, le satisfaire (dans une certaine mesure, en ce sens, la castration réelle fonctionne comme un équivalent incestueux).

En ce qui concerne les femmes transsexualistes, C. Millot souligne surtout la façon dont leur problématique diffère de celle des homosexuelles. Leur refus de se laisser toucher par leurs partenaires lors des relations sexuelles constitue pour elle une différence essentielle avec la position homosexuelle, qui « *se soutient du défi qui consiste à montrer comment on doit aimer à un homme, le père, qui croit qu'il suffit pour cela de donner ce qu'on a* »[4]. Dans sa problématique, se toucher réciproquement (dans le cas de l'homosexualité) signifie l'exclusion de la

---

1. M. SAFOUAN, *Etudes sur l'Œdipe*, Paris, Seuil, 1974.
2. M. CZERMAK, Précisions sur la clinique du transsexualisme, *Le discours psychanalytique*, 1982, 3, 16-22, 19.
3. C. MILLOT, *Horsexe, Essai sur le transsexualisme*, Paris, Point Hors Ligne, 1983, 39.
4. *Ibid.*, 122.

virilité, et le don phallique de ce dont on manque, le signe, échangé entre deux femmes, de leur castration partagée. La position transsexualiste, ici, lui paraît caractérisée par le fait que ces femmes ne pensent pas manquer de virilité. Elle estime néanmoins que la problématique des transsexuelles est proche de la problématique hystérique, dans la mesure où elles mettent en cause la virilité de leur père et entendent démontrer ce qu'est un homme digne de ce nom.

C. Millot, par ailleurs, trouve deux points communs aux transsexualistes des deux sexes : leur conception d'une enveloppe corporelle retouchable comme un vêtement, et leur fantasme d'angélisme, rejoindre, au-delà du sexe, l'être abstrait, le pur esprit[1].

Tout en se référant à la perspective lacanienne, Irène Foyentin, en 1987, se refuse à considérer d'emblée les transsexualistes comme psychotiques. Sur le plan clinique, elle centre ses remarques autour de la notion d'intériorité, définie comme le contenu de la conscience, d'une part, et comme « *métabolisation du social dans l'espace psychique* », d'autre part[2]. Elle note que le corps du transsexualiste est conçu comme une image et situé, comme un objet, dans le monde. Le transsexualiste tend à modeler ce corps au nom de son intériorité, dans un mouvement qui renie la qualité avant tout corporelle du Moi. Ce mouvement se cristallise à l'adolescence, au moment où, d'une part, les organes génitaux, hors de toute maîtrise par le sujet, s'« *hypertrophient* »[3], et où, d'autre part, le sujet apprend que le « changement de sexe » est possible. Le trajet transsexualiste, pour elle, est marqué par trois périodes : un temps paradisiaque d'indifférenciation sexuelle (première enfance), un temps de malaise et d'incertitude, quand ce paradis est perdu, puis, quand le

---

1. *Ibid.*, 157.
2. I. FOYENTIN, Ah ! Je ris de me voir si belle en ce miroir !... A propos du transsexualisme, hypothèses de recherche, *Psychologie Clinique*, 1989, 2, 120.
3. I. FOYENTIN, Quelle intériorité ? A propos de changement de sexe, Intervention au colloque *Clinique de l'intériorité*, Amiens, mai 1987.

sujet a appris la possibilité de changer de sexe, le temps où il se fixe à la position transsexuelle, à la suite de cette nouvelle intrusive qui « *vient* [le] *déloger (...) d'une place qui lui aurait permis de réélaborer cette perte qui s'était constituée dans la petite enfance*[1] ».

3. Entre Narcisse et Œdipe, lectures freudiennes du transsexualisme

Dans une lignée plus rigoureusement freudienne, la notion d'identité sexuelle doit être replacée dans le cadre de la bisexualité psychique, qui s'origine essentiellement dans l'identification de tout sujet humain à ses deux parents. Le fait d'être assuré de son propre sexe n'empêche donc nullement une identification au sexe opposé. Christian David remarque dans cette perspective que la bisexualité des transsexuels est « *asymptotique à la nullité*[2], c'est-à-dire que l'identification à l'autre sexe est si forte que le sexe propre tend à disparaître.

André Green, qui ne traite pas du transsexualisme en tant que tel, l'utilise à plusieurs reprises comme exemple, dans le cadre d'une réflexion générale sur la bisexualité psychique, le développement psycho-sexuel, et le narcissisme. Ce faisant, il en propose une interprétation psychanalytique. La « *psychose transsexualiste* »[3] constitue pour lui « *l'aliénation sexuelle la plus extrême*[4] ». Il remarque néanmoins que la normalité et le transsexualisme ont en commun de s'appuyer sur la caution de la biologie pour affirmer une identité sexuelle exclusive, c'est-à-dire le sentiment d'appartenir exclusivement à un

---

1. I. FOYENTIN, Ah ! Je ris de me voir si belle en ce miroir !... A propos du transsexualisme, hypothèses de recherche, *op. cit.*, 134-135.
2. C. DAVID, La bisexualité psychique, éléments d'une réévaluation, *Revue française de psychanalyse*, 1975, 39, 5-6, 822.
3. A. GREEN, Le genre neutre, *Nouvelle Revue de Psychanalyse*, 1973, 7, 135-158, et *Narcissisme de vie, narcissisme de mort*, 212
4. A. GREEN, La sexualisation et son économie, *Revue Française de Psychanalyse*, 5-6, 1975, 909.

sexe, et non à l'autre. Dans l'identité sexuelle normale, la participation du sujet à l'autre sexe est refoulée, alors que le transsexualisme, dit-il, « *vise à l'expulsion, à l'éradication la plus totale du faux sexe réel, pour donner le plus d'existence possible au vrai sexe imaginaire camouflé* » ; cette expulsion est un processus à valeur essentiellement économique, « *circonscrivant la folie jusqu'à la rendre plausible*[1] ».

Cette plausibilité paradoxale du transsexualisme provient, pour A. Green, du fait qu'il existe des « *expériences psychotiques normales*[2] ». La première de ces expériences, et peut-être la plus lourde de conséquences car elle est pour tout sujet le prototype de toutes ses relations d'amour ultérieures, est la relation primitive entre le nourrisson et la mère. Cette relation se caractérise comme fusionnelle pour l'enfant, mais aussi pour la mère, dont la préoccupation primaire, pour reprendre les termes de Winnicott, constitue aux yeux d'A. Green une expérience psychotique.

Les remarques d'A. Green sur le transsexualisme s'intègrent par ailleurs à sa conception de la sexuation. Le premier organisateur, dans le processus de sexuation, est l'attribution du genre par les parents. Les fantasmes des parents et surtout de la mère, ainsi que ceux du sujet lui-même, s'articulent à la fois à la perception par le sujet de son corps propre et au genre qui lui a été attribué, pour créer un conflit psychique qui s'exprime dans le fantasme de la scène primitive, deuxième organisateur : ce conflit concerne le sexe de l'individu, au sens où il dépend

> « *...de la façon dont il est vécu et perçu par sa mère et son père, de leurs désirs convergents ou divergents à son égard, de la façon dont lui-même se vit et se perçoit dans ses désirs convergents ou divergents à leur égard. Ce conflit a partie liée aussi bien avec le narcissisme de l'individu qu'avec ses pulsions de destruction*[3]. »

---

1. *Ibid.*, 909.
2. *Ibid.*, 915.
3. A. GREEN, Le genre neutre, *op. cit.*, 211.

L'une des issues possibles de ce conflit est un écrasement pulsionnel dominé par le narcissisme primaire, écrasement qui conduit le sujet à une position d'anéantissement du désir sexuel et par conséquent de son identification sexuée ; c'est le fantasme du « genre neutre ». Ces divers éléments sont réinterprétés dans le cadre du complexe d'Œdipe, troisième organisateur et moment où, A. Green le souligne à la suite de Freud, la différence des sexes et la bisexualité trouvent pour la première fois leur expression psychologique, à travers le jeu des mouvements amoureux et identificatoires à l'égard des deux parents. Par ailleurs, les satisfactions libidinales de la petite enfance prennent à ce moment une valeur plus directement sexuelle (au sens de la recherche de sensations spécifiques)[1].

Le transsexualisme s'articule au complexe d'Œdipe, pour A. Green, dans ses deux aspects, intégration de la différence des sexes et de la bisexualité, intégration de la pulsion sexuelle ou « sexualisation ». D'une part, il constitue une issue psychotique au conflit psychique, qui à ce moment prend la forme d'une

> « *...opposition entre la* réalité sexuelle *de l'individu et la réalité psychique. La réalité sexuelle est celle du sexe déterminé et fixé avant la troisième année, la réalité psychique est celle des fantasmes convergents ou divergents avec la réalité sexuelle*[2]. »

L'issue transsexualiste consiste pour le Moi à dénier la réalité sexuelle au profit de la réalité psychique (alors que dans la perversion réalité psychique et réalité sexuelle sont clivées, et que dans la névrose le Moi refoule la part de réalité psychique qui contredit la réalité sexuelle). On peut noter que pour A. Green, la position transsexualiste trouve, semble-t-il, son origine dans le fantasme du genre neutre, remanié au moment du complexe d'Œdipe. D'autre part, le transsexualisme met en évidence la valeur économique du « *jeu de la sexualisation* » : le sujet

1. A. GREEN, La sexualisation et son économie, *op. cit.*, 916.
2. A. GREEN, Le genre neutre, *op. cit.*, 212, souligné par l'auteur.

transsexualiste désinvestit la jouissance sexuelle au point de la sacrifier, mais ce n'est que dans la mesure où il investit son fantasme d'une valeur sexuelle particulière.

Toute l'interprétation du transsexualisme que propose A. Green est fondée sur sa conception des rapports entre complexe d'Œdipe et psychose, rapports qu'il a théorisés avec J.L. Donnet à propos de la psychose blanche. Ces auteurs contestent la thèse, soutenue en particulier par des analystes kleiniens, selon laquelle le psychotique n'accède jamais au complexe d'Œdipe. Pour eux, au contraire, la psychose se fonde sur une « *déstructuration régressive* [qui] *a* détruit *le complexe d'Œdipe, comme elle a détruit une grande partie de l'activité psychique* »[1]. Dans le cas plus particulier de la psychose blanche, ils mettent en évidence ce qu'ils nomment une « *tri-bi-angulation* » ; c'est-à-dire que le sujet est uni à ses deux parents, eux-mêmes unis par la différence des sexes, mais que la différence des sexes, bien qu'elle soit connue, ne joue pas son rôle structurant, car elle n'est pas le critère par lequel le sujet identifie les objets parentaux et les distingue ; au contraire, il les distingue selon leur caractère bon ou mauvais. Quand le critère de différenciation est l'identité sexuée, des relations multiples entre sujet et objets, identifications et désirs, sont possibles dans la mesure ou toute identification comme tout objet sont toujours doubles, masculin et féminin. En revanche, le caractère bon ou mauvais de l'objet est dichotomique, l'objet est soit absolument bon, soit absolument mauvais ; par conséquent, une identité paradoxale s'établit entre bon et mauvais objet, qui sont chacun le double inversé de l'autre :

> *« La tripartition sujet, objet bon, objet mauvais, aboutit en fait à une relation duelle, car l'objet tiers n'est jamais que le double de l'objet. Le sujet s'unit alors à un seul objet. Il croit pouvoir fuir le mauvais objet, prenant*

---

1. J.-L. DONNET et A. GREEN, *L'enfant de ça, psychanalyse d'un entretien, la psychose blanche*, Paris, Minuit, 1973, 264, souligné par les auteurs.

le large pour se rapprocher du bon objet, mais au contact de ce bon objet, il ne rencontre que le reflet du mauvais objet déguisé en bon objet[1]. »

Une telle configuration atteint profondément les processus de la pensée, qu'elle paralyse : « *L'objet est impensable parce qu'il est mauvais, donc voué à l'expulsion, le sujet ne peut plus penser, car penser, ce serait avoir à penser un objet impensable*[2] ». Cette paralysie de la pensée a une double origine :

> *« D'une part, elle est le résultat d'un désinvestissement actif dû à l'attaque des pulsions destructrices sur la pensée en tant qu'activité du Moi susceptible de favoriser l'éveil du Moi, la communication entre processus primaire et processus secondaire, et, d'autre part, comme effet du Surmoi qui interdit d'exprimer, à la fois, le désir de détruire le mauvais objet omnipotent et d'exprimer le ressentiment de l'abandon du bon objet impotent[3]. »*

J.L. Donnet et A. Green n'évoquent pas le transsexualisme dans leur travail sur la psychose blanche. On ne peut cependant qu'être frappé par la pertinence de la notion de tri-bi-angulation dans la problématique transsexuelle, qui précisément superpose un caractère bon ou mauvais à la distinction entre masculin et féminin (pour un transsexuel, il est absolument bon d'être femme et absolument mauvais, donc impensable, d'être homme, et inversement pour une transsexuelle). Les transsexuels, en affirmant la possibilité de changer de sexe, se situent bien dans le cadre d'une identité paradoxale entre être homme et être femme. Quand ils affirment qu'il n'est pas nécessaire d'être mâle pour être homme, ou femelle pour être femme, ils ne récusent pas un fait biologique, mais un lien signifiant, ce qui évoque une attaque pulsionnelle de la pensée en tant que la pensée est processus de liaison. Enfin, s'il renvoie surtout aux instances idéales, le

---

1. *Ibid.*, 267.
2. *Ibid.*, 269.
3. *Ibid.*, 271.

renoncement des transsexuels à toute jouissance sexuelle n'en évoque pas moins un interdit surmoïque d'autant plus sévère que la fonction symbolique est en défaut et qu'imaginer la jouissance sexuelle, dans l'ordre de la pensée magique, comporte un risque réel pour l'objet, bon ou mauvais.

En 1975, Anna Potamianou relate son observation d'Hermione, une jeune fille grecque, transsexuelle, née dans une famille dont tous les membres désiraient un garçon. Tel est, aux yeux d'A. Potamianou, le seul facteur qui peut contribuer à expliquer dans l'optique de R. Stoller sa revendication d'une identité masculine. Encore la référence à R. Stoller ne se justifie-t-elle que par le caractère précoce et non verbal des échanges qui ont pu signifier ce désir à la petite fille avant son accès au langage ; l'interprétation d'A. Potamianou, en effet, s'éloigne considérablement des thèses de R. Stoller sur le transsexualisme féminin et plus largement de l'idée d'une origine aconflictuelle du transsexualisme.

A. Potamianou met en évidence le vécu primaire d'une mère insatisfaisante, qui entrave pour Hermione la constitution des identifications primaires et ne lui permet pas d'investir narcissiquement son corps de fille. Elle souligne par ailleurs qu'Hermione, prise en charge par des femmes dont elle ressent les images comme très différentes, n'a pas pu unifier les attributs de la figure maternelle, ce qui rend difficile l'élaboration de son sentiment de soi et de son identité sexuée. Ce défaut d'unification a pour conséquence la série de clivages qu'opère Hermione à l'âge adulte : clivage entre sa réalité anatomique et son sentiment de soi, entre la réalité sexuelle et le fantasme de l'acte sexuel, entre la femme en elle, qu'elle hait, et les autres femmes qu'elle aime, entre les femmes fidèles qui l'attirent et les femmes « *changeantes* » qu'elle repousse.

D'un autre côté, la figure maternelle est vue comme séductrice et puissante, alors que l'accès au père est barré. L'issue du complexe d'Œdipe consiste en une identification au père, qui permet de se rapprocher de lui, mais aussi d'assumer sans culpabilité les désirs homosexuels. Cette identification au père, souligne A. Potamianou,

> « ...*n'en est pas une, puisque, sous-tendue par des désirs d'incorporation et de maîtrise de l'objet très violents — au point que le Moi se fond avec lui — elle ne se présente pas comme une tentative de capter l'objet sur un plan fantasmatique. L'objet est convoité sur le plan du réel, ce qui exclut à jamais la possibilité de sa symbolisation*[1]. »

La dynamique de la castration est, aux yeux d'A. Potamianou, essentielle pour la compréhension de ce cas : Hermione veut réaliser une forme de castration lorsqu'elle demande à être débarrassée de ses organes féminins. Elle réalise aussi, en changeant de sexe, la castration du père à qui le pénis revient, et le désaveu de sa propre castration phallique. Sa demande d'une pseudo-verge vise à annuler cette castration dans un second temps, mais à travers l'impossibilité de procréer (douloureusement ressentie), cette castration sera maintenue, pour Hermione elle-même mais aussi pour la femme qu'elle aime. Cette dynamique permet

> « ...*la réalisation de désirs libidinaux et agressifs qui visent le père, mais aussi la mère. A ceci près que l'attaque et la maîtrise de la mère sont tentées sur le plan d'un objet présenté comme œdipien, en court-circuitant la culpabilité soulevée par le rapprochement homosexuel, alors que l'attaque et la captation du père à travers sa représentation partielle visent à faire de lui une partie intégrante du corps et du Moi*[2]. »

Le pénis réclamé par Hermione est destiné à la mère, et comme tel il vise aussi bien à prendre la place du père qu'à ne pas se séparer de la mère. Sur un autre plan, avoir un pénis signifie pour Hermione se différencier de sa mère, dans un mouvement défensif qui renvoie à l'angoisse suscitée par le désir de séparation et de fusion qui marque

---

1. A. POTAMIANOU, Réflexions sur le transsexualisme féminin, *Revue Française de Psychanalyse*, n° 5-6, 1975, 1060.
2. *Ibid.*, 1061.

la relation primaire.

A. Potamianou souligne pour conclure l'importance de la figure maternelle dans le transsexualisme féminin, ainsi que le défaut des possibilités de mentalisation et la fragilité de la structure, qui ne favorise pas l'établissement d'un noyau ferme d'identité. Le sujet bascule au moment où il aborde le conflit œdipien, et la structure ne se maintient que grâce au caractère obsessionnel de l'idée de changer de sexe, et d'être de l'autre sexe.

La position de Janine Chasseguet-Smirgel, également en 1975, est assez différente de celles d'A. Green et d'A. Potamianou. La problématique des hommes transsexuels se caractérise à ses yeux par un investissement narcissique positif de la féminité, alors que le sujet désinvestit ou contre-investit, sur le plan narcissique, sa propre masculinité. C'est-à-dire que la féminité du transsexuel ne lui revient pas du dehors sur le mode du délire, mais qu'en revanche sa masculinité est répudiée, dans une quasi-symétrie avec la répudiation de la féminité que Freud situe dans les deux sexes. Le transsexuel, même après son opération, vit dans le danger constant de voir réapparaître à la surface cette masculinité répudiée, « *comme le cadavre d'un noyé*[1] » ; ce danger explique en particulier les nombreuses corrections esthétiques additionnelles auxquelles ils se soumettent souvent après le « changement de sexe ».

Dans cette perspective, le développement de l'identité sexuelle lui semble commandé par le narcissisme, à travers le désir de congruence entre le Moi et l'Idéal du moi, qui permet à l'influence parentale de s'exercer (c'est en ceci que J. Chasseguet-Smirgel s'éloigne de Stoller, et critique la notion d'empreinte qui ne laisse pas de place au désir de l'enfant comme sujet). Cette réflexion apparaît essentiellement comme un moyen pour J. Chasseguet-Smirgel de reconsidérer la dissymétrie freudienne

1. J. CHASSEGUET-SMIRGEL, A propos du délire transsexuel du Président Schreber, *Revue Française de Psychanalyse*, 1975, 5-6, 1022.

qu'impliquent la répudiation de la féminité et la primauté du phallus communes aux deux sexes. Le phallus est essentiellement pour elle le signe d'un triomphe sur la mère toute-puissante (à qui précisément il manque), signe qui permet à l'enfant de se différencier d'elle et par là de devenir autonome. C'est en tant que tel qu'il peut être envié par la fille. Cette perspective, souligne J. Chasseguet-Smirgel, « *redonne au complexe de castration un rôle fondamental, même si celui-ci recouvre les vestiges d'une cité détruite où régnait la déesse-mère*[1] ».

Agnès Oppenheimer, dès 1980, formule une intéressante critique de R. Stoller, sur les concepts de sexe, de genre, et d'identité sexuelle.

> « *Les liens entre sexe et genre,* dit-elle, *sont coupés dans le transsexualisme et dans la théorie de Stoller. S'ils ne sont pas nécessaires mais arbitraires ou sociaux, l'homme n'est pas lié à son corps ; où est le fonctionnement sexuel*[2] *?* »

Cette coupure entre sexe et genre représente donc pour elle le déni d'un lien signifiant essentiel, la négation de la pulsion sexuelle, de l'étayage des représentations sur le corps, et finalement de l'inconscient lui-même. En ce sens, la problématique identitaire que R. Stoller affirme lui paraît incompatible avec une pensée psychanalytique qui se fonde nécessairement sur la dynamique pulsionnelle et inconsciente.

Dans cette perspective, le transsexualiste, pour A. Faure-Oppenheimer, rejette sa propre masculinité dans la mesure où il se refuse toute sexualité. Il « *refuse la finitude sexuée* » :

> « *Il y a deux temps dans la psychose, le premier est celui d'une coupure avec la réalité, le rejet de masculinité ou la féminité imprimée pour le transsexualiste. Le deuxième temps est celui d'une reconstruction "aux frais du réel", c'est-à-dire la*

---

1. *Ibid.*, 1024.
2. A. FAURE-OPPENHEIMER, *Le choix du sexe*, Paris, P.U.F., 1980, 102.

compensation de cette absence, la croyance en un genre féminin séparé du sexe. Ainsi une loi du réel est niée et remplacée[1]. »

Elle reprend dans plusieurs articles ultérieurs l'idée selon laquelle le transsexuel cherche essentiellement à se débarrasser de sa masculinité. En 1992, à partir de son expérience de suivis psychothérapiques avec des transsexuels, elle précise ses hypothèses. Pour elle, les transsexuels cherchent à devenir femme pour annuler rétrospectivement le traumatisme de s'être sentis, enfants, des garçons ratés, rejetés en particulier par leur père parce qu'ils n'étaient pas assez virils. Ce rejet est vécu comme une castration narcissique. Dans ce conflit avec le père, le garçon retourne sa haine contre lui-même, et plus particulièrement sur la partie de lui-même qui représente le père, son pénis. Par ailleurs, la position homosexuelle déniée dans la croyance d'être une femme lui permet de réaliser sans trop de honte ses désirs de rapprochement avec le père. De son côté, la mère ne confirme pas la masculinité de son fils, pour elle non plus la différence des sexes ne fait pas sens.

« *L'acte de transformation,* écrit A. Oppenheimer, *est porteur de la haine inconsciente contre les deux parents, qui sont destitués de leur fonction de géniteur. (...) La femme se voit dénier la capacité maternelle, elle est un homme châtré, sans génitalité. La destruction du pénis est une manière de détruire la masculinité et la génitalité du père et de dénier l'homosexualité*[2]. »

Elle souligne aussi le dilemme dans lequel les transsexuels placent leur interlocuteur dans la relation thérapeutique : soit on les considère en hommes, mais alors la relation ne peut pas s'établir, soit on les considère en femmes, et l'on va dans le sens de leur mise en acte. Ils prennent généralement la neutralité comme un accord tacite, et n'ont besoin de l'autre que dans la mesure où cet autre

---

1. *Ibid.*, 96-97.
2. A. OPPENHEIMER, Le désir d'un changement de sexe, un défi pour la psychanalyse ?, *Psychanalyse à l'Université*, 1992, 17, 66, 130.

est là pour leur confirmer ce qu'ils souhaitent voir confirmer. Cette relation d'emprise sur l'autre, pour A. Oppenheimer, reflète probablement, en l'inversant, l'emprise que le sujet a subie, et la profonde détresse qu'il en a éprouvée.

Colette Chiland reprend la distinction de R. Stoller entre transsexualisme primaire et transsexualisme secondaire, et situe le transsexualisme secondaire comme remaniement, soit d'une position homosexuelle, soit d'un travestissement fétichiste. De plus, sans explicitement ranger les transsexuels dans la catégorie des personnalités *borderline*, elle note, à la suite de L. Lothstein, que la psychothérapie peut prendre une place plus importante dans le traitement des transsexuels « *en bénéficiant de ce que le traitement des* borderline *a appris* »[1]. Elle souligne néanmoins, contrairement à E. Person et L. Ovesey par exemple, la parenté qui existe, sur le plan psycho-dynamique, entre transsexualisme secondaire et transsexualisme primaire. Dans ce dernier cas, le conflit psychique a été plus précoce, et plus profond.

Pour caractériser ce conflit, C. Chiland indique d'abord que même chez le nourrisson, « *il n'y a pas plus de symbiose normale que d'autisme normal* »[2]. Le nourrisson n'absorbe pas les processus psychiques de ses parents, mais il les élabore et les interprète de façon complexe ; par ailleurs, pour qu'il acquière le sentiment de sa continuité narcissique, il faut que ce sentiment soit alimenté par l'amour de ses parents. Dans cette perspective, C. Chiland estime que le petit garçon susceptible de devenir transsexuel

> « *...se sent aimé à* condition qu'il refoule toute manifestation de virilité *; on ne lui dit pas : "tu es une fille" ou "j'aurais préféré avoir une fille", discours explicite avec lequel il pourrait peut-être se débrouiller autrement. Tout lui fait sentir l'image idéale à laquelle il*

1. C. CHILAND, Enfance et transsexualisme, *La psychiatrie de l'enfant*, 1988, XXXI, 2, 313.
2. *Ibid.*, 359.

doit se conformer pour être aimé, sans que rien ne soit dit. La mère et le père *rient, sont amusés et contents quand il commence à mettre les chaussures, les bijoux de sa mère, parfois dès la fin de la première année. La mère et le père, il faut y insister. Ce n'est pas seulement l'absence du père. C'est, nous semble-t-il, le malaise que le père lui-même a avec sa virilité*[1]. »

A l'inverse, la petite fille susceptible de devenir transsexuelle pense qu'elle ne peut être aimée par ses parents qu'à condition de refouler tout signe de féminité. Dans les deux cas, ce refoulement est si réussi qu'il conduit à ce qui s'exprime sous la forme de la conviction transsexuelle.

Cette masculinité et cette féminité que les transsexuels refoulent renvoient à ce que C. Chiland nomme « *l'essence du féminin et du masculin* ». Elle s'appuie pour définir cette essence sur ce qu'elle nomme les « *différences biologiques irréductibles* » entre les sexes (pénétrer pour l'homme, être pénétrée pour la femme, d'une part, les rythmes du corps féminin que la femme subit sans pouvoir les maîtriser, et qui n'ont pas d'équivalent dans la vie des hommes, d'autre part). L'essence du masculin consiste donc pour elle à « *faire ses preuves* », et celle du féminin à « *attendre* ».

> *« Faire ses preuves peut apparaître comme avoir à faire la démonstration soit d'une force protectrice, soit d'une agressivité intolérable. Vivre dans la réceptivité et l'attente inévitable liée au cycle de la vie de femme peut apparaître comme une capacité d'accueil, une patience et une sagesse, ou comme une menace d'être détruite, une inertie qu'il faut combattre*[2]. »

L'enfant futur transsexuel a interprété les messages de ses parents de telle sorte que sa propre masculinité, si c'est un garçon, doit être refoulée parce qu'elle est synonyme de violence et de grossièreté, ou parce que sa propre féminité, si c'est une fille, est synonyme de passivité et de faiblesse

---

1. *Ibid.*, 360-361, souligné par l'auteur.
2. *Ibid.*, 314.

dangereuses. Leurs organes génitaux ne sont pour les transsexuels objets d'horreur que dans la mesure où ils sont les insignes premiers de la virilité ou de la féminité. Le transsexualisme renvoie donc essentiellement à un trouble narcissique, il s'agit de pouvoir s'aimer soi-même en se faisant aimer de ses parents. Cette connotation narcissique, et cette demande d'amour, rendent également compte du conformisme extrême dont les transsexuels font preuve en matière de stéréotypes sociaux.

Au contraire de J. Chasseguet-Smirgel, C. Chiland voit dans le transsexualisme, masculin et féminin, une certaine forme de répudiation de la féminité (qui s'allie chez les hommes transsexuels à la haine de leur propre masculinité) :

> « *Les mâles biologiques ne parlent pas tant de la tendresse qu'ils ont à donner, mais de la tendresse qu'ils ont soif de recevoir ; cette tendresse, que le stéréotype culturel — et l'on a vu combien ils sont attachés aux stéréotypes culturels — attribue à la mère, ils ne peuvent la recevoir que d'un homme. Les femelles biologiques parlent avec émotion des enfants qu'elles auront (adoptés ou ceux de leur partenaire) ; c'est merveilleux, la relation d'un* père *à ses enfants, elles en disent ce que notre culture dit d'habitude de l'amour maternel. Cette peur de l'imago maternelle, les mâles biologiques et les femelles biologiques la partagent, tandis qu'ils s'identifient, les mâles à une femme idéalisée, les femelles à un père idéalisé qui réparera la mère en leur partenaire*[1]. »

---

1. C. CHILAND, Homosexualité et transsexualisme, *Adolescence*, 1989, 7, 1, 141, souligné par l'auteur.

D. LE TRANSSEXUALISME COMME PROCESSUS

On voit que ces différents cliniciens et psychanalystes partagent un certain nombre de positions communes. Pour eux, le transsexualisme, loin de ne concerner que la constitution primaire de l'identité, relève de processus complexes, essentiellement rétroactifs, et qui mettent en cause aussi bien les identifications des sujets que leur libido, ou la façon dont pour eux s'articulent les conflits psychiques et les pulsions. Pour tous, également, la relation à la mère est primordiale, quel que soit le sexe du sujet, mais la place du père dans la vie psychique du sujet est également déterminante. Le transsexualisme apparaît comme une dynamique qui met en cause identifications et désirs envers les deux parents, et qui de plus articule deux types de phénomènes : dans la ligne des instances idéales, on peut situer le désir, et le fantasme, d'être de l'autre sexe, à n'importe quel prix ; il existe aussi une répression de la sexualité, fantasmée comme violente et dangereuse, imprégnée d'angoisses archaïques, et cette répression (dont pourrait relever le désir d'être châtré) évoque plutôt une ligne surmoïque, bien que la problématique de ces sujets se caractérise par l'absence de symbolisation. Enfin, un lien plus ou moins explicite existe toujours, dans la ligne de la perspective freudienne, entre transsexualisme et homosexualité.

L'un des points sur lesquels ces théoriciens divergent est la structure dans laquelle il convient de ranger les transsexuels : personnalité *borderline* ou psychose. Le choix d'une position ou de l'autre me semble surtout dépendre du type de phénomènes qui sont considérés comme significatifs. Les tenants de l'hypothèse *borderline* s'intéressent d'abord au type de relation d'objet, à l'angoisse (de séparation et de perte) qu'elle suscite, et au fonctionnement des instances idéales. Ceux qui voient le transsexualisme comme psychose s'appuient plutôt sur la façon dont les transsexuels répriment leurs pulsions sexuelles ou les concentrent sur leur fantasme et leur exigence d'être de l'autre sexe, sur le fonctionnement mental de ces sujets, le statut de la réalité pour eux, etc. On peut noter que la même série de défenses (déni, projection, identification projective, clivage...) est utilisée pour argumenter l'une ou l'autre option.

Une seconde divergence centrale concerne la façon dont ces théoriciens envisagent l'histoire des transsexuels. Pour J. Chasseguet-Smirgel ou L. Lothstein, l'enfance de ces sujets est marquée par des événements externes qui expliquent dans une large mesure le trouble dont ils souffrent (désir des parents d'avoir un enfant de l'autre sexe, pertes d'objets successives, dynamique familiale « transsexualisante », etc.). Quant à C. Chiland, elle souligne la concordance du désir parental et de l'activité du sujet pour construire la problématique transsexuelle. D'autres, au contraire, se réfèrent seulement à la dynamique subjective, et à la façon dont ces sujets ont interprété le monde, les désirs de leurs parents, les événements de leur vie, la façon dont ils se sont en somme construits, fonction de leur propre désir. Dans cette optique, s'il peut être parlé de traumatisme, ce n'est pas au sens d'un événement réel, mais au sens d'une reconstruction après coup.

Deux temps semblent ressortir pour ces traumatismes : la découverte de la différence des sexes, qui ne peut être intégrée par l'enfant (temps qui semble être situé dans une relation avec la problématique œdipienne mal ou pas abordée, ou encore qui détruit la triangulation œdipienne déjà amorcée) et, à l'adolescence, la révélation qu'il serait possible de changer de sexe, également impossible à intégrer. L'instant de l'auto-diagnostic se situe le plus souvent à l'adolescence. Tout se passe comme si le choc de la puberté allait ici de pair avec une certaine incapacité à élaborer une théorie sexuelle adulte, ou plutôt comme si toute théorie sexuelle adulte était d'avance désavouée. Ces intégrations impossibles renvoient nécessairement à des failles qui concernent la constitution primaire du sujet. On peut souligner d'ailleurs à quel point le désir de détruire son sexe (attaquer sa propre féminité pour les femmes transsexuelles, sa propre masculinité pour les hommes) est plus présent dans ces théorisations que dans la théorie de Stoller qui insiste sur une féminité primaire des hommes transsexuels.

Dans un tel cadre théorique, la « conviction transsexuelle » et la demande de changer de sexe ne peuvent donc se comprendre que comme un processus. En d'autres termes, l'identité sexuelle des transsexuels doit être analysée comme une construction et même comme un remaniement, c'est-à-dire en tenant compte à la fois des processus primaires (l'individuation) et des processus secondaires (la sexuation, et la dynamique des identifications). D'emblée le caractère étranger du corps propre dans la thématique des transsexuels situe leur demande dans le registre des précurseurs du Moi, c'est-à-dire dans un échec du processus d'individuation. C'est après coup, cependant, que s'élabore la conviction, que j'ai nommée plus haut l'hérésie transsexuelle, dont le caractère d'illusion renvoie à l'aire transitionnelle de Winnicott. C'est après coup aussi que s'élabore la demande de passage à l'acte sur le corps. La demande transsexuelle marque par ailleurs une dynamique identificatoire qui vise une rupture de la continuité narcissique, rupture qui ne peut jamais pleinement s'accomplir, puisque subsiste la mémoire, mais qui n'en évoque pas moins un désir de mort et de renaissance, où le désir d'auto-engendrement trouve à se satisfaire, par le biais d'une filiation médicale.

Quoi qu'il en soit, il est tout de même étonnant de constater à quel point ce type de réflexion sur le transsexualisme est peu repris dans les médias, au profit des positions biologisantes et des diagnostics différentiels tranchés hérités directement de H. Benjamin, J. Money et R. Stoller. Le fait est que les positions psychanalytiques sont récusées par les transsexuels eux-mêmes, sans doute dans la mesure où elles vont dans le sens d'une interrogation sur le symptôme, en termes d'histoire subjective et de désir inconscient, alors que la mise en acte qu'ils réclament constitue précisément une façon d'éviter cette interrogation. Et l'on pourrait concevoir ce qu'A. Green nomme une étrange « plausibilité » du transsexualisme comme une forme de contagion mentale de leur problématique. Sans doute aussi peut-on, avec L. Lothstein, souligner les luttes de pouvoir entre les différentes catégories de médecins impliquées dans la prise de décision concernant le transsexualisme. Enfin, il faut souligner que la psychanalyse ne flatte ni le désir de toute-puissance, ni la tendance à la normalisation, très prégnants dans le « phénomène » social du transsexualisme ; cette caractéristique la rend, depuis Freud, assez peu populaire.

V. LE TRANSSEXUALISME COMME ANALYSEUR SOCIAL

Le transsexualisme suscite également l'intérêt de sociologues, d'une part, et de militants (féministes ou homosexuels), d'autre part. Le « changement de sexe », en effet, et plus particulièrement la façon dont les transsexuels passent d'un rôle à l'autre, constitue une base de réflexion tout à fait pertinente, presque une expérimentation en milieu réel, pour étudier les rôles sociaux de sexe, leurs caractéristiques, et leur fonctionnement. Il met notamment en évidence la relativité des rôles socio-sexués. La démonstration de cette relativité constitue un enjeu théorique essentiel pour les mouvements féministes, dans la perspective d'une plus grande égalité entre les sexes, et pour les mouvements homosexuels, dans la perspective d'une lutte contre les discriminations que subissent les minorités sexuelles.

Sous un autre angle, le transsexualisme est riche d'enseignements quant au fonctionnement du système qui articule l'ordre biologique et l'ordre social. Ces deux registres conceptuels sont opposés sous la forme d'une distinction entre sexe (biologique) et genre (social) dans la théorie du transsexualisme ; ils le sont aussi, sous une forme comparable, dans le discours des mouvements sociaux qui visent à mettre en évidence le caractère contraint pour tous, et oppressif pour les femmes, des rôles sociaux de genre. Dans les deux cas, cette opposition vise à rompre le lien déterministe qu'une perspective naturaliste largement hégémonique a construit entre ces deux domaines.

A. LE GENRE DANS LA PERSPECTIVE DE L'ETHNOMÉTHODOLOGIE

Dans la mesure où le projet des transsexuels est de modifier le genre qui leur est attribué, de se faire désigner comme homme ou femme après avoir été identifiés, selon le cas, comme femme ou homme, ils doivent mettre en œuvre une stratégie, qui implique notamment pour eux une sorte de « formation permanente ». Or, en observant les moyens qu'emploient les transsexuels pour « passer » dans leur nouveau rôle, et la façon dont ils se forment à ce nouveau rôle, on perçoit, sous une forme accentuée et peut-être caricaturale, des éléments de la stratégie que tous les humains mettent en œuvre, et de la formation que tous les humains subissent, pour se faire identifier, et s'identifier eux-mêmes, comme homme ou femme. Parce qu'il est incertain, tardif et délibéré, le travail des transsexuels pour se faire attribuer le genre qu'ils souhaitent rend visible le travail inconscient par lequel les hommes et les femmes se font reconnaître comme tels, travail masqué d'ordinaire par sa prétendue évidence, le caractère précoce de son apprentissage, et la contrainte sociale qu'il représente. Tel est le point nodal sur lequel se centrent les études ethnométhodologiques.

Né dans les années cinquante aux Etats-Unis, le courant de l'ethnométhodologie, issu de l'école de sociologie interactionniste de Chicago[1], s'intéresse

---

1. Sur l'interactionnisme, voir par exemple :
- H.S. BECKER, *Outsiders, études de sociologie de la déviance*, Paris, A.M. Métailié, 1985,
- E. GOFFMAN, *Stigmate, les usages sociaux du handicap*, Paris, Minuit, 1975.

immédiatement aux problèmes du genre. L'hypothèse centrale des ethnométhodologues consiste à affirmer que le monde social n'est pas donné, mais construit par les acteurs dans l'ici et maintenant de toute interaction ; c'est-à-dire qu'à leurs yeux, aucun concept ne rend compte d'une quelconque réalité objective, et qu'à la limite, la notion de réalité objective est pour eux un non-sens. Le fait social, dans ces conditions, ne peut pas être considéré comme un objet stable, car il est le produit de l'activité continuelle des êtres humains, qui mettent en œuvre pour le construire des procédures, des savoir-faire, une méthodologie. L'objectif des ethnométhodologues est d'analyser ces savoir-faire, utilisés par les individus pour accomplir leurs actions quotidiennes, et en même temps leur donner sens, c'est-à-dire communiquer, prendre des décisions, raisonner. Les croyances partagées comme des évidences (le « sens commun ») sont donc appréhendées comme le constituant premier de toute expérience, non pas au sens où les acteurs sociaux se conformeraient à des normes préexistantes, mais au sens où ils les actualisent sans cesse pour créer un monde social « raisonnable », c'est-à-dire intelligible et partageable. Les acteurs sociaux sont dans cette perspective désignés comme des « membres », des personnes affiliées à un groupe dont elles maîtrisent le langage institutionnel commun, c'est-à-dire qu'elles sont dotées de méthodes, pour inventer des dispositifs d'adaptation qui permettent de donner sens au monde. Le genre, dans cette perspective, ou plutôt le fait pour un individu d'être un homme ou une femme et d'être traité par les autres comme tel, se situe comme l'une des catégories mentales que les membres de la société considèrent comme « évidentes » alors qu'ils la construisent en permanence dans toutes leurs interactions.

En 1958, Harold Garfinkel, sociologue, travaille avec R. Stoller. Il fait partie de l'équipe qui reçoit un jeune homme de dix-neuf ans, désigné sous le prénom d'Agnès, et doté à la fois d'organes génitaux masculins normalement développés et fonctionnels, et d'une pilosité et d'une poitrine féminines, ainsi que d'un *habitus* féminin. Agnès affirme que cette féminisation s'est produite de façon spontanée à l'adolescence, et demande une « correction » de ses organes génitaux afin de devenir pleinement une femme. H. Garfinkel s'intéresse à la façon dont Agnès parvient à passer pour une femme normale, ordinaire, une vraie femme, tant dans sa vie quotidienne qu'auprès des médecins qu'elle doit convaincre, et ceci alors que se présenter comme femme n'est pas pour elle une pratique routinière, apprise depuis le plus jeune âge. Il estime que ce processus, conscient chez Agnès, est le même que celui que tous les humains utilisent inconsciemment pour se faire reconnaître comme (se faire passer pour) hommes ou femmes.

Il remarque que le processus implique pour Agnès de cacher un certain nombre d'aspects de son histoire, aussi bien avant qu'après l'opération, et dresse la liste de ces aspects : il s'agit essentiellement de ses organes génitaux (leur existence présente ou passée, et les démarches qu'implique leur transformation), de son passé (elle a été élevée en garçon), et du fait qu'elle est en train d'apprendre à se conduire de façon féminine (c'est-à-dire que le comportement féminin ne lui est pas « naturel »). Cette stratégie a pour but de se faire identifier comme une femme, mais surtout, et plus largement, de se présenter comme ce que H. Garfinkel nomme « *un cas de la chose réelle* », une matérialisation à la fois ordinaire et légitime de la catégorie mentale communément admise comme réalité dans le monde social ; Agnès dit par exemple qu'elle ne veut pas tant être traitée comme une femme qu'être « *traitée tout à fait normalement, sans aucune référence du tout à [son] problème*[1]. »

Cette remarque d'Agnès (qui veut oublier et faire oublier « son problème ») et la notion de « cas de la chose réelle » qu'en déduit H. Garfinkel, mettent en

1. H. GARFINKEL, *Studies in ethnomethodology*, 1967, New-Jersey, Prenctice Hall, 170. Le chapitre concernant Agnès a été partiellement traduit en français par J.-M. de Queiroz, sous le titre La société « normale », *Sociétés*, 1988, 17.

évidence l'une des caractéristiques les plus importantes de la différenciation entre homme et femme. Pour que cette différenciation fonctionne, il faut qu'elle soit considérée comme « naturelle ». C'est-à-dire que cette catégorie mentale, tout en étant produite par les membres dans leurs interactions quotidiennes, ne peut fonctionner que si elle est considérée comme une « réalité », que si les processus qui visent à la construire sont méconnus. Agnès se trouve donc confrontée à un paradoxe permanent puisque pour elle, précisément, le processus est délibéré et conscient. L'attitude conformiste en matière de rôles masculins et féminins dont fait preuve Agnès doit, selon H. Garfinkel, être comprise dans le cadre de ce paradoxe, plus encore que comme une façon de compenser la masculinité de ses organes génitaux par un surcroît de féminité dans son comportement. Agnès raisonne de manière conformiste, elle ne pense pas avoir raison ou tort en fonction de règles qui lui seraient propres, mais selon l'avis des personnes qui l'entourent, sur la base de critères que H. Garfinkel qualifie de tribaux. Ce conformisme remplace la sécurité avec laquelle elle pourrait se présenter comme femme si elle avait été élevée comme telle et si elle possédait des organes génitaux féminins.

Par ailleurs, H. Garfinkel souligne qu'Agnès se présente aux médecins de telle sorte qu'en demandant un vagin, elle revendique les organes génitaux qui auraient dû être là (puisqu'elle se présente comme une « vraie » femme avec un pénis en trop et un vagin manquant), les organes génitaux que les autres supposent être là lorsqu'ils la rencontrent et la considèrent comme une femme, ceux, en somme, auxquels elle a droit. Ces organes génitaux, qui, quelle que soit leur origine (biologique ou fabriquée), fonctionnent comme insignes de l'appartenance d'un individu à une catégorie de genre, sont nommés « *organes génitaux culturels* », afin de mettre en évidence le fait qu'eux aussi, dans leur fonction d'insigne, sont construits au cours des interactions sociales. En d'autres termes, d'une part, nous considérons que le signe essentiel d'appartenance à une catégorie de genre est la possession des organes génitaux correspondants, et, d'autre part, dans toutes les rencontres ordinaires, nous décidons que tel individu est un homme ou une femme sans avoir vu ses organes génitaux ; c'est-à-dire que la décision est première, et que dans un second temps seulement, nous justifions cette décision en attribuant à cet individu un « pénis culturel » ou un « vagin culturel », selon le cas. En acceptant de « rectifier » les organes génitaux d'Agnès, l'équipe médicale ne fait qu'actualiser son sentiment qu'en effet, Agnès a droit à un vagin, que ce vagin devrait être là, parce que lorsqu'on la voit habillée, on suppose qu'il est là. Agnès n'obtient dans le réel un pseudo-vagin que dans la mesure où elle a réussi à se doter d'un « vagin culturel ».

La chute de l'histoire est assez amusante. Agnès inspira, en effet, un article dans lequel les auteurs indiquaient qu'une féminisation hormonale spontanée à l'adolescence était possible, alors qu'elle n'avait jamais été constatée auparavant[1]. Huit ans plus tard, Agnès révéla à R. Stoller qu'en fait, elle s'était féminisée elle-même en utilisant des hormones prescrites à sa mère[2]. Ceci ne fait que confirmer l'hypothèse de H. Garfinkel, selon laquelle Agnès avait réussi à « passer » auprès des médecins et chercheurs qu'elle rencontrait ; quelques années plus tard, après l'émergence du concept d'identité de genre, sans doute aurait-il suffi qu'elle affirme s'être considérée comme une femme depuis son plus jeune âge ; elle se serait ainsi dotée de ce même « vagin culturel » nécessaire pour obtenir satisfaction.

En 1978, Suzanne Kessler et Wendy McKenna reprennent les hypothèses de H. Garfinkel et les développent, en étudiant essentiellement l'attribution du genre (la façon dont on décide qu'un individu est homme

---

1. A.D. SCHABE, D. SOLOMON, R. STOLLER, J. BURNHAM, Pubertal feminisation in a genetic male with testicular atrophy and normal urinary gonadotropin, *Journal of clinical endocrinology and metabolism*, 1962, 22, 8.
2. R. STOLLER, *Recherches sur l'identité sexuelle*, Paris, Gallimard, 1978, 161-167 et H. GARFINKEL, *op. cit.*

ou femme), qu'elles considèrent comme le moment essentiel de la construction sociale du genre. C'est-à-dire que dans un premier temps, on décide qui est homme et qui est femme, et qu'ensuite seulement, on justifie cette décision en attribuant des caractères « féminins » ou « masculins » à chaque catégorie ; en somme, toute liste des caractères différents entre les hommes et les femmes est nécessairement construite *a posteriori*, et ceci même si elle prétend à l'exhaustivité. S. Kessler et W. McKenna relèvent notamment que les enfants, même alors qu'ils savent parfaitement ce qu'ils sont eux-mêmes, justifient leur distinction entre les hommes et les femmes sur la base de raisons que les adultes considèrent comme mauvaises. Elles relèvent aussi que dans d'autres sociétés, comme les sociétés amérindiennes où l'on rencontre des berdaches, le critère qui permet de dire que tel individu est un homme peut ne pas être le fait d'avoir un pénis ou un caryotype 46,XY, mais celui de porter un arc et des flèches. Elles appliquent ce raisonnement aux disciplines scientifiques, notamment la biologie, qui précisément visent à établir la liste des différences, toujours plus fines, entre les mâles et les femelles humains. Pour S. Kessler et W. McKenna, la différence entre mâles et femelles est socialement construite au même titre que la différence entre masculinité et féminité, ce qui leur permet par exemple d'utiliser l'expression, paradoxale dans la perspective de Money ou de Stoller, de « *chromosomes de genre* ».

Elles précisent les caractéristiques qui constituent ce qu'elles nomment l'« *attitude naturelle* » de notre société à l'égard du genre, c'est-à-dire les caractéristiques du genre, comme catégorie mentale partagée, qui sont réputées réelles et qui par conséquent permettent de le considérer comme un fait de réalité :

« *1. Il y a deux, et seulement deux, genres (femelle et mâle).*

2. Le genre d'un individu est invariant (si vous êtes femelle/mâle, vous avez toujours été femelle/mâle et vous serez toujours femelle/mâle).

3. Les organes génitaux sont le signe essentiel du

genre (une femelle est une personne avec un vagin, un mâle est une personne avec un pénis).

4. Les exceptions aux deux genres n'ont pas à être prises au sérieux (ce peut être une plaisanterie, de la pathologie, etc.).

5. Il n'existe pas de changement d'un genre à l'autre, à part les changements cérémoniels (mascarades).

6. Chacun doit être classé comme appartenant à un genre ou à l'autre (il n'existe pas de cas où le genre n'est pas attribué).

7. La dichotomie entre mâle et femelle est "naturelle" (les mâles et les femelles existent indépendamment des critères des scientifiques, ou de quiconque, pour déterminer le fait d'être mâle ou femelle)

8. L'appartenance à un genre ou à l'autre est "naturelle" (être femelle ou mâle ne dépend pas de la décision de quiconque)[1]*. »*

Le transsexualisme est géré de telle sorte qu'il ne soit pas une exception à ces règles qui fondent la « réalité » du genre : le concept d'identité de genre, construite dès le plus jeune âge et en dehors de tout choix ou décision du sujet, permet d'accepter la demande transsexuelle sans transgresser la règle selon laquelle l'appartenance à un genre ne dépend pas d'une décision humaine, et l'idée d'une identité de genre fixée définitivement ne fait que se conformer à la règle d'invariance. Si les organes génitaux ne pouvaient pas être modifiés, il faudrait que l'identité de genre puisse l'être :

> *« ce à quoi nous avons assisté depuis [1968 environ, l'émergence du transsexualisme], c'est à la victoire des chirurgiens sur les psychothérapeutes dans la course pour restaurer le genre en tant que réalité sans ambiguïté*[2]*. »*

---

1. S. KESSLER, W. McKENNA, *Gender, an ethnomethodological approach*, Chicago, The University of Chicago Press, 1978, 113-114.
2. *Ibid.*, 120.

A partir de la primauté de l'attribution du genre, d'une part, et de leur référence à l'« attitude naturelle », d'autre part, S. Kessler et W. McKenna estiment qu'appartenir à un genre ne signifie rien d'autre que le fait d'être capable de se faire attribuer ce genre sans effort et sans jamais susciter de doute[1]. Dans cette perspective, pour elles, un transsexuel est une femme s'il parvient à se faire considérer comme telle sans malaise ni erreurs, et les mêmes conditions suffisent pour qu'une transsexuelle soit un homme.

S. Kessler et W. McKenna étudient la façon dont le genre masculin et féminin est attribué aux sujets. Elles mettent en évidence la dissymétrie de ce processus. Dans les cas d'ambiguïté génitale à la naissance (ou dans des conditions expérimentales), le sujet se voit désigner comme mâle deux fois plus souvent que comme femelle ; en outre, le seul signe qui permet de désigner un sujet comme femelle est l'absence d'indices suffisants pour le désigner comme mâle ; dans le cas où le sujet est porteur d'indices contradictoires, la présence d'un pénis prévaut sur tous les autres indices, quel que soit leur nombre, alors que la présence d'un vagin peut être ignorée en tant qu'indice permettant de désigner le sujet comme femelle ; dans le cas où le vagin n'est pas ignoré, il n'a pas le pouvoir d'influencer l'interprétation des autres indices[2]. En somme, la règle qui préside à l'attribution du genre est « *voyez quelqu'un comme femelle seulement si vous ne pouvez pas le voir comme mâle. (...) Nous construisons le genre de telle sorte que les caractéristiques mâles sont* vues *comme plus évidentes* »[3].

Pour démontrer cette règle, elles ont utilisé, entre autres, le dispositif expérimental suivant. En superposant systématiquement onze transparents portant chacun une caractéristique physique ou un vêtement (cheveux longs,

---

1. La formule anglaise est encore plus forte : « Comfortableness and success *constitute* gender membership », *Ibid.*, 118, souligné par les auteurs.
2. *Ibid.*, 149-151.
3. *Ibid.*, 158-159, souligné par les auteurs.

cheveux courts, hanches larges, hanches étroites, seins, poitrine plate, pilosité sur la poitrine, pénis, vagin, chemise unisexe, pantalons unisexe) elles ont composé quatre-vingt-seize silhouettes différentes au visage identique (elles nomment vagin un dessin qui représente en fait un pubis d'aspect féminin). Chacune de ces silhouettes a été présentée à dix adultes (cinq hommes et cinq femmes chaque fois, neuf cent soixante sujets au total) qui devaient répondre à trois questions : est-ce un mâle ou une femelle ? Sur une échelle de un à sept, quel est votre degré de certitude ? Que changeriez-vous à cette silhouette pour lui donner le genre opposé ? Elles notent en particulier que le degré de certitude des sujets dans l'attribution du genre est plus élevé quand la silhouette est nue et dotée d'un pénis que quand la silhouette est habillée, alors qu'il est équivalent quand la silhouette est nue et dotée d'un vagin et quand elle est habillée. Elles soulignent aussi le caractère culturel des organes génitaux comme insigne du genre en remarquant que les sujets affirment que pour changer en silhouette femelle une silhouette habillée désignée comme mâle, il faut enlever le pénis (c'est-à-dire que les dessins sont « vus » comme porteurs d'un pénis sous leurs vêtements...).

Bien que leur perspective soit essentiellement théorique et conceptuelle, S. Kessler et W. McKenna proposent quelques applications de leur recherche. D'un point de vue pratique, elles estiment, d'une part, que les transsexuelles ont moins de mal à passer pour hommes que l'inverse, et d'autre part, compte tenu de la primauté de l'attribution du genre, que tous les transsexuels devraient s'attacher surtout à créer une première impression solide, à la lumière de laquelle toutes leurs particularités peuvent être réinterprétées « favorablement » par leurs interlocuteurs. Par exemple, en effet, un transsexuel qui a convaincu son entourage qu'il est une femme peut, *a posteriori*, être vu comme « une femme velue », ou « une femme à la voix rauque », alors que s'il donne à son entourage l'occasion de douter, il suscite, également *a posteriori*, des réflexions telles que : « J'ai toujours su que c'était un homme à cause de sa pilosité, ou de sa voix ».

Plus politiquement, dans une perspective féministe, elles critiquent l'attitude qui consiste à tenter de réduire le nombre des différences sociales entre hommes et femmes tout en admettant qu'il existe quelques différences biologiques irréductibles, en particulier dans le domaine de la reproduction ; en effet, « *étant donné que la dichotomie physique est androcentrique, il est inévitable que la dichotomie sociale le soit aussi* »[1]. Pour lutter contre l'inégalité entre hommes et femmes, il leur semble préférable de tenter d'imaginer des alternatives au genre lui-même, en tant que catégorie mentale qui suppose que la différenciation entre mâles et femelles est « réelle ».

B. TRANSSEXUALISME ET RAPPORTS SOCIAUX DE SEXE : APPROCHES FÉMINISTES

Lorsqu'on considère la différence des sexes sous l'angle des statuts d'homme ou de femme, les rapports sociaux de sexe peuvent être définis par la domination qu'exercent les hommes sur les femmes. Les statuts différenciés des hommes et des femmes, et le rôle social par lequel tout individu exprime son statut, ou s'y conforme, le rôle de genre, sont à la fois des expressions et des instruments de ce rapport de domination. Dans ce cadre théorique, les notions de masculinité et de féminité renvoient aux rôles de genre, qui sont la marque de positions sociales contraintes : elles ne relèvent pas d'une différence naturelle, mais d'une différenciation en deux catégories.

Le premier intérêt du transsexualisme dans une problématique féministe, c'est l'éclatante démonstration qu'il donne de ce fait : la masculinité et la féminité s'apprennent. Or, si la féminité est parfois envisagée

1. *Ibid.*, 164.

comme un comportement appris, ou même comme une mascarade[1], il n'en va pas de même pour le masculin.

Second point important : le parcours des transsexuels montre clairement que les rôles de genre sont avant tout liés aux rapports de pouvoir qui organisent les relations entre hommes et femmes. L'*Erickson Educational Foundation*, puis, à partir de 1977, la *Janus Information Facility*, publient par exemple des brochures de conseil aux transsexuels : comment passer pour une femme (ou pour un homme), que dire à sa famille, quelles sont les embûches juridiques (et policières), etc. Ces brochures mettent clairement en évidence le fait que cette démarche d'adaptation est, au moins autant, affaire de convention que de conviction intérieure. Par exemple, on recommande aux femmes qui veulent passer pour des hommes : « *Remarquez comme la voix des femmes monte à la fin d'une phrase : par exemple, dans un restaurant, elle commandera : « le steak New York ? ». Au lieu de demander ce que vous voulez, DITES-leur ce que vous voulez* »[2]. Ainsi, apprendre à se conduire comme un homme consiste à apprendre la pratique d'un certain pouvoir, et inversement, apprendre à se conduire comme une femme consiste à apprendre la soumission. Les transsexuels eux-mêmes sont tout à fait lucides sur ce point, comme le montrent clairement leurs autobiographies, et quelle que soit d'ailleurs leur position personnelle à ce propos : on y voit des femmes transsexuelles se réjouir d'être enfin libérées des travaux ménagers quand elles adoptent une identité masculine, des hommes transsexuels s'amuser de se voir brusquement considérés comme incapables de conduire une voiture en marche arrière, ou interpréter leur propre penchant à la soumission comme une preuve manifeste de leur être-femme…

Le transsexualisme ne semble donc pas, en ce sens,

---

1. Je reprends le titre du bel article de J. RIVIERE, La féminité en tant que mascarade, *La psychanalyse*, 1964, 7, 257-312.
2. The JANUS Information Facility, *Information for the Female-to-Male*, San Francisco, 1980, 12, capitales de l'auteur.

représenter une transgression des catégories de genre susceptible, à terme, de contribuer à détruire le système des rapports de pouvoir entre hommes et femmes ; au contraire, il apparaît plutôt comme une reproduction inversée de ces rapports de pouvoir.

En 1979, Janice Raymond, philosophe américaine, va même beaucoup plus loin dans son analyse. Elle estime que « *le transsexualisme constitue un "programme sociopolitique" qui concurrence de façon déloyale le mouvement [des femmes] qui cherche à supprimer l'oppression des rôles sexuels stéréotypés imposés par notre société* »[1]. Pour elle, il s'agit d'un « *problème d'hommes* », et les femmes qui demandent un « changement de sexe » ont fonction d'alibi. « *La fabrication des hommes-femelles est une manifestation parmi d'autres de la tradition masculine de création d'erzatz de femme* », tradition dont font partie, par exemple, « *les couturiers masculins qui imposent la mode féminine* ». Plus encore, le transsexualisme doit être resitué dans un continuum technologique qui vise à « *arracher aux femmes le pouvoir inhérent à la biologie féminine* », et qui comprend notamment la fécondation artificielle[2]. « *Les hommes-devenus-femmes-fabriquées tentent de neutraliser les femmes en rendant la femme biologique désormais inutile* », ce qui constitue une « *solution finale que l'empire transsexuel a trouvé au problème des femmes* »[3]. J. Raymond affirme que si certains transsexuels veulent, après changement, devenir « *lesbiennes féministes* », c'est qu'« *ils ont bien évidemment découvert où réside l'énergie de la femme et veulent s'en emparer* » ; c'est « *un trait typiquement masculin qui consiste à s'approprier l'esprit de la femme, sa conviction féministe et sa sexualité* »[4].

Cette thèse, fondée en définitive sur une position

---

1. J. RAYMOND, *L'empire transsexuel*, Paris, Seuil, 1981, 33.
2. *Ibid.*, 16.
3. *Ibid.*, 25.
4. *Ibid.*, 142 et 135.

naturaliste, et qui résonne comme le fantasme d'une guerre des sexes aussi violente, à l'inverse, que celle imaginée par Valérie Solanas[1] a cependant l'intérêt de déplacer la cause du transsexualisme et d'en souligner l'historicité. « *La société patriarcale et ses définitions de la masculinité et de la féminité constituent la cause première de l'existence du transsexualisme* », écrit J. Raymond[2]. L'opposition sociale des rôles de genre constitue pour elle un dualisme qu'il ne convient pas d'accepter, ni dans un but de « *réunification* » (ce qu'elle nomme l'androgynie) ni dans un but de « *conversion* » (comme dans le transsexualisme), mais de « *transcender*[3] ». Le transsexualisme s'oppose à la transcendance dans la mesure où il met en place des « *frontières corporelles qui viennent circonscrire la quête (...) d'un devenir plus riche et plus authentique* » ; les transsexuels sont à la fois assujettis aux définitions sociales des rôles de genre, et « *esclaves du corps dont ils ne veulent pas et qu'ils rejettent et du corps convoité qu'ils acquièrent, en ce sens que le premier stipule qu'il est impossible de vivre sans le second*[4] ».

Néanmoins, les transsexuels poussent à son extrême la séparation entre sexe (être mâle ou femelle) et genre (être homme ou femme), que les mouvements féministes utilisent pour démontrer que l'oppression des femmes ne peut pas être justifiée par des facteurs biologiques. Mais là encore, cette séparation ne donne pas intrinsèquement une valeur subversive au transsexualisme.

Nicole-Claude Matthieu, anthropologue, s'est précisément attachée à définir les différentes conceptions des rapports entre sexe et genre qu'on trouve dans les différents groupes de notre société, ainsi que dans d'autres sociétés[5]. Elle en définit trois modes. Dans le mode I, la

---

1. V. SOLANAS, *SCUM, (Society for Cutting Up Men) Le premier manifeste de la libération des femmes*, Paris, Olympia, 1971, Ed. Orig., New York, 1967.
2. J. RAYMOND, *L'empire transsexuel, op. cit.*, 19.
3. *Ibid.*, 200.
4. *Ibid.*, 203.
5. N.-C. MATHIEU, Identité sexuelle, sexuée, de sexe ? trois modes

différence anatomique et biologique des sexes est conçue comme fondatrice de l'identité sociale, de l'ordre social et de l'ordre symbolique ; le genre traduit le sexe ; c'est une optique naturaliste ; N.-C. Mathieu estime que la psychanalyse est un exemple de ce mode de pensée. Dans le mode II, les individus ont conscience que des rôles sociaux leur sont imposés sur la base de leur appartenance à un sexe ; ces rôles fondent des cultures de groupe distinctes, qui peuvent être valorisées ou contestées, mais restent inéluctables ; les positions de J. Raymond me semblent un exemple assez clair de cette conception. Dans le mode III, les individus considèrent que la différence des sexes est construite au service d'une différenciation purement sociale entre les genres ; le point de vue de S. Kessler et W. McKenna relève certainement de ce mode. Dans l'esprit de N.-C. Mathieu, seul le mode III permet une véritable analyse des rapports de pouvoir entre les sexes, en termes de lutte entre deux classes.

Or, comme le note H. Garfinkel à propos d'Agnès, les transsexuels font généralement preuve d'un extrême conformisme en matière de masculinité et de féminité, à l'exception peut-être de ces hommes qui, après transformation, se revendiquent « lesbiennes féministes ». Thomas Kando, par exemple, en 1974, montre dans le *Journal of Homosexuality* que le transsexualisme ne produit pas de changement en matière de rôles de genre : des trois groupes qu'il étudie, les transsexuels sont les plus attachés aux valeurs traditionnelles en ce qui concerne les rôles de genre ; ensuite viennent les hommes, et les femmes apparaissent comme particulièrement ouvertes au changement[1].

Dans la perspective de N.-C. Matthieu, cette insistance des transsexuels à être aussi « normaux » que possible

---

de conceptualisation du rapport entre sexe et genre, CEFUP, *Catégorisation de sexe et constructions scientifiques*, Aix-en-Provence, Petite Collection CEFUP, 109-147.

1. T. KANDO, Males, females and transsexuals : a comparative study of sexual conservatism, *Journal of Homosexuality*, 1974, 1, 1.

témoigne du fait que leur conception relève, paradoxalement, de la pensée naturaliste. Elle insiste aussi sur le fait que les médecins qui traitent les transsexuels ne considèrent pas de la même façon les hommes et les femmes transsexuels, et nous verrons dans le chapitre consacré à la jurisprudence française que les juges aussi traitent les transsexuels en hommes et les transsexuelles en femmes, suivant leur sexe d'origine, et ceci même lorsqu'ils leur accordent un changement d'état-civil. N.-C. Matthieu souligne encore la particularité de ce traitement dissymétrique : « *Un homme sans pénis est forcément une femme,* bien que *le sexe artificiel qu'on lui fabrique n'ait aucun rapport avec un sexe féminin. Une femme sans vulve ni vagin ne peut être un homme,* parce que *le pénis artificiel n'a aucun rapport avec le sexe masculin*[1]. » Les juges français raisonnent tout à fait de cette façon. D'ailleurs, le masculin, dans notre culture, fonctionne comme un pseudo-neutre (on peut renvoyer ici aussi bien aux analyses de Simone de Beauvoir qu'aux réflexions de Jacques Lacan, qui, tous deux, dans des registres très différents, situent la femme comme la figure par excellence de l'Autre). Si le genre est un système de différenciation au service de rapports de pouvoir, il consiste surtout à différencier les femmes, à les constituer comme différentes, extérieures à une humanité supposée masculine par essence[2] — ce qu'illustre magistralement la phrase de Levi-Strauss : « *Le village entier partit le lendemain dans une trentaine de pirogues, nous laissant seuls avec les femmes et les enfants dans le village abandonné*[3]. »

De fait, bien plus qu'une subversion des catégories sexuelles et de l'idéologie biologisante, l'existence même

---

1. *Ibid.*, 117, souligné par l'auteur.
2. *Cf.* l'analyse de C. GUILLAUMIN, Masculin banal, masculin général, *Le genre humain*, 10, Printemps-été 1984, 65-73.
3. C. LEVI-STRAUSS, Les Bororos, *Journal de la Société des américanistes*, 1936, XXVIII, 283, analysé par C. MICHARD-MARCHAL, C. RIBERY, *Sexisme et sciences humaines*, Lille, P.U.L., 1982.

du transsexualisme dans le champ théorique semble mettre en évidence l'extrême élasticité du lien déterministe entre sexe biologique et rôle de genre. Dans une première approche, elle pourrait être comprise comme une certaine prévalence du genre : peu importe, en cas de contradiction, qu'un individu soit mâle ou femelle (dans l'ordre du biologique) pourvu qu'il puisse être identifié, et qu'il s'identifie lui-même, comme femme ou homme (dans l'ordre social). Pourtant, le discours médiatique montre nettement que l'hypothèse d'une cause biologique inconnue du transsexualisme est indissociable de son existence même : le problème des transsexuels est « cérébral », affirme par exemple sans ambages tel journaliste, qui ne s'autorise que d'une pseudo-évidence aux allures de profession de foi[1].

C. EFFETS DU DISCOURS SOCIAL SUR LE TRAITEMENT DES TRANSSEXUELS

Ces diverses lignes de réflexion, et plus particulièrement le point de vue radicalement culturaliste de l'ethnométhodologie, me paraissent extrêmement pertinentes dans la mesure où l'on souhaite étudier le genre dans sa dimension sociale, et le transsexualisme comme analyseur de cette dimension. Les conclusions de tous ces auteurs, sur le plan éthique (faut-il admettre ou non le « changement de sexe » ?) divergent, ainsi que leurs justifications, mais elles se placent toutes dans une même optique, qui consiste à rechercher un certain progrès social, généralement orienté, d'une part, vers une modification de la situation des femmes, et d'autre part, de façon plus diffuse, vers un plus grand libéralisme à l'égard de l'homosexualité. Or, il ne fait pas de doute que l'existence même du « changement de sexe » comporte des enjeux de

1. Emission *52 sur la Une*, « Les hermaphrodites », 6 octobre 1993.

société, et ceci d'autant plus qu'il concerne directement les statuts masculin et féminin. Envisagée sous cet angle, l'étude du transsexualisme permet de mettre en évidence le caractère socialement construit du genre, ainsi que l'usage social du concept de nature dans cette construction.

Néanmoins, une telle problématique comporte une limite que l'étude du transsexualisme, précisément, rend visible. Aux yeux de J. Raymond, les transsexuels ne souffrent, en somme, que d'un « mal social » ; pour S. Kessler et W. McKenna, parler de pathologie à ce propos n'est rien d'autre que l'application d'une règle de fonctionnement du genre (les changements d'un genre à l'autre n'ont pas à être pris au sérieux). Ces remarques sont certainement exactes, et la pathologie mentale, d'ailleurs, peut être (et souvent a été) vue comme l'écart par lequel un sujet se sépare des propositions rationnelles, de l'idée de la réalité, que ses contemporains partagent sous la forme d'évidences communes. Cependant, considérer, avec J. Raymond, les transsexuels comme des sortes de victimes de la différenciation des genres implique dans une certaine mesure de remplacer le déterminisme biologique par un déterminisme social où se perd la dynamique subjective ; les voir, avec S. Kessler et W. McKenna, comme des individus qui choisissent en quelque sorte un mode de vie alternatif, implique d'ignorer, ou de laisser de côté, les raisons qu'un sujet peut avoir de faire le choix d'une telle carrière, ou les circonstances qui peuvent l'y conduire. Toute approche du transsexualisme en termes de « droit à changer de sexe », droit à disposer de son corps ou de vivre sa vie sexuelle comme on l'entend, revient en fait à prendre à la lettre l'affirmation des transsexuels eux-mêmes, et contribue à transformer le conflit psychique du sujet en conflit idéologique, c'est-à-dire là encore en conflit entre le sujet et autrui, la réalité, la société.

Ces questions que le point de vue sociologique écarte sont précisément celles que travaillent les cliniciens et les psychanalystes, et ceux, en particulier, qui critiquent la pratique du « changement de sexe » et interprètent le transsexualisme en termes de dynamique subjective et de pathologie mentale. Sans aucun doute, ce faisant, ces théoriciens participent à un mouvement qui vise à consolider le genre : toutes les théories psychanalytiques affirment, par exemple, que la différence des sexes est l'une de ces réalités auxquelles tout sujet ne peut que se heurter. Ce n'est cependant pas seulement au nom d'une normalité restrictive que le transsexualisme est considéré comme une pathologie. C'est aussi au nom d'une certaine conception du sujet, qui se développe dans son environnement et en accord avec lui, certes, mais aussi dans la logique de son désir, et de sa sexualité, ou de sa libido. A ce point, l'approche sociologique et l'approche clinique, qui ne sont pas sans parfois se rejoindre (la primauté du pénis des ethnométhodologues rappelle étrangement la phase phallique de Freud, par exemple) ne peuvent que se séparer profondément : l'exemple le plus criant en est la conception des organes génitaux, qui, en clinique ou en psychanalyse, sont des insignes du genre, mais en aucun cas seulement cela, puisqu'ils sont aussi, et peut-être surtout, des organes sexuels, des zones érogènes privilégiées.

En fait, dans une certaine mesure, l'intervention des sociologues et de certains militants dans la réflexion sur le transsexualisme glisse trop facilement vers un point de vue politique sur le transsexualisme, en termes de « droit à changer de sexe », par assimilation avec le droit des homosexuels à choisir leur objet et à vivre dignement leur sexualité. Mais il faut clairement dire que cette assimilation est une confusion, nettement préjudiciable à une prise en compte véritable du transsexualisme. Cette confusion, ainsi que ces analyses sociales et militantes, participent en ce sens du processus que décrit et stigmatise L. Lothstein lorsqu'il souligne, comme je l'ai déjà évoqué, que les transsexuels se trouvent trop souvent confirmés dans leur tentation de mise en acte alors qu'ils pourraient être entendus dans leur demande d'aide psychologique.

VI. LE GENRE COMME STATUT LEGAL : JURISPRUDENCE FRANÇAISE, 1965-1993

Un transsexuel n'a vraiment atteint son but que lorsque son état civil est modifié, c'est-à-dire lorsqu'il est socialement reconnu dans son « nouveau sexe », et qu'il peut le revendiquer de plein droit. La carrière transsexuelle implique donc, non seulement des aspects médicaux, mais aussi des aspects juridiques. En France, contrairement à plusieurs autres pays, notamment européens[1], il n'existe aucune législation concernant ce problème, qui est donc réglé au cas par cas, par les tribunaux.

La demande de changement du sexe civil s'inscrit dans la carrière comme une reconnaissance sociale dont les conséquences pratiques sont essentielles. Tant que le ou la transsexuel/le ne fait que « passer pour » une femme ou un homme, le sexe mentionné sur de nombreux documents officiels « à montrer » dans diverses circonstances de la vie quotidienne, s'il est discordant par rapport à l'apparence de l'individu, entraîne des difficultés sociales (vis-à-vis des employeurs, par exemple). Plus fondamentalement encore, le sexe civil détermine, pour les transsexuels, comme pour tout individu, la possibilité d'épouser, selon le cas, soit un homme soit une femme.

La demande de changement de sexe est d'abord adressée au Tribunal de Grande Instance (T.G.I.) du lieu

1. Suède, Loi du 21 avril 1972, Allemagne Fédérale, 10 septembre 1980, Italie, 14 avril 1982, Pays-Bas, 24 avril 1985.

de naissance ou du lieu de résidence, au choix du demandeur. Après la décision du T.G.I., les deux parties peuvent faire appel : le demandeur en cas de décision négative, et le Ministère Public en cas de décision positive. L'arrêt de la Cour d'appel peut, à son tour, faire l'objet d'un pourvoi en cassation, à l'initiative, là encore, de l'une ou l'autre des parties. Si cet arrêt est cassé, l'affaire est renvoyée devant une autre Cour d'appel. Cette démarche très longue n'est pas une hypothèse d'école : un transsexuel au moins, Paul F., a dû la suivre dans son entier, pour un résultat final négatif ; sa première demande, auprès du T.G.I. d'Avignon, est rejetée le 22 avril 1983 ; il fait appel, et obtient satisfaction de la Cour de Nîmes le 2 juillet 1984 ; cependant, le Procureur Général de Nîmes se pourvoit en cassation, et le 3 mars 1987, le jugement de la Cour d'appel est cassé et renvoyé devant la Cour d'appel de Lyon, qui refuse le changement de sexe le 3 décembre 1987.

En outre, depuis 1981 (J.O. du 14 octobre 1981), les ressortissants français qui ont épuisé les voies de recours nationales peuvent s'adresser à la Cour Européenne des Droits de l'Homme. C'est ce qu'a fait Norbert B. : sa demande de changement ayant été refusée par le T.G.I. de Libourne le 22 novembre 1979, puis par la Cour d'appel de Bordeaux le 30 mai 1985, et enfin par la Cour de cassation le 31 mars 1987, il présente un recours à la Cour Européenne qui, au nom du respect de la vie privée (toujours le problème des documents « à montrer »), condamne la France à lui verser cent mille francs pour dommage moral et trente-cinq mille francs pour rembourser ses frais.

Une telle condamnation (dont l'effet immédiat, comme nous le verrons, est de modifier profondément la jurisprudence française) n'est possible que parce qu'il existe entre la logique du droit francais et celle des instances européennes une très profonde divergence. Les juges français doivent dire, et dire en vérité, quel est le sexe de celui qui s'adresse à eux. C'est d'ailleurs la raison essentielle de mon intérêt pour leurs positions : la modification de l'état civil, qui consacre et légitime une reconnaissance sociale, est un moment particulièrement significatif, si l'on s'intéresse aux catégories homme/ femme : à ce moment, l'institution judiciaire française dit que tel individu est un homme ou une femme, c'est-à-dire lui attribue un sexe.

La Cour Européenne des Droits de l'Homme, elle, s'assure que toute personne bénéficie de certains droits fondamentaux : le respect de sa vie privée, notamment (prévu par l'article 8 de la Convention Européenne des Droits de l'Homme), et le droit de se marier et de fonder une famille (article 12 de la Convention). Par conséquent les juges français s'interrogent sur le sexe du transsexuel et se demandent si les traitements médicaux sont, ou non, un véritable « changement de sexe », alors que la Cour Européenne prend le « changement de sexe » comme un fait accompli, et s'attache à s'assurer que ceux qui ont subi ces transformations ne soient pas confrontés à des conditions de vie discriminatoires.

Dans la mesure où l'attribution d'un sexe, pour le droit français, ne peut se faire qu'« en vérité », il est indispensable que le sexe civil ne puisse pas être usurpé, ce qui ébranlerait l'institution du mariage. Il est également indispensable que les changements du sexe civil ne servent pas à cautionner la déviance, la perversion, ou la débauche. Il faut, pour accéder à la demande des transsexuels, partager dans une certaine mesure leur conviction, ou leur croyance. Nous verrons comment les juges se sont affrontés sur cette question, et, plus largement, ce que leurs raisonnements révèlent sur la conception sociale du sexe, ce que signifie socialement être un homme ou une femme. Nous verrons aussi que dans le traitement différencié des demandes, s'exprime la faille, la limite, voire l'impossible, de la croyance en la conviction transsexuelle : au moment même où un Tribunal dit « cet homme est à présent une femme », c'est d'un homme qu'il parle, au moment même où il dit « cette femme est à présent un homme », c'est d'une femme qu'il parle.

J'étudierai ici certaines décisions prises en matière de

changement de sexe par les juges français depuis 1965[1], date de la première décision ayant, à ma connaissance, explicitement posé le problème du « changement de sexe ». Je ne suis pas juriste et je n'analyserai donc pas dans le détail du droit français les problèmes que posent ces demandes ; de même, mon propos n'est pas d'apprécier, d'un point de vue éthique, le caractère éventuellement juste ou injuste de ces décisions ; je m'intéresse aux mécanismes logiques qui marquent les raisonnements des juges, et à leurs implications, profondément significatifs des représentations sociales du sexe.

A. MATÉRIAU ET MÉTHODE

Savoir combien de demandes de changement du sexe civil ont été adressées aux tribunaux français nécessiterait une enquête auprès de chacun de ces tribunaux. La lecture de la littérature juridique, notamment les observations publiées au Juris-Classeur Périodique (J.C.P.), ainsi que divers articles, m'a permis de dénombrer, entre 1965 et 1993, environ soixante-dix décisions, citées ou seulement mentionnées. Ce chiffre, cependant, n'est en rien significatif d'un ensemble, puisque le nombre de décisions qui ne sont jamais mentionnées est totalement inconnu. Geneviève Sutton, Magistrat au T.G.I. de Paris, fait, par exemple, état de seize affaires dont je n'ai pas connaissance, et qui étaient en cours d'instruction au T.G.I. de Paris au 31 mai 1983 ; elle indique, en outre, que, depuis lors, cette juridiction reçoit, en moyenne, vingt-cinq demandes par an [2], alors que je n'ai trouvé trace

---

1. Je n'aurais pas pu avoir accès à ces documents sans le concours d'Isabelle Bon, juriste et auteur d'une thèse, *Le transsexualisme, l'émergence conjuguée de pratiques médicale et judiciaire, Doctorat 1990, Lyon 3* ; je tiens à la remercier.
2. O. DIAMANT-BERGER (Textes rassemblés par), Le transsexualisme, Droit et Ethique médicale, 1, *Collection de médecine légale et*

que de dix décisions, pour la France, de 1984 à 1987. Etant donné que, d'après mon décompte, un quart environ des demandes sont adressées à Paris, une extrapolation des données indiquées par G. Sutton impliquerait d'évaluer à une centaine par an les demandes françaises pour cette période.

De même, les données générales qui peuvent être déduites de ces soixante-dix décisions environ ne sont pas représentatives, dans la mesure où ces décisions sont celles qui ont attiré l'attention des juristes. Il semble toutefois utile de les étudier, ne serait-ce qu'à ce titre.

Accorder le changement de sexe à un ou une transsexuel/le, en effet, est une mesure que plusieurs juristes, même parmi ceux qui ne s'y opposent pas, ont qualifiée d'« exorbitante en droit français ». D'après le Code Civil (article 99) la mention du sexe portée à l'état civil ne peut être modifiée que pour rectifier une erreur commise à la naissance. Il est nécessaire de tenir compte de cette donnée pour interpréter les chiffres que j'ai indiqués : on peut supposer que les décisions strictement négatives passent plus facilement inaperçues, dans la mesure où elles s'appuient sur les seules dispositions légales en la matière. La mesure qui consiste à faire du changement de prénom un succédané du changement de sexe a suscité de nombreux débats, elle est donc sans doute sur-représentée. Quant aux demandes de femmes, elles semblent avoir intéressé davantage les juristes.

Deux tiers des demandes émanent d'hommes, pour un tiers de femmes ; la moitié environ des décisions sont négatives, une sur dix refuse le changement de sexe, mais accepte un changement de prénom, pour limiter les inconvénients sociaux ressentis par les transsexuels, et plus d'un tiers acceptent le changement ; les demandes de femmes sont acceptées dans une proportion légèrement supérieure, mais la demande féminine semble particulièrement sensible à l'évolution de la jurisprudence,

---

de toxicologie médicale, Paris, Masson, 1984, 127, 115-116.

c'est-à-dire que les demandes de femmes apparaissent dans les périodes où les acceptations sont les plus nombreuses.

Plus on s'élève dans la hiérarchie judiciaire, plus les décisions sont négatives : les Cours d'appel acceptent plus rarement les changements de sexe, et la Cour de cassation, qui a dû se prononcer sur quinze affaires (dont une ne portant que sur un changement de prénom), ne les a jamais cautionnées jusqu'en 1992, ce qui s'explique dans la mesure où cette juridiction tranche sur la légalité des décisions prises par les Cours d'appel, et non pas sur le fond des affaires. Son revirement, le 11 décembre 1992, n'est très certainement dû qu'à la condamnation de la France par la Cour Européenne des Droits de l'Homme, quelques mois auparavant.

Le problème du changement de sexe n'est donc réglé que par la jurisprudence, c'est-à-dire que les juges ont la possibilité, dans une certaine mesure, d'interpréter la demande qui leur est faite et les termes de la loi. Or, les juges sont indépendants, et le changement de sexe fait référence à des options morales et idéologiques importantes, ainsi qu'à des représentations inconscientes profondes. On peut d'ailleurs noter que dans certaines villes, les juges ont été saisis de plus d'une affaire ; parmi eux, les tribunaux de Bordeaux, Lyon et Nancy ont toujours répondu négativement, alors que ceux de Nanterre et Toulouse ont accédé à toutes les demandes.

J'ai étudié en détail quarante-cinq décisions, qui concernent quarante personnes différentes. A l'exception de quelques inédits, il s'agit de celles dont l'accès est le plus facile : elles sont publiées et souvent commentées, parfois utilisées lors d'enseignements universitaires, etc. Elles sont regroupées dans la liste récapitulative située à la fin de ce chapitre.

Quinze de ces décisions font suite à des demandes de femmes, trente à des demandes d'hommes, dix-neuf décisions sont positives pour vingt-six négatives (dont cinq assorties d'un changement de prénom). Les ratios oui/non sont respectivement, pour les demandes d'hommes, de treize/dix-sept, et pour les demandes de femmes, de six/neuf. Lorsque l'âge est connu, on constate que, pour les deux sexes, les demandeurs les plus jeunes ont vingt et un ans, et les plus âgés soixante-cinq ou soixante-six ans. Au moment de la première décision, celle du T.G.I., l'âge médian des demandeurs se situe entre trente-cinq et trente-neuf ans pour les hommes, entre vingt-cinq et vingt-neuf ans pour les femmes. Les femmes qui obtiennent leur changement de sexe ont toutes moins de trente-cinq ans, alors que les hommes reconnus comme femmes ont, dans leur grande majorité (deux exceptions), plus de trente-huit ans. Cette différence peut être entendue comme un indice : l'âge ne compte pas tant que le passé, la biographie des demandeurs, traitée différemment selon le sexe d'origine. Une telle hypothèse doit cependant être modulée : les femmes les plus jeunes auxquelles le T.G.I. de Créteil accorde le changement de sexe sont celles qui demandent une rectification de leur état civil avant de s'engager dans une démarche chirurgicale ; celles, en somme, qui demandent au juge l'autorisation de se faire opérer, à l'inverse du cursus le plus fréquent.

Du point de vue chronologique, dix-huit de ces décisions, soit à peu près la moitié, se situent entre 1979 et 1983. La décision positive de 1967, dans l'affaire Claude B., est justifiée par une erreur sur le sexe apparent à la naissance, et ne constitue donc pas un changement de sexe à proprement parler ; ceux-ci sont concentrés entre 1976 et 1983, puis s'interrompent jusqu'à la décision de la Cour de cassation en 1992. Les demandes de femmes, quant à elles, sont concentrées entre 1976 et 1985, là encore jusqu'à une quadruple décision de la Cour de cassation en 1990. On peut souligner aussi qu'aucun Procureur ne fait appel d'une décision positive (ou ne se pourvoit en cassation) entre 1979 et 1984.

Ces remarques permettent, à travers le contenu des décisions et l'intérêt inégal des juristes, de mettre en évidence des variations dans le temps de la jurisprudence, variations qu'une lecture des décisions et de leurs commentaires permet de préciser. On peut notamment distinguer cinq périodes essentielles, dont la dernière commence à peine aujourd'hui. De 1965 à 1975, les changements de sexe ne sont accordés que dans le cas d'erreur manifeste à la naissance ; le transsexualisme ne peut justifier une telle rectification ; le sexe est entendu comme un fait biologique. De 1976 à 1979, les juges s'attachent à redéfinir le sexe ; ils tentent de prendre en compte différents éléments, qui peuvent être significatifs tout en contredisant parfois le sexe biologique. A partir de 1979, le concept de transsexualisme « vrai » est admis au moins par une partie des tribunaux comme un motif d'accéder éventuellement à la demande. Vers 1983, les conséquences des changements de sexe (mariage, statut parental...) commencent à apparaître explicitement dans les textes, ce qui peut avoir une influence sur les décisions postérieures, moins favorables au changement. En 1992, enfin, sous l'influence de la Cour Européenne des Droits de l'Homme, la jurisprudence se modifie radicalement. Il faut néanmoins souligner que ces hypothèses ne concernent que les décisions regroupées dans mon corpus : on pourrait aussi estimer, avec Isabelle Bon, que les décisions concernant le changement de sexe sont de moins en moins publiées (car de moins en moins « nouvelles »). Ce découpage en périodes, par ailleurs, ne doit pas être compris comme absolu ; il traduit des tendances, mais les juges ne sont jamais unanimes, et, par exemple, au moment où les changements de sexe sont le plus facilement acceptés (1979-1983), certains utilisent encore les arguments dominants de la période, avant 1976, où le transsexualisme est totalement rejeté. C'est pourquoi il n'est pas possible de présenter les décisions dans un ordre rigoureusement chronologique.

B. QU'EST-CE QUE LE SEXE CIVIL ?

1. « Comme l'ombre au corps »

Le sexe est une donnée essentielle de l'état des personnes, au même titre, par exemple, que la filiation, et même plus encore, puisqu'il est possible de naître de parents inconnus (si le père est inconnu et l'accouchement déclaré « sous X », c'est-à-dire si la mère garde l'anonymat) alors que la mention « sexe indéterminé » est prohibée. Il fait partie des caractères individuels, familiaux ou sociaux que le Droit retient pour assurer la continuité de la personne juridique. Comme tel, il est indisponible, c'est-à-dire qu'il ne peut être modifié pour des raisons de convenances personnelles, mais seulement dans le cas où des circonstances objectives l'imposent. L'état des personnes est aussi, dans une certaine mesure, immuable, malgré la possibilité de modifications volontaires (l'adoption ou le mariage, en particulier). L'état, en effet, est « *lié à la personne comme l'ombre au corps. Il est l'image juridique de la personne* »[1]. Dans la même logique, il ne suffit pas d'être considéré comme un homme ou une femme (c'est la « possession d'état ») pour pouvoir revendiquer cet état.

Le sexe déclaré, comme les autres éléments de l'état des personnes, doit donc concorder avec la réalité, dans ce cas avec un fait corporel. Ce fait est défini, de façon essentielle, comme inné, c'est pourquoi, en termes légaux, la rectification du sexe inscrit à l'état civil suppose une erreur à la naissance (Code Civil, article 99). Dans cette logique, la distinction entre homme et femme est conçue comme « *l'interprétation sincère et loyale d'une donnée*

---

1. Mazeaud, *Leçons de droit civil*, cité *in* T.G.I Seine, 18 janvier 1965, conclusions Fabre.

naturelle » (T.G.I. Seine, 18 janvier 1965). L'attribution du sexe, ce que dit la personne qui déclare la naissance, se fonde, en définitive, sur ce qu'a vu l'accoucheur. La possibilité d'une erreur signifie que la morphologie peut mentir. Lorsque le critère visuel est défaillant, recourir à un autre fait biologique, également inné mais considéré comme plus fiable, s'impose. Cette autre réalité, plus « vraie » que l'aspect des organes génitaux, est génétique : en dernière instance, c'est avec le caryotype que le sexe légal est supposé concorder. Il ne s'agit cependant que d'un pis-aller, le critère visuel restant le plus important. Le T.G.I. de la Seine (18 janvier 1965) remarque, en effet, que dès lors que, chez un homme, les organes génitaux externes ont été supprimés, « *la notion de sexe vrai ne repose plus chez le demandeur sur aucune base solide* ». En 1982, la Cour d'appel de Nancy reprend, à propos d'une femme, une argumentation assez proche :

> *« L'ensemble des mutilations que subit une personne n'apporte aucun argument, ni aucune justification à sa demande, sauf à attribuer crédit au déguisement, à la mascarade et au faux-semblant de la mutilation. »*

Le recours à la génétique se révèle néanmoins nécessaire, en cas d'ambiguïté des organes génitaux. Dans cette conception, les modifications nécessaires dans les cas d'intersexualité sont entendues comme la révélation, par la thérapeutique hormonale et chirurgicale, du « vrai » sexe de l'individu. Cette « fiction juridique »[1] fonctionne comme la démonstration d'une série de « propositions incorrigibles »[2] : il existe deux, et seulement deux, sexes ; le sexe d'une personne est invariant ; il est toujours possible d'attribuer un sexe à une personne ; la distinction des sexes existe indépendamment des critères utilisés pour attribuer le sexe. La différenciation n'est bien, dans ces conditions, que le reflet d'une différence naturelle.

---

1. J. BRETON, *Le transsexualisme, étude nosographique et médico-légale*, Paris, Masson, 1985, 152.
2. S. KESSLER, W. McKENNA, *Gender, an ethnomethodological approach*, Chicago, The University of Chicago Press, 1978, *passim*.

Pourtant, cette « évidence de la nature » doit être consolidée parfois par un recours à la loi divine, ce qui met en évidence son caractère en fait prescriptif :

> « *La différenciation des sexes, base fondamentale de toute organisation des groupes humains, c'est la nature qui la fait. C'est le doigt de Dieu qui, à chaque instant, fait ce tri, qui crée cette* summa divisio, *et l'impose aux hommes.* » (T.G.I. Seine, 18 janvier 1965)

Ce cadre logique est à ce point nécessaire qu'il est légalement obligé : si la mention « sexe indéterminé » sur un acte de l'état civil est prohibée (circulaire 2286, 19 février 1970), c'est qu'elle est entendue, non pas comme la traduction de l'existence d'un troisième sexe, mais comme une incapacité à déterminer le sexe (nécessairement certain dans la nature, ou sous le regard de Dieu) d'un individu.

Le concept de transsexualisme, et la définition d'un genre délié du biologique sur laquelle il s'appuie, mettent directement en cause ce cadre légal. Dans les théorisations médicales et psychiatriques, l'identité de genre se présente comme une référence plus « vraie » que les organes génitaux, plus « vraie » même que la génétique, alors qu'elle est définie comme acquise et psycho-sociale. Pour concilier la définition du sexe implicitement proposée par le Code Civil, et celle du genre, dont le corps médical affirme la scientificité, les juristes doivent reconsidérer le rapport de concordance « véridique » qui relie la personne juridique et l'être de chair.

De 1965 à 1975, les juges se tiennent à l'attitude prescrite par le Code Civil : il n'est possible d'accorder une rectification que dans le cas d'erreur au moment de la naissance, et les interventions chirurgicales de changement de sexe, réalisées généralement à Casablanca, sont considérés comme des castrations dont le but thérapeutique n'est pas établi, et qui, si elles étaient pratiquées en France, « *pourraient tomber sous le coup de la loi pénale* » (T.G.I. Seine, 18 janvier 1965). Aux termes de l'article 316 du Code Pénal, en effet, la castration est un crime dès lors qu'à l'élément matériel s'ajoute une intention de stériliser l'individu, intention qui peut être postulée en l'absence de nécessité thérapeutique[1].

> « *Une modification ultérieure à la naissance du sexe d'un individu ne saurait être prise en considération, pour ordonner une rectification d'acte de naissance, que si les caractères essentiels du sexe préexistaient à l'opération, qui doit n'être que révélatrice, et non artificiellement créatrice*[2]. »

Pendant cette période, la littérature ne mentionne que deux décisions positives (Appel Paris, 8 décembre 1967 et T.G.I. Grasse, 16 octobre 1969), pour lesquelles les experts, sincèrement ou pas, ont retenu un diagnostic d'intersexualité. C'est à la fin des années soixante qu'aux Etats-Unis, le concept de transsexualisme, et la pratique du changement de sexe prennent un statut scientifique clair et reconnu. Dès 1971, certains chirurgiens français opèrent dans le sens d'un changement de sexe[3] ; l'augmentation du nombre des demandes coïncide avec cette nouveauté.

Les juges cependant maintiennent leur position, confirmée en 1975 par un arrêt très strict de la Cour de cassation :

> « *Le principe de l'indisponibilité de l'état des personnes, auquel l'ordre public est intéressé, interdit de prendre en compte des transformations corporelles ainsi obtenues* » (16 décembre 1975).

Le même jour, la Cour casse cependant l'arrêt par lequel la Cour d'appel de Nancy (5 avril 1973) a refusé à Georges S. un changement de son prénom usuel en celui de Marie-André, composé à partir de ses deuxième et troisième prénoms. La Cour de cassation autorise le demandeur à ajouter un trait d'union entre Marie et André, mais pas le « e », pourtant muet, qui marquerait un féminin. Cette mesure autorise les juges, « *sinon à*

---

1. Cette remarque fonde l'une des hypothèses d'Isabelle Bon : elle observe que la théorie du transsexualisme vrai s'est construite à partir de pratiques qui constitueraient sans elle des infractions pénales caractérisées.
2. *J.C.P.*, 1966, II, 14723.
3. J. DOUCE *et alii*, *La question transsexuelle*, Paris, Lumière et Justice, 1986, 157.

accepter le changement de sexe, du moins à en atténuer, en admettant le changement de prénom, les conséquences »[1]. Le changement de prénom est clairement entendu comme un succédané du changement de sexe, et les commentateurs relèvent l'incohérence de la Cour de cassation, qui, influencée par le discours de Georges S. ou par son dossier, le désigne, au féminin, comme « la demoiselle S. » ou « la demanderesse ». La démarche qui conduit la Cour de cassation à cautionner un tel succédané n'est pas sans importance. Georges S. soutient que sa féminisation est due à des traitements expérimentaux subis lors d'une incarcération par les nazis. La Cour d'appel de Nancy avait souligné que l'existence de ces traitements n'était pas prouvée, et que d'ailleurs, Georges S. n'avait pas obtenu la pension militaire qu'il avait demandée pour cette raison. Un tel doute est partagé par le psychanalyste qui l'a rencontré[2]. Quelles que soient les raisons de ce doute, la décision de la Cour de cassation, en l'espèce, semble mettre l'accent sur le caractère involontaire de la modification du sexe, comme justification possible d'une certaine tolérance, et ceci même si le changement n'a pas une origine naturelle, ce qui serait la seule raison licite d'accéder à la demande.

Malgré la position très ferme adoptée par la Cour de cassation, en ce qui concerne la modification du sexe au sens strict, le T.G.I. de Toulouse, dès l'année suivante (29 janvier 1976),

> *« ...pose une affirmation d'ordre général, véritablement révolutionnaire en la matière : un individu qui a subi dans l'évolution de ses caractères sexuels, soit du fait de sa nature, soit du fait d'éléments extérieurs, des transformations si importantes qu'il ne peut plus, sans troubles graves, supporter le statut social correspondant au sexe déclaré à sa naissance, doit être admis à faire*

1. LINDON, Dalloz, 1975, 398-399.
2. A. GREEN, Le genre neutre *Nouvelle Revue de Psychanalyse*, Printemps 1973, 7, 251-263.

modifier la mention de celui-ci[1]. »

C'est à partir de deux critères que cette position peut être considérée comme révolutionnaire : d'une part, le T.G.I. de Toulouse situe le sexe comme un statut social, que l'individu doit ou peut supporter, et admet, par conséquent, un éventuel intérêt personnel légitime au changement de sexe, qui peut ne pas concorder avec la « vérité » du sexe ; d'autre part, il met à profit la brèche créée par la décision sur le cas de Marie-André, et admet qu'une cause artificielle, si elle est involontaire (les « éléments extérieurs », en l'espèce, signifient un traumatisme crânien), peut justifier la rectification de l'état civil. Un véritable passage se fait ici : on peut être autorisé à changer de prénom si l'on démontre qu'on y a un intérêt légitime, ne peut-on pas aussi être autorisé à changer de sexe si l'on fait la même démonstration ? On peut compléter le traitement médical par ce traitement social que représente le changement de prénom, ne peut-on pas compléter de la même façon le changement de sexe médical par un changement du sexe civil ?

Sur cette base, les juges, à partir de 1976, travaillent à redéfinir le sexe. Cette nouvelle attitude entraîne l'augmentation du nombre des réponses favorables et l'apparition des demandes féminines en 1976. La notion de « *sexe psychique* » apparaît en 1977 (T.G.I. Dijon) et en 1978, le T.G.I. de Toulouse remarque que

> « *L'étude du phénomène de transsexualisme conduit à constater que le sexe d'un individu, même s'il reste défini biologiquement par une formule chromosomique constante, peut évoluer aussi bien dans ses éléments morphologiques que dans ses éléments psychologiques* ».

Cette position est confirmée quelques mois plus tard par la Cour d'appel (Toulouse, 11 octobre 1978) qui affirme : « *Les moyens de détermination du sexe d'une*

---

1. R. NERSON, J. RUBELLIN-DEVICHI, Jurisprudence française en matière de droit civil, Personnes et droits de famille, *Revue Trimestrielle de droit civil*, 1981, 4, 842.

personne ne sauraient se limiter à l'examen de son aspect physique ou au seul caryotype de l'intéressé, et (...) il serait contraire aux données actuelles de la science médicale de se référer uniquement au sexe chromosomique. » Ainsi se construit une nouvelle définition du sexe, qui n'est plus conçu comme seulement physique, mais comme une « *notion complexe, c'est-à-dire à plusieurs composantes : sexe anatomique ou somatique ; sexe chromosomique ou génétique ; sexe psychologique ou socio-psychologique* » (cité *in* T.G.I. Nanterre, 16 octobre 1980). Il est, dès lors, possible de rechercher la « composante déterminante », que la loi ne précise pas.

2. *Où est le naturalisme ?*

La référence au biologique n'est donc plus, dès 1976, le seul critère qui permet aux juges de dire « en vérité »: cet individu est un homme ou une femme. L'état des personnes, pour autant, n'est pas devenu disponible, et la vérité dont il est question ici n'est pas celle de l'individu.

La position qui consistait à situer le statut d'homme ou de femme comme l'ombre du corps fonde explicitement sa véracité dans un recours au naturel. Les modifications corporelles n'ont pour effet que de « *dénaturer le sexe normal et primitif d'un individu, sans lui conférer pour autant véritablement le sexe opposé* » (T.G.I. Seine, 18 janvier 1965) et la « *créature artificiellement enfantée* » par ces moyens est une « *monstruosité* » (Appel Paris, 18 janvier 1974). Cette première perspective situe tout le psychique du côté de la volonté et du culturel, c'est-à-dire en dehors de la vérité ou du moins sans rapport avec elle.

La décision prise le 16 décembre 1975 par la Cour de cassation est exemplaire de ce point de vue. A. a été déclaré de sexe masculin à la naissance, puisqu'il avait alors des organes génitaux masculins. Il a subi un traitement hormonal, puis une transformation chirurgicale à l'étranger. Sa demande pour faire rectifier son état civil a été rejetée par le T.G.I. auquel il l'a d'abord adressée, puis par la Cour d'appel de Bordeaux (13 juin 1972). Il se pourvoit en cassation, et argumente : le rapport d'expertise « *avait été dénaturé par l'arrêt* » de la Cour d'appel ; les experts médicaux, en effet, estiment que « *compte tenu des transformations intervenues dans sa morphologie* », il serait « *raisonnable de lui attribuer le sexe féminin* ».

A. soutient surtout que le rapport d'expertise

> « *...rapportait la preuve d'une féminité remontant pratiquement à la naissance, ainsi que de l'apparition spontanée des symptômes de cette féminité, les experts ayant conclu que l'intéressé n'était pas maître de l'état psychique et de l'orientation sexuelle antérieurs à l'opération et qui ont motivé celle-ci.* »

Pour répondre à cette argumentation, la Cour de cassation reprend certaines affirmations générales des juges d'appel : le sexe signifie

> « *...une certaine conformation, parfois sujette à une évolution (...). La mutation de sexe, si elle résulte d'une opération librement décidée, n'est généralement pas possible sans une prédisposition dont l'intéressé n'est point le maître, (...) un changement de sexe devrait donc être pris en considération lorsque l'intervention a été révélatrice de caractères préexistants, et non artificiellement créatrice.* »

A. « *s'est délibérément soumis* » aux traitements, et les modifications apportées à sa morphologie sont artificielles. La Cour conclut donc que le rapport d'expertise n'a pas été dénaturé par les juges d'appel, qui ont

> « *...décidé à bon droit que le principe de l'indisponibilité de l'état des personnes au respect duquel l'ordre public est intéressé, interdit de prendre en considération des transformations corporelles ainsi obtenues.* »

La formulation de cet arrêt montre que la « prédisposition » dont l'individu n'est pas maître, et qui pourrait être prise en considération, ne peut être que physique : il s'agit uniquement de caractères que l'intervention révèle. La « féminité » mise en avant par le demandeur et les experts est d'un registre différent : elle est définie comme un « état psychique » et une « orientation sexuelle ». Il n'existe pas, en d'autres termes, de lien causal direct entre le corps et le psychisme, puisque dès lors que le problème est situé comme psychique et sexuel, il est compris comme la manifestation d'une volonté délibérée du sujet. Cette féminité, en somme, n'est pas dans cette conception un état naturel.

Quelques années plus tard, deux décisions, du T.G.I. de Toulouse (25 mai 1978) puis de la Cour d'appel de Toulouse (11 octobre 1978) illustrent la conception selon laquelle le sexe est une donnée à multiples composantes. Ces deux décisions concernent Christian P., quarante-sept ans. Il exerce la profession de « *couturière* », et « *se sent intégré dans sa féminité par son entourage aussi bien familial que professionnel* ». Il « *n'a jamais cherché à provoquer artificiellement une modification de ses caractères sexuels, mais a au contraire subi un phénomène congénital paraissant irréversible* », indique le T.G.I. De fait, s'il est certain que Christian P. n'a pas subi d'intervention chirurgicale, la Cour d'appel souligne que l'hypotrophie de ses organes génitaux peut être due, soit à une hypogénésie congénitale, soit à une hormonothérapie. Cette incertitude, relevée par le commentateur, permet aux juges d'ancrer l'être-femme de Christian P. à une référence biologique, mais, à l'inverse, m'autorise à situer sa demande, en fait, comme une demande transsexuelle.

Pour dire que Christian P. est, en vérité, une femme, le T.G.I. retient de nombreux critères, mentionnés les uns à la suite des autres et sans lien explicite entre eux : une « *chevelure longue et abondante de type incontestablement féminin* », des « *seins d'allure féminine* », « *une absence de barbe sur le visage et de poils au niveau du thorax et de l'abdomen et un système pileux du pubis pas strictement triangulaire* » (c'est-à-dire pas strictement féminin), le fait que P. « *a acquis une personnalité féminine tant sur le plan morphologique que psychologique* », qu'il « *se présente actuellement comme appartenant au sexe féminin par son habillement, sa voix, ses attitudes, sa stature* », ainsi que par « *la répartition des tissus adipeux et le manque de saillie de la musculature* »; les experts font aussi état de « *tendances névrotiques appartenant au "cadre sexe féminin" mises en évidence par les tests psychologiques* », et de sa « *situation psychologique et sociale tout à fait orientée vers la féminité* ». A ces critères variés qui, malgré le caryotype et les organes génitaux masculins de Christian P., emportent la décision positive du T.G.I., l'arrêt également positif de la Cour d'appel en ajoute deux : « *Dès sa jeunesse, il a toujours été attiré vers les jeux du sexe féminin et (...) depuis son adolescence, n'ayant pas eu de véritable vie sexuelle, il manifestait une répulsion pour le sexe féminin, répulsion qu'il conserve actuellement.* »

C'est à partir de l'ensemble de ces critères que Christian P. peut, selon le principe énoncé, être défini comme un individu qui a subi, « *soit du fait de sa nature, soit du fait d'éléments extérieurs, des transformations si importantes qu'il ne peut supporter, sans troubles graves, le statut social correspondant au sexe déclaré lors de sa naissance* ». Or, en choisissant d'ignorer l'éventualité d'une hormonothérapie, le T.G.I. et la Cour d'appel éliminent la possibilité d'une transformation causée par des éléments extérieurs, car ils seraient ici volontaires. La transformation subie par Christian P. est donc, implicitement, située comme naturelle, et les critères utilisés pour démontrer son appartenance au sexe féminin, de ce fait même, sont conçus comme les signes d'une féminité naturelle. Ainsi, des traits sociaux, voire manifestement comportementaux (se laisser pousser les cheveux) sont-ils, dans cette conception nouvelle, tirés vers la nature, avec des notions purement physiques comme l'aspect de la pilosité.

Le cas de Christian P. suffit donc à montrer que la conception « complexe » du sexe n'est en rien dégagée du naturalisme. Au contraire, cette conception consiste à faire entrer dans une notion élargie de nature des phénomènes auparavant situés comme sociaux ou volontaires. Au passage, ces décisions réfèrent à la notion d'un psychisme féminin naturellement différent de celui des hommes, avec la complicité des experts qui déclarent possible de reconnaître une femme à l'aide de tests psychologiques. Notons qu'il apparaît aussi naturel qu'une femme éprouve de la répulsion pour ses semblables : serait-ce une composante nécessaire de la féminité ?

3. L'usage des organes génitaux

Dans l'affaire de Christian P., la mention d'un « *système pileux du pubis pas strictement triangulaire* », c'est-à-dire pas strictement conforme à l'aspect ordinaire du système pileux chez les femmes, est assez curieuse. Cette singularité est indiquée, sans commentaire spécial, dans la liste des éléments qui permettent de définir Christian P. comme femme. Elle a donc, paradoxalement, puisqu'elle le situe comme une femme imparfaite, mais pas comme un homme, statut d'argument favorable au changement. Est-ce parce qu'à se porter sur les contours de ce triangle imparfait, l'œil peut éluder ce qui, au centre de la zone, se présente comme un écart encore plus singulier par rapport à la norme définie pour les femmes ? Dans ce déplacement visuel, tout se passe comme si la métonymie (désigner l'organe génital par le système pileux qui l'entoure) remplaçait un véritable raisonnement : s'il est possible d'être une femme avec un système pileux du pubis pas strictement triangulaire, alors il est possible d'être une femme avec des organes génitaux pas strictement femelles. Dans ce raisonnement, une équivalence est posée entre des organes génitaux mâles hypotrophiés et des organes génitaux pas strictement femelles, comme s'il n'y avait qu'un seul sexe.

Christian P. est donc une femme dotée d'un — petit — appareil génital mâle. En d'autres termes, cette décision affirme qu'avoir un pénis et être une femme ne sont pas des données nécessairement contradictoires.

A l'inverse, les décisions qui, dans la première période, ont refusé le changement de sexe à des hommes transformés par hormones et chirurgie montrent qu'il n'est pas non plus contradictoire d'être un homme sans pénis ni testicules, voire d'être un homme avec une vulve. Pierre G., par exemple, est défini comme « *un mâle qui a subi l'ablation du pénis et des testicules, qui a subi diverses opérations tendant à lui donner l'aspect d'une femme et qui même a été doté d'un néo-vagin, lui permettant de coupler (sic) avec un mâle normal* »; s'il reste, malgré ces transformations, un homme, c'est parce que, dans la première définition, « *ce qui compte, c'est le sexe à la naissance* ». (Appel Paris, 18/janvier 1974).

Quelle que soit la définition du sexe adoptée par les juges, les organes génitaux ont donc statut de signe, mais pas de critère déterminant. De la décision concernant Pierre G. à celle concernant Christian P., en revanche, il semble que l'usage des organes génitaux change de valeur : peu importe, en 1974, que Pierre G. soit à même de copuler comme une femme, mais il importe, en 1978, que Christian P., du fait d'une « répulsion » persistante, n'ait jamais copulé comme un homme ou plutôt n'ait jamais copulé du tout. Notons qu'il ne s'agit pas, dans les deux cas, des mêmes organes génitaux : ce qui est en cause pour Christian P., ce sont les organes génitaux d'origine, alors que pour Pierre G. c'est le résultat de la transformation chirurgicale.

Dans la période (fin des années soixante-dix) où les juges redéfinissent le sexe, deux affaires permettent de mettre en évidence, d'une part, l'importance accordée à l'usage de ces organes génitaux de remplacement, et d'autre part, le traitement différencié de ce critère selon le sexe d'origine du demandeur. Dès la première lecture, l'emploi (directement repris du discours médical) des termes « néo-vagin » et « pseudo-verge », dont l'un implique une équivalence, avec même une idée sous-jacente de modernisation, et l'autre une imitation assez peu convaincante, témoigne de ce traitement différencié. Ces deux affaires ne relèvent pas directement, ou pas exclusivement du transsexualisme au sens strict, dans la mesure où des anomalies physiques existent dès l'enfance.

Antoine X. a quarante-sept ans lorsqu'il adresse une

demande de changement de sexe au T.G.I. de Dijon, le 2 mai 1977. D'après le rapport d'expertise, il était, à la naissance, doté d'un appareil génital mâle qualifié d'« *embryonnaire* ». Il subit une castration bilatérale à Cannes en 1960, en raison d'un syndrome gonadique aigu. Un traitement hormonal lui est ensuite prescrit, et ce qui devrait en toute logique être nommé un « pseudo-vagin » est réalisé en 1972 à Paris. Le tribunal fonde sa décision positive sur deux types d'arguments :

> *« Actuellement, X. n'a pas d'organes masculins puisqu'il n'a ni testicules, ni verge, ni prostate, organes que, semble-t-il, il n'a jamais possédés ; il n'a pas non plus d'organes génitaux féminins mais il a un vagin, et il présente les caractères sexuels secondaires de la femme : poitrine développée et pilosité féminine ; de plus, depuis de très nombreuses années il se considère comme une femme et il mène la vie sociale d'une personne de ce sexe (...) ; en l'espèce la mutation n'est pas le fait de la volonté de l'intéressé, mais le résultat d'une évolution naturelle et d'interventions chirurgicales opérées dans un but thérapeutique. »*

Annie R., quant à elle, voit pendant son adolescence, ses organes génitaux internes « *régresser au lieu de se développer* », en raison de « *causes pathologiques ou constitutionnelles* ». Elle n'a presque pas de règles, son utérus et ses ovaires sont atrophiés et présentent des kystes androgéniques, ses dosages hormonaux sont « *de type masculin* ». Un premier traitement hormonal féminisant échoue à pallier « *l'insuffisance des glandes génitales féminines* ». Bien qu'elle ne suive pas de traitement hormonal masculinisant, elle porte la barbe et présente une hypertrophie clitoridienne. En 1970 et 1971, elle subit trois opérations chirurgicales : ablation de l'utérus et des ovaires, mastectomie, plastie cutanée pour réaliser une « pseudo-verge ». Annie R. est déboutée de sa demande, une première fois par le T.G.I. de Versailles, puis par la Cour d'appel de Paris, le 24 février 1978. Pour la Cour,

> *« Si Annie R. a, actuellement, l'aspect extérieur d'un jeune homme portant la barbe, si son comportement*

dans la société est celui d'un homme, elle ne peut être assimilée à un individu du sexe masculin ; (...) il importe, en effet, de relever que, bien que l'appelante n'ait plus d'organes génitaux internes du type féminin, les opérations chirurgicales pratiquées à une époque récente n'ont jamais permis de mettre en évidence des organes génitaux internes, même atrophiés, de type masculin ; (...) la pseudo-verge qui a été artificiellement créée est sans utilité fonctionnelle ; (...) au demeurant, l'appelante présente une constitution chromosomique de type normal ; (...) en définitive, (...) si R., en raison de l'évolution survenue dans son sexe, ne présente plus les attributs de la féminité — évolution dont il serait possible de tenir compte dans la mesure où elle a été subie et non voulue — il n'apparaît pas pour autant que cette personne présente des caractères suffisants permettant de la rattacher au sexe masculin. »

En revanche, la Cour d'appel accepte d'attribuer à Annie R. un prénom masculin.

Dans le cas d'Antoine X., le tribunal choisit de comprendre le caractère embryonnaire de l'appareil génital mâle comme une absence totale, bien qu'il soit, à l'évidence, impossible de constater un syndrome gonadique aigu s'il n'existe pas de gonades. A l'inverse, dans le cas d'Annie R., l'atrophie de l'utérus et des ovaires est entendue comme une présence, et l'accent est mis sur l'absence d'organes génitaux internes masculins. Pour le commentateur de cette décision[1], c'est le signe positif affecté au caractère femelle qui prévaut ici. Il souligne en effet un point du rapport d'expertise que les juges n'ont pas estimé nécessaire de citer, et qu'il qualifie de « *fait capital* »:

« L'examen histologique des ovaires montrait des traces anciennes de corps jaune, preuve indiscutable d'ovulations antérieures, donc — même si celle-ci avait été essentiellement transitoire et imparfaite — d'une fonction reproductrice de type féminin. »

---

1. J. PENNEAU, *J.C.P.* 1979, 19202.

D'après cette interprétation, serait femme tout individu susceptible de produire, ou d'avoir produit, des ovules. Or, toutes les décisions qui accordent le changement à un individu déclaré homme à la naissance vont à l'encontre de cette conception, et, même dans la période où le sexe est défini comme seulement physique, un tel critère est explicitement désigné comme inopérant. Dès 1967, les experts auprès de la Cour d'appel de Paris « *ont constaté que B. ne possédait pas d'appareil féminin apte à la fécondation [mais] ils ont estimé que cet état était fréquent chez les sujets du sexe féminin, soit pour des raisons acquises, soit même pour des raisons congénitales* ».

La dissymétrie qui existe entre les affaires d'Antoine X. et d'Annie R. peut donc plutôt être interprétée à l'inverse : est femme tout individu qui n'a pas d'appareil génital interne mâle ; c'est-à-dire que femme signifie non-homme.

La façon dont les pseudo-organes génitaux sont envisagés met en évidence une dynamique similaire. Les juges dijonnais identifient le pseudo-vagin d'Antoine X. à « *un vagin* », lequel n'est pas considéré comme un organe génital féminin (« *il n'a pas non plus d'organes génitaux féminins mais il a un vagin* »), alors que les juges parisiens insistent sur le fait que la pseudo-verge d'Annie R. est sans utilité fonctionnelle. Ainsi, dans la seconde définition du sexe, un pseudo-vagin c'est comme un vagin, peut-être parce qu'un vagin n'est pas considéré comme un organe génital féminin, alors qu'une pseudo-verge, ce n'est pas comme une verge. Par ailleurs, le cas de Christian P. a montré qu'une verge petite, de surcroît inutilisée, ne pouvait pas non plus être vraiment considérée comme une verge. N'est homme, en ces termes, que l'individu qui, lors du coït, fonctionne sexuellement comme mâle, et comme mâle « puissant ».

Pour que les juges acceptent, dans les années quatre-vingt, d'accorder des changements de sexe à des femmes dotées (ou non) d'une pseudo-verge, il faut que s'ajoute au remaniement du concept « sexe » la construction d'un autre concept, celui du transsexualisme

« vrai ». Ainsi, l'usage sexuel possible, ou supposé tel, des organes génitaux construits par la chirurgie s'avère, dans la seconde période, plus déterminant que leur aspect. A travers la redéfinition du sexe s'esquisse un point de vue sur la pratique sexuelle, point de vue nettement dissymétrique selon le sexe d'origine du demandeur. Dans cette perspective, un transsexuel, opéré ou non, vaut une femme stérile, alors qu'une transsexuelle opérée n'est qu'une parodie d'homme.

C. LE CONCEPT DE TRANSSEXUALISME « VRAI »

1. Justification thérapeutique de la castration

Sur la base de la nouvelle définition du sexe (composé de plusieurs éléments), les juges peuvent, à partir de 1979, admettre l'existence du transsexualisme comme syndrome isolé, et isolable, susceptible de justifier, s'il est précisément diagnostiqué, le changement du sexe civil. Dès lors, le traitement médical de ce syndrome devient admissible.

Faire respecter l'ordre public, en effet, c'est aussi protéger l'intégrité physique des personnes. Le Code Pénal (article 316) définit la castration comme crime à partir de deux éléments : l'acte lui-même, mais aussi l'intention de détruire les facultés reproductives, de stériliser. Pour être licite, l'acte chirurgical doit être justifié par une nécessité thérapeutique. Dans le cas de la demande transsexuelle, cette nécessité ne peut être établie qu'à partir d'une position de principe : elle suppose de considérer le transsexualisme comme une pathologie pour laquelle tout autre traitement, en particulier psychique, est voué à l'échec. Il est d'autant plus facile de justifier l'intervention que les médecins responsables sont plus reconnus. Ainsi, les traitements effectués à Casablanca ne sont jamais considérés comme justifiés, contrairement à ceux dont répondent des équipes françaises ou américaines. Pour les juges comme pour les médecins, et si l'on admet la possibilité d'un changement de sexe, le transsexualisme « vrai » est, en principe, le seul cas où il se justifie. Il s'impose donc d'avoir recours aux experts, pour donner au Tribunal l'assurance que le demandeur est bien un « transsexuel vrai »:

> « *Le syndrome du transsexualisme doit être très exactement diagnostiqué en tous les éléments (...) qui le caractérisent* ». L'expertise « *doit être confiée à une équipe médicale interdisciplinaire comportant deux ou trois médecins spécialistes, dont un psychiatre, tous particulièrement avertis des problèmes du transsexualisme*[1]. »

Certains juges français, tout en reconnaissant la nécessité d'une expertise médicale, répugnent à être mis devant le fait accompli. « *Seul un esprit irrévérencieux*, note J. Penneau en 1982, *pourrait avancer que les experts, et à leur suite les juridictions qui les ont nommés, peuvent avoir la main forcée par le caractère irréversible des situations ainsi créées*[2]. » Pour éviter une telle contrainte, le T.G.I. de Créteil adopte une attitude extrême : tout en se fondant sur la notion de transsexualisme « vrai », il n'accède qu'aux demandes qui lui sont présentées avant traitement médical :

> « *La réalité du transsexualisme doit pouvoir être vérifiée avant tout traitement hormonal ou intervention chirurgicale, lesquels mettraient la justice dans l'impossibilité d'exercer son contrôle alors surtout que le principe d'indisponibilité de l'état des personnes s'oppose à la prise en considération d'un changement volontairement obtenu.* » (T.G.I. Créteil, 19 décembre 1985 ; voir aussi les décisions du même Tribunal, 22 octobre 1981 et 6 juin 1985).

Cette option, qui revient à autoriser les médecins à entreprendre le traitement, fait l'objet d'un débat : que se

---

1. G. SUTTON, *in* O. DIAMANT-BERGER, *op. cit.*, 111 et 114.
2. J. PENNEAU, *J.C.P.*, 19793.

passerait-il, en effet, dans le cas, peu probable, où, après modification de son état civil, l'intéressé renonce à se faire physiquement transformer ?

Cependant, la construction même du concept de transsexualisme soulève différents problèmes : existe-t-il une cause biologique au transsexualisme ; le trouble de l'identité sexuelle relève-t-il d'un délire, c'est-à-dire d'une incapacité juridique, même partielle, du sujet ; ou bien s'agit-il d'une perversion, donc d'un changement volontaire ; quels sont ses rapports avec l'homosexualité ?

Dès les années soixante, l'existence du transsexualisme, comme « *état psychique caractérisé par la conviction inébranlable d'appartenir au sexe opposé et par le désir de changer sa conformation sexuelle* » (T.G.I. Seine, 18 janvier 1965) est reconnue comme un fait par tous les juristes, quelle que soit leur attitude à son égard. Dans cette première période, cependant, l'interprétation de ce fait consiste à le situer, sans marquer de frontières rigides, parmi un ensemble de phénomènes divers. Le 5 avril 1973, la Cour d'appel de Nancy rapproche le changement de sexe de « *certaines dégradations des mœurs et des travestis intolérables* », que les juges ne doivent ni « couvrir », ni seulement « favoriser ». Pour la Cour d'appel de Paris, le 18 janvier 1974, G. a « *fait modifier son anatomie dans un sens auquel le poussaient sans doute ses affinités ou une carence mal définie* »; ainsi conçu, « *le transsexualisme est une intersexualité psychique* ».

Le qualificatif « psychique », dans cette période où la vérité du sexe ne peut être entendue que dans l'ordre du biologique, signifie que le transsexualisme n'a rien à voir avec le sexe vrai, et entraîne le rejet de la demande. Lorsqu'il commente le cas d'Annie R. (Appel Paris, 24 février 1978), J. Penneau souligne que l'évolution hormonale de cette femme correspond à un

> « *...état intersexuel* objectif *»;* il ajoute cependant que « *d'autre part, un état intersexuel* subjectif *s'en était suivi qui avait conduit l'intéressée à solliciter et à* provoquer *une modification de son aspect*

morphologique vers lequel, sans doute, la nature l'orientait, mais aussi vers lequel ses tendances psychologiques la poussaient impérativement, et ici nous sommes aux frontières du transsexualisme[1]. »

Dans le cas de Maud Marin, auteur d'une autobiographie, *Le saut de l'ange*, et dont le changement de sexe est prononcé la même année (T.G.I. Rouen, 22 mai 1978) un trajet relativement symétrique (atrophie des organes génitaux mâles, échec de traitements hormonaux et psychologiques visant à rétablir la masculinité, « *orientation psychosexuelle et comportement féminins* ») conduit à une décision positive, mais intersexualité et transsexualisme sont confondus de la même façon.

C'est en 1979 seulement que le concept de transsexualisme est différencié comme un « *état psychologique qui ne doit être confondu avec aucune autre anomalie sexuelle : transvestisme, homosexualité, hermaphrodisme, etc.* » (T.G.I. Saint-Etienne, 11 juillet 1979). Liée à l'impact, en France, dix ans plus tard, des thèses de Benjamin, Money et Stoller, cette nouvelle position modifie radicalement les argumentations qui conduisent les juges à accepter ou rejeter les demandes de changement de sexe.

2. La cause biologique et sa contre-preuve : l'antigène H/Y

Aux yeux des juges français, cependant, tout serait beaucoup plus facile s'il était possible d'asseoir la notion de transsexualisme « vrai » sur une cause, ou du moins une particularité biologique clairement reconnaissable.

Or, à partir de 1980, des travaux allemands largement diffusés dans la presse médicale française[2] créent un espoir en ce sens, espoir fondé sur un antigène tissulaire, l'antigène H/Y, « *protéine mal connue, en partie isolée,*

---

1. J. PENNEAU *J.C.P.* 1979, 19202, souligné par l'auteur.
2. *Panorama du médecin*, 18/06/1980, *Bulletin de l'Académie Nationale de Médecine*, 1980, 528, *Quotidien du médecin*, 5/03]1980, 7, etc.

qui interviendrait avec le capital gonosomique pour développer le testicule ou l'ovaire »[1]. En principe, seul l'homme est porteur de cet antigène ; dans le transsexualisme, au contraire, le « test H/Y » donnerait des résultats inverses, les transsexuels seraient dépourvus de l'antigène, et les transsexuelles porteuses.

Pour ceux qui jusqu'alors avaient persisté à considérer le sexe comme un fait biologique, ce « test H/Y » modifie totalement le problème. J. Penneau, par exemple, qui considère le changement de sexe accordé à Christian P. (T.G.I. Toulouse, 25 mai 1978) comme une « *solution radicalement fausse* », estime que compte tenu de ces travaux, « *il faudrait admettre de modifier l'indication du sexe sur l'acte de naissance de manière à la mettre en harmonie avec le sexe psychologique — dont nous savons maintenant qu'il est en grande partie la traduction d'un élément biologique objectif représenté par l'antigène H/Y — et mettre ainsi fin au calvaire des transsexuels* ». Notons que J. Penneau, en quelques lignes, passe d'un conditionnel prudent (« *des travaux allemands auraient montré* »...) à ce « *nous savons maintenant* » qui se révèle vite beaucoup trop optimiste[2]. L'absence d'antigène H/Y chez le transsexuel et sa présence chez la transsexuelle ne sont en effet ni constantes ni spécifiques. Dès le mois de juillet 1981, le T.G.I. de Tours, dans les motifs qui justifient le changement de sexe de Claude D., indique que les études sur l'antigène H/Y

> *« ...n'ont pas reçu la consécration de la communauté scientifique et ne peuvent être utilisées en l'espèce ; (...) dans ces conditions, seules peuvent être retenues les notions de la psychopathologie qui, pour n'être pas constituées de critères objectifs, n'en sont pas moins étrangères à toute subjectivité arbitraire » (T.G.I. Tours, 8 juillet 1981).*

La faveur de l'antigène H/Y aurait dû être de courte durée, mais il n'en est rien : le 24 novembre 1981, le

1. J. BRETON, *op. cit.*, 97.
2. J. PENNEAU, J.C.P., 1981, 19529.

T.G.I. de Paris fait pratiquer le « test H/Y » pour examiner la demande d'un transsexuel, mais accorde le changement bien que le test ait montré la présence de l'antigène ; le 22 avril 1982, la Cour d'appel de Nancy mentionne ces travaux, pour dire qu'ils ne semblent pas être confirmés ; en 1983, la Cour d'appel d'Agen demande à l'expert de faire pratiquer un « test H/Y », ce qu'il refuse, dans la mesure où cette recherche lui paraît « sans intérêt ».

Cette insistance des juges à espérer une preuve biologique, et à regretter son inexistence, est symptomatique. A travers elle, la redéfinition du sexe, et la prise en compte d'éléments psycho-sociaux pour le déterminer, apparaît fragile, et d'ailleurs, tous les juristes n'y adhèrent pas. Cette insistance témoigne aussi de la difficulté qu'éprouvent les juges, même soutenus par les experts médicaux, à admettre et donc à construire un concept de transsexualisme qui persiste à scandaliser le Droit.

C'est d'ailleurs dans cette période, en avril 1982, que le Sénateur Caillavet dépose un projet de loi pour donner un statut aux transsexuels en réglementant leur transformation, projet qui reste sans suite.

3. Le délire comme seul phénomène psychique involontaire

Pour être un motif acceptable de changement de sexe, le transsexualisme, compte tenu de l'indisponibilité de l'état des personnes, doit être conçu comme involontaire. Or, comment, dans la perspective juridique, un phénomène psychique peut-il ne pas renvoyer à la volonté ? En droit, d'ordinaire, une telle contradiction ne se résout que dans le cadre d'une incapacité, au moins partielle, c'est-à-dire d'une psychopathologie. Or, la notion d'incapacité n'est jamais employée dans le cadre du changement de sexe, le seul terme qui s'en approche est celui d'« *infirmité* », utilisé par le T.G.I. de Paris le 24 novembre 1981. Y recourir, en effet, signifierait que le demandeur est dans l'erreur, donc que le sexe qu'il revendique n'est pas son sexe réel, et détruirait la fiction nécessaire selon laquelle le sexe psycho-social est plus « vrai » que le sexe physique. L'irresponsabilité du transsexuel est cependant alléguée à travers des définitions telles que : « *syndrome dépressif dont l'intéressé ne paraissait pas maître* » (T.G.I. Saint-Etienne, 26 mars 1980), et surtout à travers la conception du transsexualisme comme délire.

Pour le T.G.I. de Nanterre, le 16 octobre 1980, définir, à la suite de « *plusieurs psychiatres* » le transsexualisme comme délire est un argument favorable à l'acceptation. Cet argument fonde la légitimité de l'opération : d'une part, selon les mêmes psychiatres, ce délire « *peut être traité et guéri par une modification des organes génitaux* »; d'autre part, ce délire s'accompagne d'une « *aversion profonde* » pour les « *organes extérieurs* », aversion qui entraîne un risque d'automutilation ou de suicide. Dans ces conditions,

> « *L'adaptation génitale (...) doit être considérée comme commandée par des impératifs thérapeutiques et non comme capricieuse ou purement volontaire, étant précisé que ce dernier adjectif ne doit pas être pris au sens du droit pénal où les pulsions d'un individu s'exercent en nuisant à autrui.* »

Cette dernière remarque est curieuse, dans la mesure où elle est incomplète : en quel sens faut-il prendre, alors, l'adjectif « volontaire »? Par quel retournement la revendication délirante d'un sexe peut-elle fonder le sexe supposé « vrai » auquel sont « adaptés » les organes génitaux par voie chirurgicale ?

Pour éclairer les mécanismes de ce raisonnement, on peut le comparer à la décision du T.G.I. de Paris, le 7 décembre 1982, décision où un autre genre de délire conduit à refuser le changement. Yvette H. a soixante-cinq ans lors de sa demande. De 1936 à 1953, elle avait une liaison avec une femme, et elle portait à cette époque des vêtements féminins. Ce n'est qu'à partir de 1962, soit à l'âge de quarante-cinq ans, qu'elle veut « *assumer une position masculine* », sans pour autant suivre un traitement. Yvette H.

> « ...*nie contre l'évidence être dotée d'un appareil externe féminin. Elle n'a non plus, prétend-elle, ni ovaires, ni utérus, ce qui est manifestement contraire à la réalité, et elle attribue les pertes de sang mensuelles qu'elle a présentées à l'existence d'hémorroïdes. Si elle porte des cicatrices au thorax (...) celles-ci ne seraient pas dues, selon elle, à une intervention destinée à supprimer une poitrine féminine, mais à une blessure reçue, dit-elle, en 1944 dans une action de résistance. Elle dit en outre avoir eu des rapports sexuels grâce à une petite verge dont elle serait pourvue, ce qui n'est manifestement pas le cas. Cette négation de la réalité témoigne d'un certain délire* », observe l'expert, et d'un « *transsexualisme incomplet* ». Le psychiatre relève en outre que « *pour assurer sa conviction présente d'être un homme, le sujet a recours à un argument aussi simple qu'inexact : il n'est pas une femme parce qu'il n'a aucun organe féminin* ». Il souligne qu'au contraire, « *le transsexualisme véritable occupe parmi les déviations sexuelles une place distincte* », notamment dans la mesure où « *le sujet reconnaît parfaitement la réalité du sexe organique dont il a été doté mais le refuse en l'attribuant à une erreur de la nature.* »

Si le délire d'Yvette H. peut être qualifié de transsexualisme incomplet, c'est qu'on suppose du délire dans le transsexualisme dit vrai. Il s'agirait, assez paradoxalement, d'un délire qui, mieux que la raison, dit la vérité. C'est dire que cette posture théorique se situe dans le registre de la croyance.

Les soubassements de cette croyance peuvent être rapportés, dans ces deux décisions, à des domaines différents. Dans le cas d'Yvette H., les éléments biographiques produits sont entendus surtout du côté de l'homosexualité et d'un comportement désigné comme « *équivoque* ». De plus, l'expert

> « ...*observe encore que la prétention d'Yvette H. paraît se situer essentiellement au niveau juridique (...) alors qu'elle essaie d'éviter les conséquences médicales*

de sa revendication, se contentant de nier la réalité de son appareil génital féminin et s'abstenant de demander des traitements hormonaux ou chirurgicaux susceptibles de modifier son état actuel. »

En filigrane, ce discours désigne Yvette H. comme perverse (et même l'accuse de perversion) tant vis-à-vis des choix d'objet sexuel (homosexuelle, ici, égale « équivoque »), que vis-à-vis du pouvoir médical, auquel elle ne se propose pas comme objet (l'expression « se contentant de nier la réalité... » témoigne de la gravité de l'offense faite ici aux médecins). Il est d'ailleurs troublant que, dans cette décision, une place nettement plus importante que d'ordinaire soit faite aux discours et discussions des experts, alors que les arguments juridiques sont réduits à leur plus simple expression, et presque inexistants. Dans le cas de Claude A., en revanche, le délire du transsexuel vrai est rapporté au désir de la mère, qui « souhaitait une fille », et lui aurait donné une « éducation féminine ». De ce fait, Claude A. est dégagé de toute responsabilité.

4. L'intolérable travesti et la dégradation des mœurs

Le 26 mars 1980, C., vingt-neuf ans, demande au T.G.I. de Saint-Etienne de le déclarer de sexe féminin. C. a subi plusieurs opérations chirurgicales, à Casablanca puis en Suisse, « *sans que les médecins qui ont pratiqué ces interventions aient pu (ou voulu) donner aucune indication permettant de se faire une idée même superficielle [de ses] motivations* ». Le tribunal souligne

> *« ...qu'il importe (...) de faire la distinction entre les différents états qui peuvent donner lieu à de telles demandes pour ne retenir que ceux pour lesquels ne se posent pas de déviations redressables par la rééducation ou un traitement psychologique, moral ou médical ».*

La notion de redressement met en évidence l'enjeu de cette distinction : il s'agit de ne pas cautionner la déviance, ou la débauche, et de maintenir un ordre public qui ne se définit, au plus étroit, que comme ordre moral.

En l'espèce, les explications de C. « *laissent planer un certain doute* » sur ses motivations.

> « *C. a déclaré que lors d'une appendicectomie à l'âge de onze ans, le praticien aurait dit à sa mère : "votre fils n'est pas normal, il est hermaphrodite", alors que ce médecin, consulté par l'expert, prétend n'avoir ni remarqué ni jamais dit rien de pareil ; (...) de même, C. prétend que jeune, ses camarades le traitaient de fille, que sa poitrine aurait commencé "à pousser" spontanément vers l'âge de seize, dix-sept ans, alors qu'aucune vérification de ces allégations n'a été faite ; (...) sa propre mère déclare que C. a été un enfant bien portant, au développement psychomoteur normal, n'ayant jamais rien remarqué de particulier dans son anatomie sexuelle si ce n'est, à un certain moment, le penchant de son enfant à s'habiller en fille.* »

L'expert remarque qu'il est normal, pour un adolescent, de vivre son corps comme féminisé, que C., à quelques reprises, a eu une activité hétérosexuelle, et « *qu'après l'âge de dix-sept, dix-huit ans la description de sa trajectoire biographique devient très évasive et paraît avoir consisté essentiellement dans une activité de production dans des cabarets (mannequin, strip-tease)* ». Sur cette base, C. est implicitement rangé dans la catégorie des pervers :

> « *Ce qui frappe au point de vue psychologique,* poursuit l'expert, *c'est une ambivalence importante concernant son statut anatomique sexuel, et surtout, apparaît aussi bien dans son comportement, son discours que dans les tests projectifs une tendance à privilégier tel ou tel aspect de son propre corps ou du corps d'autrui au détriment d'une relation d'objet totale (cristallisation sur le sexe féminin, jeu fétichiste avec les vêtements, prévalence du regard d'autrui porté sur lui, etc.) sans qu'il ait été possible d'aborder une problématique affective quelconque.* »

Dans ces conditions, la demande de C. ne réfère pas au transsexualisme, mais « *il s'agit plutôt d'un transvestisme qui, pratiqué depuis longtemps, a entraîné une confusion de l'identité qui aurait mérité un traitement autre que celui pratiqué* ». Le tribunal refuse le changement de sexe, mais modifie les prénoms de C., car « *il serait (...) extrêmement choquant de révéler que cette personne qui a l'aspect féminin et qui vit conformément à cette possession d'état, serait en fait un homme qui devrait être traité comme tel* ». Les apparences, en matière de mœurs, ne sont donc pas sans importance, et si le changement de sexe est susceptible de troubler l'ordre public, le refus de rectifier l'état civil d'un individu médicalement et socialement transformé l'est aussi : la discordance entre son aspect et sa définition juridique peut choquer. Il s'agit donc plutôt, pour les juges, de mesurer l'importance relative d'un trouble ou d'un autre, que de maintenir un ordre absolu.

5. Ordre public et différence des sexes

Est-ce parce qu'il joue sur l'apparence, parce qu'il se plaît à tromper son monde, que le travesti est ainsi situé par les juges comme l'exemple type du pervers ? La référence à la possession d'état, ici, montre l'importance du « *regard de l'autre* »[1], de la perception sociale dans la décision des juges. L'ordre public, en effet, est intéressé à la différenciation des sexes. Au sens le plus étroit, l'ordre public consiste, comme je l'ai souligné, à ne pas encourager « *certaines dégradations des mœurs et des travestis intolérables* » (Appel Nancy, 5 avril 1973). Plus largement, certains juristes remarquent que la question

> *« ...concerne les collectivités des hommes, spécialement l'espèce humaine et les sociétés politiques : un phénomène amplifié de "changement de sexe", qui est en réalité destruction de sexe, entraînerait des risques évidents pour l'équilibre et même la survie de ces formations. Et il serait faux de penser que le dommage se limiterait au réel social, alors que l'imaginaire collectif serait aussi perturbé par la déceptivité des apparences*

1. J. BRETON, *op. cit.*, 144-146.

sexuelles. Enfin, toujours dans la vie sociale, tout conflit relatif à la maîtrise de la sexualité recouvre un phénomène de pouvoir dans les rapports entre l'individu et le groupe, et en l'occurrence, entre les rôles féminin et masculin[1]. »

De l'intolérable travesti, représentant de la débauche et de la perversion, à l'imaginaire collectif et aux rapports de pouvoir entre les sexes, rapports signifiés par une répartition sociale des rôles, une continuité est marquée. Ce qui apparente ces registres divers, c'est leur étayage sur le corps, mais aussi leur rapport avec la sexualité, et, au moins de façon latente, avec la reproduction (à travers la survie de l'espèce). Celui qui se dérobe au caractère prescriptif de « l'imaginaire collectif », et qui, même, s'en joue, constitue un danger, et comme tel, il fait l'objet d'une réprobation certaine, jusque dans des périodes récentes.

Par exemple, le 19 décembre 1985, le T.G.I. de Créteil repousse la demande d'un comptable de vingt-sept ans, Bruno C. : il n'est pas un « vrai » transsexuel, puisqu'il a accompli son service militaire sans difficulté, « *car il n'était pas efféminé* », qu'il a eu « *des aventures féminines mais aussi homosexuelles* », qu'il « *a d'ailleurs fréquenté le milieu homosexuel et travesti* ». Le tribunal conclut que Bruno C. « *a choisi un mode de vie, par mode ou par goût* ». Dans ces conditions, les traitements hormonaux et chirurgicaux qu'il a subis sont « *regrettables* », mais sa demande n'en reste pas moins irrecevable. De même, en 1987, la Cour d'appel de Lyon, malgré les avis favorables des experts, estime que Paul F., « *qui faisait preuve de bonnes capacités intellectuelles, a volontairement agi sur son évolution psychologique (...). Après avoir cherché une identité masculine (mariage, procréation) puis homosexuelle, [il] a opté délibérément pour une identité féminine* ».

---

1. L. LINOSSIER, *Le transsexualisme, esquisse pour un profil culturel et juridique*, Dalloz, 1981, Chronique, 145.

6. Transsexualisme, homosexualité

J'ai montré comment, dans le cas de Christian P., la Cour d'appel de Toulouse (11 octobre 1978) considère qu'une certaine « *répulsion pour le sexe féminin* » est une caractéristique naturelle de l'être femme. Un an plus tard, le T.G.I. de Saint-Etienne (11 juillet 1979) relève, comme un argument essentiel qui entraîne l'acceptation, que la demanderesse, D.B., « *se serait rendu compte, depuis l'âge de douze, treize ans, d'une "attirance pour les femmes", alors qu'elle était soumise à une éducation religieuse assez intense, jouant aux billes et aux soldats, s'habillant en homme à partir de dix-huit ans* ». L'éducation religieuse semble fonctionner ici comme une preuve du caractère naturel de cette attirance, dans la mesure où elle garantit qu'il ne s'agit pas de l'influence d'un milieu pervers ou du moins marginal. Comment, dans une telle conception, distinguer rigoureusement le transsexualisme, même « vrai », de l'homosexualité ? Si cette distinction est affirmée par de nombreux médecins, elle reste difficile pour de nombreux juges, qui, à l'occasion, et dans l'intention même de la souligner, situent le transsexualisme comme un syndrome spécifique, mais inclus parmi « *d'autres intersexualités psychiques ou physiques, telles que homosexualité, transvestisme, pseudo-hermaphrodisme* » (T.G.I. Amiens, 1980). A définir ainsi l'homosexualité comme une forme d'intersexualité, les juges reprennent certains éléments de la théorie de l'inversion, et la proximité des deux phénomènes est leur commune référence au registre de l'identité plutôt qu'à celui du choix d'objet. Parfois, au contraire, l'homosexualité est essentiellement définie comme une pratique, ou plutôt un ensemble de pratiques sexuelles. Cependant, ces pratiques, pour l'essentiel, sont aussi celles des transsexuels avant opération, et la frontière reste floue. Ainsi, comment comprendre l'idée qui sous-tend cette affirmation du T.G.I. de Paris (16 novembre 1982) : la demanderesse, Colette D., dont on souligne que malgré une mastectomie et une hystérectomie, elle ne suit aucun traitement hormonal et n'est pas pourvue d'une « *prothèse pénienne* »,

> « *...a eu dans le passé des liaisons de type homosexuel et vit actuellement et depuis cinq ans avec une femme âgée de quarante-six ans, mais (...) aux dires des experts, les pratiques homosexuelles ont tendance à décroître à mesure qu'elle se rapproche de l'état masculin qu'elle recherche ?* »

Ceci signifie-t-il que les pratiques de Colette D. se raréfient, ou bien qu'elles deviennent de plus en plus hétérosexuelles, et dans ce cas selon quels critères ?

Si la distinction entre transsexualisme et homosexualité est fragile, c'est donc, d'abord, parce que la définition de l'homosexualité est floue : anomalie « naturelle » du genre ou pratique érotique réprouvée. Et dans cette mesure, cette distinction, affirmée comme essentielle, peut, aux yeux de certains juges, apparaître comme moins pertinente que le concept de transsexualisme « vrai » ne le laisse supposer.

Par exemple, le T.G.I. de Tours, le 8 juillet 1981, fonde sa décision positive sur un diagnostic différentiel particulièrement développé, mais dont la conclusion rétablit précisément une équivalence entre transsexualisme et homosexualité. Claude D., le demandeur, s'est, dès le plus jeune âge,

> « *...senti une âme de fille dans un corps de garçon et adoptait les attitudes et occupations des filles. (...) Cette situation a persisté et s'est aggravée lors de la période de la puberté, entraînant des troubles psychiques graves puisque certains, et notamment son père, le considéraient comme homosexuel.* »

Les experts envisagent, pour les rejeter, plusieurs hypothèses : pour eux, Claude D. ne présente pas une « *inversion de l'identité sexuelle* », définie comme délirante « *puisqu'elle est une négation de la réalité* », dans le cadre de la mélancolie ; son cas ne relève pas non plus d'un délire schizophrénique, et « *ils récusent également l'homosexualité ou le transvestisme ainsi qu'un état intersexuel ou une pathologie endocrinienne* »; enfin, ils ne reconnaissent pas dans l'histoire de Claude D. l'étiologie classique du transsexualisme :

> *« Dès lors, deux hypothèses restent possibles : soit un délire partiel, soit une homosexualité qui ne se réalise sans angoisse qu'à travers le transsexualisme. De toute manière,* poursuivent-ils, *les conséquences du phénomène sont toujours positives pour l'intéressé puisqu'il lui permet d'accepter son homosexualité et fait disparaître toute angoisse existentielle. »*

Le changement de sexe, ici, apparaît comme un moyen légitime pour accepter son homosexualité, voire comme un éventuel traitement légitime des homosexualités mal assumées, ou, pour reprendre le terme du D.S.M. III, « ego-dystoniques »; de plus, en filigrane, le sujet dont le sexe a changé reste, dans cette logique, homosexuel, c'est-à-dire que son nouveau sexe n'est pas son sexe « vrai », mais plutôt un aménagement de l'ancien, une sorte de mascarade. A partir de ces définitions, les juges s'autorisent, ce qui est rare et même exceptionnel, à « *donner au droit et à la décision juridictionnelle une perspective thérapeutique* ». Une telle attitude, contradictoire avec la fonction habituelle du jugement, avait jusqu'alors été réservée, soit à des cas d'ambiguïté physique, soit aux changements de prénom, pour lesquels la validité d'un intérêt personnel légitime est admise ; à tel point qu'en 1979, J. Penneau a pu commenter : « *On peut se demander si un tel critère est bien choisi et s'il est totalement indifférent de laisser, le cas échéant, se suicider les transsexuels* »[1]. Dans le cas de Claude D., les juges estiment que l'ordre public serait davantage atteint par la « *survivance d'une situation ambiguë et incompatible avec la dignité humaine et l'épanouissement légitime de la personnalité* ».

« Dignité humaine », « épanouissement légitime de la personnalité ». Ces termes, et l'attitude des juges de Tours, vont de pair avec l'émergence de deux

---

1. J. PENNEAU, *J.C.P.* 19202.

préoccupations qui, pour avoir été toujours présentes à l'esprit des juges, prennent néanmoins une importance et une portée nouvelles : la problématique des droits de l'homme, et les conséquences du changement de sexe, notamment en matière de mariage.

D. LE PROBLÈME DU DROIT AU MARIAGE

1. Différence des sexes et mariage

Dès 1965, le substitut Fabre indiquait :

« L'énonciation du sexe dans l'acte de naissance trouve quotidiennement son utilité pratique dans les domaines les plus variés, encore que "l'égalité des sexes" ait réduit l'importance de la différenciation ; mais d'un point de vue plus général, elle a une finalité sociale de nos jours encore pour le recrutement de l'armée, et surtout pour cette institution de base qu'est le mariage » (T.G.I. Seine, 18 janvier 1965).

L'état dans lequel se trouve, en 1965, cette égalité des sexes que le substitut Fabre tient à placer entre guillemets pourrait être discuté : l'autorité parentale ne remplace l'autorité paternelle qu'en 1970, il faut attendre 1983 pour qu'une loi pose l'égalité professionnelle entre hommes et femmes, etc.

Reste que l'accent porté sur l'enjeu du mariage est significatif. A l'égard du mariage, la différence des sexes apparaît, en effet, essentiellement comme un ensemble de droits et d'interdictions, c'est-à-dire comme un statut. Hommes et femmes sont constitués comme des groupes soumis à une règle d'« exogamie » croisée : tout membre d'un groupe se voit interdire le mariage avec un membre du même groupe, et autoriser le mariage avec un membre de l'autre. Cette règle est un fondement central de notre fonctionnement social.

Ce problème est d'abord abordé par les juges à travers une distinction entre la rectification de l'état civil, dont les effets sont rétroactifs, et la modification, qui prend effet à la date de jugement, et préserve, par conséquent, le statut antérieur du transsexuel. A partir de 1981, la question du mariage des transsexuels préoccupe vivement les juristes. « *Hantise des "mariages" d'homosexuels* » que R. Nerson et J. Rubellin-Devichi estiment excessive : « *Il paraîtrait plus urgent de contrôler la procédure d'adoption dont personne n'ignore qu'elle est utilisée, parfois, pour consacrer un de ces "couples"*[1].» Pour J. Penneau, la question est presque caduque :

> « *Sans doute,* écrit-il, *juridiquement un homme et une femme seront mariés ; il n'empêche que génétiquement il s'agira de deux hommes ou de deux femmes (...). Or, sociologiquement (...) le mariage est destiné, certes à unir deux destinées individuelles, mais dans le but bien précis de fonder une famille naturelle. Bien entendu, la stérilité d'un couple est toujours possible, mais habituellement, on n'en connaît pas l'existence au moment du mariage. Cependant, il s'agit sans doute d'un état sociologique en voie de mutation profonde, sinon totalement périmé. Sans parler de l'adoption qui est une institution traditionnelle et juridiquement assise, la science ouvre de nouvelles possibilités aux couples affectés par la stérilité d'un conjoint*[2]. »

L'essentiel, pour J. Penneau, est de s'assurer que l'obligation de sincérité préalable au mariage soit respectée par les transsexuels. De même, pour L. Linossier, il serait souhaitable d'« *organiser l'information du futur conjoint* », mais toutes les solutions qu'il envisage constituent à ses yeux une atteinte au « *principe de non-intervention observé par le droit français dans les relations entre les futurs époux (...) et en plus la*

1. R. NERSON, J. RUBELLIN-DEVICHI, Jurisprudence française en matière de droit civil, Personnes et droits de famille, *op. cit.*, 848.
2. J. PENNEAU, *J.C.P.*, 1981, 15529.

perspective d'une mesure discriminatoire à l'égard du transsexuel »[1]. Cette volonté d'éviter toute discrimination est centrale pour L. Linossier :

> « *Le statut sexuel aussi,* dit-il, *est un droit fondamental : tel est le sens de l'affirmation jurisprudentielle suivant laquelle chaque individu appartient à l'un ou l'autre sexe (...). Un statut incomplet, ou mixte, reviendrait à créer un troisième sexe nécessairement discriminatoire (...) une humanité de second ordre fabriquée par la chirurgie et à personnalité juridique limitée.* »

Le problème rebondit en 1983 : Roger D. fait opposition au mariage de sa fille Christine avec Nicolas M., que le T.G.I. de Créteil a déclaré homme le 22 octobre 1981. Roger D. soutient que les fiancés sont de sexe identique. Il conteste le jugement du T.G.I. de Créteil. Nicolas M. et Christine D. demandent la mainlevée de l'opposition à mariage, mainlevée que le T.G.I. de Paris leur accorde le 13 décembre 1983 :

> « *Lever l'opposition au mariage ne saurait entraîner des conséquences juridiques irrévocables ; en effet, si Nicolas M. était dit par la suite de sexe féminin et non plus de sexe masculin, l'annulation de son union avec Christine D. ne manquerait pas d'être requise ; les considérations d'ordre public avancées par l'opposant [le père] ne sont pas de nature à faire différer le mariage, alors que le Procureur de la République a figuré dans l'instance en changement de sexe et a été en mesure de remplir sa mission de protection de l'ordre public ; de même, les intérêts d'ordre moral et familial, éminemment respectables certes, que Roger D. peut invoquer, ne sauraient faire échec au droit que confère à Nicolas M. son état civil actuel de contracter le mariage projeté.* »

Roger D. fait appel de cette décision, que la Cour infirme le 17 février 1984 : « *Contrairement à ce qu'ont*

---

1. L. LINOSSIER, *Le transsexualisme, esquisse pour un profil culturel et juridique, op. cit.*, 147.

estimé les premiers juges, l'annulation éventuelle du mariage de Nicolas M. et de Christine D. est de nature à provoquer un trouble plus grand que l'ajournement de leur union pendant la durée de l'instance au tribunal de Créteil.» Notons que plusieurs années plus tard, ce dossier n'est, à ma connaissance, toujours pas clos.

Les commentateurs s'affrontent. Pour M.-L. Rassat[1], l'acte de naissance n'est pour le mariage qu'un mode de preuve du sexe, élément parmi d'autres et qui peut être combattu.

> « *Au mieux,* dit-elle, *le transsexuel opéré se présente avec un sexe chromosomique donné (et intangible) ; un sexe psychologique et social opposé ; un sexe anatomique intermédiaire. Car les interventions dites de changement de sexe actuellement pratiquées ne sont qu'un trompe-l'oeil (...) et encore un leurre d'un oeil assez peu informé des réalités sexuelles, au moins en ce qui concerne le cas, qui est le nôtre, d'un transsexuel féminin. S'il est exact que le transsexuel n'appartient plus totalement à son sexe d'origine, il est au moins aussi inexact de vouloir le rattacher au sexe qu'il souhaite acquérir. Et à défaut de reconnaître trois catégories pour le sexe masculin, féminin, intermédiaire, ce qui nous paraîtrait infiniment préférable (...), il ne peut être question de changer la mention de l'acte de naissance.* »

M.-L. Rassat s'appuie sur une décision de 1903 qui pose que le sexe de chaque conjoint doit être « *reconnaissable et différent de celui de l'autre conjoint* » pour conclure à l'impossibilité du mariage des transsexuels transformés, « *quel que soit le contenu de leur acte de naissance et quel que soit le sexe de leur conjoint* ».

Elle ne souhaite pas, dit-elle, un retour au système incertain et « *scandaleux* » de la preuve physique et visuelle, tel qu'il était appliqué sous l'Ancien Régime dans les cas d'impuissance. Cependant, le raisonnement qui consiste à fonder le sexe sur un comportement psycho-social ne la convainc pas. Reprenant le texte de la

1. M.-L. RASSAT, Dalloz, 1984, 351-352.

décision de 1981 par lequel le T.G.I. de Créteil a modifié le sexe de Nicolas M., elle remarque :

> « *On ne peut que sourire aux deux seules affirmations de nature sociale évoquées par Créteil et selon laquelle l'intéressé avait toujours porté un pantalon (sur la base de ce critère 95 % des "petites filles du siècle" sont transsexuelles) et avait été capitaine d'une équipe de football masculine (où une fille ayant du goût pour le football — ce qui n'est ni invraisemblable ni pathologique — peut-elle bien exercer son talent ailleurs que dans une équipe masculine ?).* »

J. Rubellin-Devichi[1] rétorque vivement : « *Nous croyons sincèrement,* écrit-elle, *que notre éminente collègue se trompe sur tous les points de son argumentation* ». Pour elle,

> « *Voir dans le syndrome transsexuel un obstacle au mariage reviendrait à introduire dans notre droit matrimonial, sous couleur de condition sexuelle, une condition d'aptitude physique au mariage* », ce qui pourrait conduire à interdire le mariage aux « *impuissants, vieillards, infirmes, mutilés...* » « *Libre à certains de le souhaiter,* ajoute-t-elle, *même si cette éventualité nous paraît détestable, mais seule la loi (...) serait susceptible d'exaucer le vœu de notre collègue.* »

J. Rubellin-Devichi estime aussi qu'il existe de graves inconvénients à retarder le mariage de Nicolas M. et Christine D. : s'ils ont recours à l'insémination artificielle, l'enfant sera naturel, sans filiation paternelle, alors qu'après leur mariage, il aurait été légitime, et rattaché par la présomption de paternité à Nicolas M., ce qui, à ses yeux, aurait constitué une protection. Enfin, elle souligne que

> « *Les intérêts d'ordre moral et familial du tiers-opposant* [le père de Christine D.] *qui ne veut pas*

---

1. J.RUBELLIN-DEVICHI, Jurisprudence française en matière de droit civil, Personnes et droits de famille, *Revue trimestrielle du droit civil,* 1985, 1, 140-141.

d'un transsexuel pour gendre paraissent éminemment respectables au Tribunal. Il n'est pas si certain qu'il en soit ainsi, juridiquement s'entend. On comprend que ce plaideur utilise n'importe quel moyen pour ce qu'il croit être le bien de sa fille ; mais s'il avait voulu empêcher le mariage de celle-ci avec un juif, un étranger, un catholique, un vieillard, pauvre de surcroît, toujours certes dans l'intérêt de son enfant, comment aurait-on qualifié ses mobiles ? »

On voit que l'enjeu est d'importance. L'irruption du transsexualisme dans l'économie institutionnelle du mariage remet en cause à la fois la définition « plurielle » du sexe et la notion de transsexualisme « vrai ». L'arrêt de la Cour de cassation, le 30 novembre 1983, confirme un jugement négatif, ce qui peut être interprété comme une réserve à l'égard de changements de sexe. Cependant, cet arrêt est ambigu, dans son extrême brièveté : « *La Cour d'appel a relevé qu'en dépit des opérations auxquelles elle s'était soumise, Nadine S. n'était pas du sexe masculin (...) ; elle a, par ces seuls motifs, légalement justifié sa décision* ». J. Penneau observe que si, dans cette période, deux conceptions s'opposent, l'une majoritaire, qui tend à admettre la prépondérance du sexe psychologique, et l'autre qui persiste à fonder le sexe sur ses éléments biologiques, on ne peut pas voir dans cet arrêt de la Cour de cassation un parti pris pour l'une ou l'autre conception. Il suffirait en effet, pour justifier légalement un changement de sexe, de relever que « *quelles que soient (substitué dans l'attendu de la Cour de cassation à "en dépit") les opérations auxquelles il s'était soumis, le sujet était du sexe (masculin ou féminin).* » En somme, le sexe, ici, c'est ce que dit le juge. Le commentateur poursuit en soulignant :

« Il y a là une incertitude qui n'est ni souhaitable, ni peut-être justifiable (...). Dans un domaine d'une telle importance, la règle doit être claire et unique. Si la jurisprudence n'y aboutit pas, il faudra bien que le législateur intervienne malgré toutes les craintes que

cette intervention suscite[1]. »

Il ne me semble donc pas que cet arrêt constitue un facteur déterminant du virage qui conduit les juges à moins accepter les changements de sexe à partir de 1983. Cette prudence accrue me paraît liée plutôt à une prise de conscience nouvelle des enjeux concernant le mariage. D'ailleurs, le T.G.I. de Créteil, dans une décision négative rendue quelques mois après la tierce opposition, ajoute à ses motivations une remarque très inhabituelle, qui me semble faire référence à l'affaire de Christine D. et Nicolas M. : le Tribunal doit « *protéger les tiers contre des aventures familiales dangereuses ou pour le moins risquées* ». (T.G.I. Créteil, 6 juin 1985).

Plus largement, la question porte sur la catégorisation de sexe. Quand M.L. Rassat parle de leurre, elle s'insurge au nom de cette conviction, construite — non sans conflits — dans l'enfance, que la différence des sexes est visible, si l'on compare les organes génitaux des personnes. Evidence, proposition incorrigible ou croyance, cette conviction est insultée par la prétention du T.G.I. de Créteil à faire de cet être femelle un homme. L'ostracisme radical auquel M.-L. Rassat souhaite soumettre les transsexuels (pas même autorisés à conserver leur sexe de naissance et les droits qui s'y attachent) semble fonctionner comme un châtiment de cette insulte fondamentale. La position de L. Linossier et de J. Rubellin-Devichi, qui, au nom des droits de l'homme, admettent de cliver radicalement le corps et le statut, fonctionne sur le postulat qu'un statut mixte, un troisième sexe, serait nécessairement discriminatoire, et, en ceci, elle rejoint celle de M.L. Rassat. Ces deux perspectives ont en commun une certitude : deux sexes seulement peuvent avoir droit à une personnalité juridique complète. On pourrait dire aussi, cependant, que dans ces deux perspectives, un même projet s'exprime : maintenir l'existence de deux, et seulement deux, catégories sexuelles. Au nom de ce projet, M.L Rassat admet une variété de comportements à l'intérieur des

1. J. PENNEAU, *J.C.P.*, 1984, 20222.

catégories : on peut être capitaine d'une équipe masculine de football (voire, sans doute, faire modifier son apparence physique), on n'en reste pas moins femme ; c'est seulement si l'on insiste pour être un homme qu'on doit se voir reléguer dans ce statut intermédiaire qui recouvre en fait une privation de statut, une véritable exclusion. De l'autre côté, J. Rubellin-Devichi admet une variété des corps à l'intérieur des catégories : Nicolas M. doit bénéficier des droits d'un homme parce qu'un impuissant, un vieillard, un infirme ou un mutilé n'en reste pas moins homme. En d'autres termes, d'un côté la revendication virile est admise à l'intérieur d'une limite, qui est le statut de femme, de l'autre, l'incomplétude des hommes est admise, ce qui autorise les femmes à changer de statut. En ce sens, les deux points de vue ont aussi en commun de s'appuyer sur une profonde dissymétrie des sexes, et ce n'est certes pas un hasard si le débat sur le droit au mariage se pose à partir du cas d'une transsexuelle.

2. Mariage et dissymétrie entre hommes et femmes

Le 24 novembre 1981, le T.G.I. de Paris accepte deux demandes émanant d'hommes. La première concerne C.B., cinquante-neuf ans ; C.B. a été marié de 1947 à 1956, date à laquelle son épouse décède. Il a suivi, à partir de 1974, un traitement hormonal à Paris, a subi une intervention chirurgicale génitale en 1977 à Londres, et a obtenu un an plus tard un changement de prénom (T.G.I., Paris, 27 novembre 1978). La décision d'accorder le changement d'état est essentiellement fondée sur un diagnostic de transsexualisme « vrai » prononcé par des équipes considérées comme compétentes, dans une période où un tel raisonnement est admissible ; cette décision est prise malgré les « *difficultés juridiques* », sur lesquelles insiste le Procureur, « *en matière de validité d'un mariage du transsexuel, soit antérieur à la modification de son état, soit postérieur* ». Le Procureur préconise l'intervention du législateur. En l'espèce, cependant, ces difficultés ne constituent pas un obstacle infranchissable, sans doute, en partie, parce que l'épouse est morte et parce qu'il n'y a pas de descendance ; un autre transsexuel, Marie-Ange Grenier, s'est par exemple vu refuser un changement de sexe dans la mesure où il n'était pas divorcé. Ce qui est dit du mariage de C. B., néanmoins, est significatif d'une conception plus complexe. Le thème est mentionné dès le début du texte :

> « *L'expert relate d'abord divers traits, rapportés par le sujet, de l'enfance et de l'adolescence de celui-ci concernant son attitude à l'égard du sexe, puis son mariage, en 1947, "sur un coup de tête", avec une femme de cinq ans son aînée, qui, décédée en 1956, après avoir été pour lui une mère, une sœur ou une compagne plutôt qu'une épouse, son refus de paternité avec le regret de ne pouvoir être mère et "porter" un enfant (...). L'histoire de Monsieur B. est caractérisée par l'antagonisme entre ses goûts féminins très tôt développés, son apparence peu virile et les exigences de son sexe masculin ressenties comme un devoir. C'est le refuge dans le mariage, avec une femme plus âgée et protectrice, sans sexualité de type hétéro-sexuel.* »

Dans une première approche, le mariage de C.B. est donc caractérisé par la tonalité de la relation entre époux, alliance sécurisante et qui, surtout, reproduit des rapports familiaux régis par l'interdiction de l'inceste (l'épouse est mère, sœur...). Cette union qui ne crée ni un couple ni une famille est disqualifiée : elle n'est qu'un simulacre de l'institution du mariage.

Le T.G.I. de Paris statue le même jour sur la demande de Pascal B., vingt et un ans. Opéré au Maroc depuis moins d'un an, Pascal B. exerce épisodiquement la profession de mannequin-photo. L'expert se déclare « *frappé par la précocité des troubles ressentis par Pascal B. et par la ténacité* » dont il fait preuve pour obtenir sa transformation. « *Il ne semble présenter aucun trouble du comportement, sauf dans le créneau très restreint de sa transsexualité, infirmité plutôt que maladie.* » Avant l'opération, Pascal B. « *n'aurait jamais eu de rapports sexuels. Selon lui, il en a eu, depuis, avec des hommes, et entretient maintenant, de façon régulière et satisfaisante, des rapports sexuels avec un photographe, avec lequel il vit. Il a réussi, pense-t-il, son identification féminine, souhaite pouvoir se marier et serait prêt à adopter un enfant, "mais seulement une fille"* » . Le caractère achevé de cette « identification féminine » est attesté par la longue psychothérapie (six ans) suivie par Pascal B. pendant son adolescence. Le désir de se marier et d'adopter un enfant, dans cette logique, le situe une fois encore comme femme ordinaire, bien que stérile.

La position des juges quant à l'éventuel mariage d'une femme transsexuelle est nettement différente. Il suffit pour s'en convaincre de comparer une décision négative prise par la Cour d'appel de Nancy le 22 avril 1982 avec deux décisions positives prises par le T.G.I. de Saint Etienne le 11 juillet 1979 et par la Cour d'appel d'Agen le 2 février 1983.

Nadine S. a quarante ans lorsque, en 1982, elle fait appel du jugement par lequel le T.G.I. de Briey l'a déboutée le 18 novembre 1976. La Cour d'appel s'appuie sur le principe de l'indisponibilité de l'état, et sur l'échec des recherches concernant l'antigène H/Y, pour affirmer qu'il n'est pas possible

> « *...d'accorder automatiquement un changement de sexe à une personne qui, comme Nadine S., présentait à l'origine, sur tous les plans, les caractéristiques du sexe féminin et à qui il a plu, par des opérations mutilantes, de modifier sa morphologie et son anatomie.* »

Fondé sur une conception biologisante du sexe, le terme « il a plu » s'appuie sur le fait que Nadine S. a « *refusé toute démarche thérapeutique d'ordre psychiatrique, son seul problème étant de trouver des médecins – qu'elle devait découvrir en Belgique – susceptibles d'accéder à ses désirs et de mettre son corps en harmonie avec ses goûts et ses tendances* ». La Cour estime qu'il est ainsi suffisamment démontré que Nadine S. a « *eu recours à des interventions mutilantes que n'imposait pas son état* », et, par conséquent, pense pouvoir « *arrêter là sa motivation* ». Elle indique cependant avoir « *mis à profit la présence de Nadine S. à l'audience pour l'entendre sur des points de détail* », et « *ne veut pas que Nadine S. s'imagine que, si elle est déboutée de sa requête, c'est parce qu'elle a fait preuve de franchise et qu'il aurait été fait droit à sa demande, si elle avait persuadé les experts que son rejet de son organisation féminine avait provoqué chez elle, jusqu'aux interventions chirurgicales qu'elle a subies, des angoisses, des idées suicidaires, etc* ».

La Cour poursuit donc par des considérations d'autant plus significatives qu'elles sont qualifiées de détails. En autorisant le changement d'état, les juges auraient eu le sentiment

> « *...de se rendre complices d'une sorte d'escroquerie ; en effet, comme le soulignent les experts, malgré les interventions chirurgicales qu'elle a subies et les traitements qu'elle a suivis, Nadine S. n'a absolument pas une présentation masculine, mais simplement une présentation de femme mutilée ; il n'est pas besoin d'être médecin pour avoir la conviction qu'à plus forte raison, Nadine S. ne sera jamais un homme, qu'elle n'en aura naturellement jamais les facultés de procréation ; bien que, ayant, notent les experts, conservé une mentalité féminine et surtout une conception très infantile de la relation sexuelle et de la jouissance qu'on peut en attendre, elle se déclare pleinement satisfaite des relations qu'elle entretient avec sa partenaire, il est indiscutable que Nadine S. est dans l'impossibilité d'avoir avec une femme des relations sexuelles normales ; l'existence d'un pénis artificiel, de pseudo-testicules et de quelques excès de pilosité ne changent rien à la chose ; actuellement, Nadine S. a une compagne, qui, selon elle, et contrairement à ce qu'a cru pouvoir affirmer le Docteur Klotz, dans son certificat du 21 octobre 1981, n'est pas mère d'un jeune enfant ; cette compagne déclare, dans une attestation du 24 novembre 1976, entretenir avec Nadine S., depuis que les interventions chirurgicales sont terminées, des*

rapports sexuels qu'elle qualifie de "normaux" et qui la satisfont entièrement ; le 14 décembre 1981, elle a confirmé la continuation de la communauté de vie et des relations avec Nadine S. ; mais il n'est absolument pas certain qu'un jour, la compagne de Nadine S. ne se lassera pas de cette situation ; rien n'interdirait alors à Nadine S., si elle était nantie d'un état civil lui attribuant, sans restriction aucune, le sexe masculin, de prétendre contracter mariage, comme elle déclare avoir eu l'intention de le faire avec son actuelle compagne, en cas d'infirmation de la décision attaquée ; sans doute, il a été répondu par avance que, dans cette hypothèse, la conjointe de Nadine S. n'aurait que l'embarras du choix pour mettre fin à une situation qu'elle jugerait intolérable ; elle pourrait, à son gré, se prévaloir de l'inexistence de l'union contractée ou de sa nullité ou solliciter le divorce ; l'existence d'une telle union, malgré sa rupture assurée, pourrait être à l'origine d'un préjudice moral irrémédiable ; les mentions de l'état civil doivent demeurer telles que les tiers sachent ce qu'elles recouvrent et soient assurés qu'elles ne masquent pas ce que les experts qualifient de "déguisement" ou de "mascarade" ; en l'espèce, c'est pour la Cour un motif supplémentaire de confirmer la décision attaquée. »

On retrouve dans ces étonnantes déclarations l'idée du pénis et de la virilité inimitables, notion à laquelle s'ajoute un rapprochement entre la « mentalité féminine » et la « conception infantile » de la sexualité. Le problème du mariage éventuel de Nadine S. est abordé à travers un scénario fictif fondé sur une seule hypothèse : sa compagne actuelle pourrait « se lasser de cette situation ». Ainsi, la compagne de la transsexuelle se trouve-t-elle investie d'une fonction déterminante : une part de la décision repose sur elle. La question qui se pose ici est donc de savoir pourquoi la parole de cette femme n'est pas prise au sérieux, pourquoi les juges ne peuvent pas considérer qu'elle soit « satisfaite », en quoi ils sont fondés à penser qu'elle va changer d'avis ?

Pour le T.G.I. de Saint Etienne, le 11 juillet 1979, la

partenaire de D.B., trente-huit ans, a également une fonction déterminante. Le Tribunal s'intéresse peu aux transformations physiques subies par D.B., et se contente de noter qu'elle a subi un traitement hormonal et trois interventions chirurgicales, dont la nature n'est pas précisée, aux Etats-Unis. Il fonde son acceptation sur des éléments psycho-sociaux :

> « *L'examen psychologique approfondi montre la persistance d'un vécu, quant au sexe, encore ambigu ; il est néanmoins certain qu'au point de vue social l'intéressé a adopté une conduite masculine dans tous ses aspects, y compris le mariage, entériné semble-t-il par les autorités religieuses [américaines]. L'habitus est également dans la manière de l'habillement, la voix, celui d'un homme (...) ; B. a retrouvé une image corporelle correspondant à son sexe psychologique ; il vit comme mari et femme avec son épouse, les dernières indications de son conseil faisant état de ce qu'ils élèvent ensemble un enfant mis au monde par l'épouse de B.* »

Au niveau patent, l'élément favorable essentiel semble ici être le mariage, ou plus précisément « *la possession d'état d'homme, et d'homme marié* » qui caractérise la situation de D.B. Pourtant, ce mariage n'a été prononcé que par des autorités religieuses, et encore le Tribunal n'est-il même pas assuré de ce point. Si ce mariage fondait vraiment la décision des juges, le problème de sa validité au regard du droit français devrait être au moins mentionné (le fait que la Cour de cassation, entre 1959 et 1987, a dû se prononcer à vingt reprises sur des litiges concernant la validité de mariages religieux prononcés à l'étranger suffit à démontrer l'existence d'un problème). Une apparence de mariage, ici, semble donc suffire, alors que dans le cas de Nadine S., une promesse de mariage était tenue pour nulle.

Dans le cas d'Annie S., dont le changement de sexe est prononcé le 2 février 1983 par la Cour d'appel d'Agen, il n'est même pas question d'un hypothétique mariage. Annie S. « *vit maritalement avec une femme qui est mère de deux enfants, son comportement dans la vie du couple est celui de l'homme* », et « *la reconnaissance par une femme hétérosexuelle de sa masculinité* » est une preuve avancée à l'appui du diagnostic de transsexualisme « vrai ».

Ainsi, deux femmes, D.B. et Annie S., voient leur masculinité reconnue, de façon suffisante pour les juges, par leur compagne dans la mesure où celle-ci est définie comme hétérosexuelle. La compagne de Nadine S., quant à elle, échoue à faire entendre son acte de reconnaissance. Ce qui la distingue des deux autres partenaires, c'est qu'elle n'est pas mère : les juges de Nancy mentionnent ce point, comme une indication de poids, mais sans le raccorder d'aucune façon aux autres éléments d'appréciation dont ils disposent. Un étrange syllogisme semble présider à l'attitude des juges : cette femme n'est pas mère, donc il n'est pas dit qu'elle soit hétérosexuelle, donc il n'est pas dit que Nadine S. soit un homme. Le syllogisme inverse, dans les deux autres cas, n'est pas moins étrange : elles sont mères, donc hétérosexuelles, donc D.B. et Annie S. sont des hommes. La maternité est-elle une preuve nécessaire et suffisante de l'hétérosexualité d'une femme ? L'hypothèse qu'une mère devienne ou soit homosexuelle est-elle à ce point impensable que les juges doivent, pour éviter de l'envisager, supposer qu'elle a vu, dans la femme qu'elle a choisie, une masculinité cachée mais plus vraie que nature ?

Plus profondément, on peut entendre ici que seule une mère peut faire un homme. Le cas d'Annie S. est assez significatif en ce sens. Sa mère a subi pendant la grossesse un traitement hormonal contre la stérilité dont on suppose, sans aucune certitude, qu'il pourrait avoir eu « *une incidence sur la constitution du sexe de l'appelante* », qui a, « *dès la petite enfance, rejeté son statut de fille, n'ayant de goût que pour les jeux et activités reconnus comme masculins, et refusant de porter des vêtements féminins, malgré l'insistance de ses parents à lui imposer un mode de vie de fille* ». Au niveau patent, cet argument fonctionne pour soutenir la décision favorable d'une référence au biologique. Au niveau latent, en revanche, l'œuvre involontaire, corporelle, en un mot inconsciente, de la mère d'Annie S. n'a pu être contrecarrée par l'insistance des « parents », c'est-à-dire un processus conscient qui implique le père. Cette œuvre inconsciente de la mère est plus tard confirmée, consolidée, reprise, par une autre mère, la compagne d'Annie S.

3. Retour au sexe biologique

Amorcé dès 1983, l'apparent mouvement de réticence des juges à accorder des changements de sexe aux transsexuels trouve sa consécration les 3 et 31 mars 1987, avec deux arrêts de la Cour de cassation. Dans l'un, la Cour casse une décision de changement, parce que la Cour d'appel ne l'a pas justifiée par « *une cause étrangère à la volonté* » du demandeur, argument qui rappelle celui de l'indisponibilité de l'état des personnes ; dans l'autre, elle confirme une décision négative, parce que,

> *« Contrairement aux déclarations de l'intéressé, son état actuel n'est pas le résultat d'éléments préexistants à l'opération, et d'une intervention chirurgicale commandée par des nécessités thérapeutiques, mais relèvent d'une volonté délibérée du sujet ;* [la Cour d'appel] *a ainsi légalement justifié sa décision. »*

Certains commentateurs estiment que « *bien que ni l'un ni l'autre de ces arrêts n'admette le droit du transsexuel de faire modifier les mentions de son sexe à l'état civil, une telle éventualité ne paraît cependant pas exclue dans des circonstances plus favorables*[1] ». Il semble bien pourtant qu'avec la notion de « cause étrangère », tout le concept de transsexualisme soit remis en question.

Un autre juriste, E.S. de la Marnierre, d'ailleurs, interprète ainsi ces deux arrêts : « *Il ne paraît pas souhaitable que soient admis traitements ou interventions chirurgicales, hors les cas de sexe incertain ou de toute*

1. P. JOURDAIN, Dalloz, 1987, 446.

manière non susceptibles de permettre la procréation, ou encore la rectification de l'indication du sexe ou celle des prénoms[1]. » La position de la Cour de cassation, sans faire référence explicite au principe de l'indisponibilité de l'état, le réaffirme néanmoins, jusqu'à autoriser E.S. de la Marnierre à rêver d'un contrôle plus rigide qu'il n'a jamais été mis en place, puisqu'il prévoit même le contrôle judiciaire des traitements médicaux.

On peut cependant souligner que, comme on l'a vu à propos du délire, le sujet, pour les juristes, est le sujet de sa propre volonté, et la notion d'inconscient est par définition incompatible avec le point de vue juridique. Une cause étrangère à la volonté du sujet, c'est nécessairement une cause extérieure au sujet lui-même.

La Cour de cassation confirme encore sa position dans ses deux décisions suivantes, le 7 mai 1988 et le 10 mai 1989. Dans les deux cas elle rejette des pourvois contre des décisions négatives, et spécifie que les intéressés ont conservé les caractères essentiels de leur sexe d'origine. Elle souligne que les traitements ont été volontairement entrepris, et qui ni les considérations sociales alléguées, ni les troubles psychologiques invoqués, ne sont suffisants pour justifier un changement du sexe civil. Là encore, certains commentateurs estiment que malgré le caractère négatif de ces décisions, une porte reste ouverte à l'acceptation du changement de sexe dans des conditions différentes.

E. La problématique des Droits de l'Homme

Au sens le plus général, envisager le transsexualisme sous l'angle des Droits de l'Homme reviendrait à considérer les transsexuels comme une minorité sexuelle

1. E.S. de la MARNIERRE, *Gazette du Palais*, 30 septembre-1er octobre 1987.

parmi d'autres. Pour la législation française, l'indisponibilité de l'état s'oppose absolument à cette idée d'un droit des personnes à choisir leur sexe. En ce sens, pour les juges français, le changement de sexe ne relève pas de la problématique des Droits de l'Homme.

En un sens plus précis, la problématique des Droits de l'Homme est représentée par la position du Conseil de l'Europe, et notamment par la Convention Européenne des Droits de l'Homme. Or la France accepte, en 1981, d'accorder à ses ressortissants un droit de recours individuel devant la Commission Européenne du même nom (J.O. du 14 octobre 1981).

La Commission Européenne des Droits de l'Homme a été saisie à plusieurs reprises par des requérants transsexuels. Trois[1] de ces requêtes ont été déclarées recevables par cette Commission et ont donné lieu à des décisions de la Cour Européenne : il s'agit des arrêts Van Oosterwyck contre Royaume de Belgique (6 novembre 1980), Rees contre Royaume-Uni (17 octobre 1986), et Cossey contre Royaume-Uni (27 septembre 1990)[2].

Danielle van Oosterwyck, après un traitement hormonal et chirurgical, a demandé son changement d'état

---

1. Références de quelques requêtes dont j'ai eu connaissance (évidemment cette liste ne prétend pas à l'exhaustivité) et que je n'étudie pas :
- X contre RFA, (Req. n° 6699/74 et rapport du 11 novembre 1979) qui consacre un accord amiable entre les deux parties (la RFA s'est notamment engagée à légiférer, ce qu'elle fait le 10 septembre 1980);
- un groupe de transsexuels contre l'Italie (Req. n° 9420/81) ; il semble là aussi que la procédure ait été interrompue avec l'adoption d'une loi par l'Italie le 14 avril 1982.
On trouve aussi parfois mention de plusieurs requêtes en cours contre le Royaume-Uni :
- Req. n° 11095/84, dont j'ignore le devenir après l'arrêt Rees.
- Req. n° 10622/83, avis favorable de la Commission le 5 juillet 1985
- Req. n° 10843/84, avis favorable de la Commission le 5 juillet 1985
- Req. n° 11095/84, avis de la Commission le 10 octobre 1985

2. *cf.* aussi D. VAN OOSTERWYCK, *Il*, Bruxelles, Rossel Edition, 1975.

civil, refusé en 1974 par la Cour d'appel de Bruxelles. Elle n'a jamais demandé un changement de prénom. Elle présente en septembre 1976 une requête à la Commission Européenne des Droits de l'Homme. Elle invoque la situation « *inhumaine et dégradante de mort civile* » dans laquelle elle vit (référence à l'article trois de la Convention), le fait que devoir montrer des papiers qui ne correspondent pas à son apparence constitue une atteinte à sa vie privée (article huit), et l'impossibilité où elle se trouve de se marier (avec une femme) et de fonder une famille (article douze). Dans son rapport du 1er mars 1979, la Commission exprime son avis : le gouvernement belge a effectivement violé les articles huit et douze en méconnaissant les droits de D. van Oosterwyck au respect de sa vie privée et au mariage ; il n'est pas, dans ces conditions, nécessaire d'examiner la requête exprimée au titre de l'article trois qui concerne la torture et les peines ou traitements inhumains ou dégradants. A la suite de cet avis, le gouvernement belge, puis la Commission, saisissent la Cour Européenne des Droits de l'Homme (respectivement les 22 juin et 16 juillet 1979). Le gouvernement belge reproche à D. van Oosterwyck, essentiellement, de n'avoir pas formulé, par voie interne, tous les recours possibles : demande de changement de prénom et pourvoi en cassation notamment ; de plus, dans ses demandes, D. van Oosterwyck ne s'est jamais appuyée sur le texte de la Convention. La Cour, dans son arrêt du 6 novembre 1980, répond sur ces trois points : le changement de prénom n'aurait pas résolu le problème de D. van Oosterwyck, et n'avait donc pas à être demandé ; en revanche, « *rien ne prouve (...) qu'un pourvoi* [en cassation] *fondé sur la loi nationale (...) aurait été voué à l'échec* »; de plus, « *la manière dont l'intéressé a présenté sa cause au tribunal de première instance et à la Cour d'appel de Bruxelles ne leur offrait guère l'occasion de prendre en compte la Convention* ». En conclusion, la Cour, tout en traitant D. van Oosterwyck en homme (« l'intéressé », et non pas « l'intéressée ») arrête que « *faute d'épuisement des voies de recours internes, elle ne peut connaître du fond de l'affaire* ».

Le 17 octobre 1986, la Cour Européenne rend un arrêt qui porte, au contraire, sur le fond de la requête qu'a présentée une transsexuelle britannique, Mark Rees, en s'appuyant également sur les articles huit et douze de la Convention (droit à la vie privée et droit au mariage). La Cour estime que, bien qu'aucun changement d'état civil n'ait été prononcé, le droit de Mark Rees à la vie privée n'a pas été violé. mais ceci s'explique par les pratiques spécifiques du droit anglais en la matière : le changement de prénom est libre, et sur tous les « papiers à montrer », la mention du sexe est omise et chacun peut à son gré se faire désigner comme *Mr.*, *Mrs.*, *Ms.*, ou *Miss.* ; l'extrait de naissance à proprement parler n'est à peu près jamais utilisé dans la vie quotidienne. « *Le juste équilibre entre l'intérêt général et l'intérêt de l'individu* », que vise profondément la Convention des Droits de l'Homme, n'est donc pas rompu.

La Cour estime aussi qu'il n'y a pas violation de l'article douze, avis dont la portée est plus généralisable : elle explique en effet qu'en garantissant le droit de se marier, cet article ne vise que le « *mariage traditionnel entre deux personnes de sexe biologique différent* ». Cette limitation est d'autant plus importante que le désir de se marier est souvent un élément déterminant dans la demande de changement du sexe civil pour les transsexuels. L'arrêt Cossey, rendu quelques années plus tard, n'apporte aucun élément nouveau et tranche exactement dans le même sens.

Toujours est-il que le Parlement Européen adopte le 12 septembre 1989 une résolution intitulée « *Sur la discrimination dont sont victimes les transsexuels* », et invite les Etats membres de la Communauté à légiférer sur le problème du transsexualisme. Les termes de cette résolution impliquent une sorte de droit des individus à choisir leur propre sexe : « *La dignité de l'homme et la protection de la personnalité humaine impliquent nécessairement le droit de mener une vie conforme à son identité sexuelle* », dit l'article un, et les Etats doivent mettre au point une procédure apte à garantir aux transsexuels la possibilité d'un « *diagnostic différentiel psychiatrique et psychothérapique de la transsexualité, dans le sens de l'aide à l'auto-diagnostic*[1] ».

La France n'accède pas à cette invitation à légiférer. En effet, quelques mois plus tôt, en mars 1989, le Groupe de Travail Interministériel Bioéthique et Droit, dans son rapport (dit rapport Braibant), a estimé qu'une législation en la matière serait dangereuse, et qu'en revanche il semblait nécessaire de réguler et de coordonner les pratiques médicales et judiciaires, de façon « souple ».

La Cour de cassation française refuse encore, quant à elle, d'accepter les changements de sexe civil. Le 21 mai 1990, elle rend quatre arrêts, tous consécutifs à des demandes de femmes, et rejette ces pourvois pour deux raisons :

> *« Le transsexualisme, même lorsqu'il est médicalement reconnu, ne peut s'analyser en un véritable changement de sexe, le transsexuel, bien qu'ayant perdu certains caractères de son sexe d'origine, n'ayant pas pour autant acquis ceux du sexe opposé ;*
>
> *et (...) l'article 8, alinéa 1er, de la Convention Européenne des Droits de l'Homme, qui dispose que toute personne a droit au respect de sa vie privée et familiale, n'impose pas d'attribuer au transsexuel un sexe qui n'est en réalité pas le sien. »*

Cette formulation est accueillie par les commentateurs comme enfin claire, et pour ceux qui répugnaient à accepter les changements de sexe, avec une grande satisfaction. M. Gobert souligne en outre « *le fulgurant éclairage qui est donné sur le dialogue qu'entretiennent droit et médecine*[2] » : en reconnaissant l'existence médicale du transsexualisme, mais en refusant d'en tenir compte quant à la définition du sexe, la Cour affirme en effet une

---

1. Parlement Européen, Procès-verbal de la séance du 12 septembre 1989 (référence PE 133.772).

2. M. GOBERT, Le transsexualisme ou la difficulté d'exister, *J.C.P.* 1990, éd. G, I, 3475.

indépendance par rapport au discours médical qui revient nettement sur toutes les décisions de la période où le diagnostic de transsexualisme « vrai » justifie les changements de sexe aux yeux des juges du fond.

On pourrait croire la question close, et ceci d'autant plus que dans la même période, le 23 avril 1990, la Cour d'appel d'Aix-en-Provence condamne pour coups et blessures volontaires avec préméditation un chirurgien, pour avoir opéré un transsexuel qui s'est ensuite suicidé. Il faut dire que ce chirurgien travaillait dans le secteur privé, et que la Cour d'appel signale : « *Cette opération n'a pas été faite dans l'intérêt thérapeutique du patient, mais pour satisfaire l'intérêt scientifique du chirurgien.* » Il ne s'agit donc pas d'une remise en cause plus globale de la validité du contrat de soin entre le transsexuel et son médecin, remise en cause qui serait pourtant possible, puisque seule la théorie du transsexualisme « vrai » permet de justifier des interventions qui, sans elle, ne pourraient qu'être sanctionnées comme atteintes illicites à l'intégrité du corps humain. La Chambre criminelle de la Cour de cassation confirme cette condamnation le 30 mai 1991[1].

Entre-temps, néanmoins, Norbert B., qui s'est vu refuser son changement de sexe par la Cour de cassation le 31 mars 1987, a présenté une requête à la Cour Européenne des Droits de l'Homme. La France est condamnée le 25 mars 1992, au nom de l'article huit de la Convention sur le respect de la vie privée, car « *faute de consentir à corriger la mention de son sexe tant sur le registre d'état civil que sur ses pièces officielles d'identité, les autorités françaises la* [contraignent] *à révéler à des tiers des informations intimes et personnelles* ». La Cour Européenne ne recommande aucune solution spécifique, et l'on a vu, à travers les arrêts Rees et Cossey, qu'elle n'estime pas nécessairement que le changement de sexe

---

1. A la suite de cette condamnation, certaines équipes cessent d'opérer, notamment celle du docteur Albert Leriche, à Lyon, réputée pour sa technique de construction de pseudo-verges (*Libération*, 24 mars 1992).

s'impose. Les arguments développés dans l'arrêt Norbert B. montrent clairement que des solutions pragmatiques, concernant notamment les « documents à montrer » et surtout la composition et l'usage (très étendu en France) du numéro d'INSEE, pourraient sans doute suffire à rectifier la situation.

Néanmoins, la Cour de cassation ne s'oriente pas dans le sens d'un tel système, dont l'adoption nécessiterait une intervention législative. Le 11 décembre 1992, elle accorde le changement de sexe à deux transsexuels :

> *« Lorsque, à la suite d'un traitement médico-chirurgical, subi dans un but thérapeutique, une personne présentant le syndrome du transsexualisme ne possède plus tous les caractères de son sexe d'origine et a pris une apparence physique la rapprochant de l'autre sexe, auquel correspond son comportement social, le principe du respect dû à la vie privée justifie que son état civil indique désormais le sexe dont elle a l'apparence. Le principe de l'indisponibilité de l'état des personnes ne fait pas obstacle à une telle modification*[1]. »

La motivation de ces arrêts indique nettement, il faut le souligner car c'est un revirement considérable, que la Cour de cassation renonce à la vérité du sexe civil : l'état civil n'indiquera plus le sexe véritable, ou considéré comme tel, du sujet, mais le sexe dont le sujet est le plus proche, celui dont il a l'apparence. Le changement de sexe à proprement parler n'est pas reconnu pour autant.

Ce point implique qu'un problème considérable reste en suspens. Norbert B. avait mentionné, dans sa requête à la Cour Européenne, son désir d'épouser son compagnon, et la Cour Européenne n'a rien répondu sur ce point. La Cour de cassation reste également silencieuse, et dans la mesure où le changement d'état civil ne signifie que rapprochement et apparence d'un sexe, on peut se demander comment le problème du mariage sera réglé. L'avocat général à la Cour de cassation souligne :

> *« Ce que la Cour [Européenne] ne dit pas, en*

1. *J.C.P.* 1992, 21991.

revanche, c'est l'étendue des droits qu'il conviendrait de reconnaître au transsexuel dans la nouvelle situation qui lui serait faite, surtout s'il obtenait la modification de son état civil. Pas plus que la commission (...) elle ne se prononce, notamment, sur les droits du requérant au mariage et à la famille. Aussi en est-on réduit à se reporter aux positions qu'elle a prises à cet égard dans les affaires Rees et Cossey pour rejeter le moyen invoquant la violation de l'article douze de la Convention Européenne des Droits de l'Homme, que cette disposition ne garantissait le droit au mariage qu'"entre deux personnes de sexe biologique différent" son but étant essentiellement de "protéger le mariage en tant que fondement de la famille". Autrement dit, les pays membres du conseil de l'Europe ne sont pas condamnables, en l'état des idées et des mœurs, s'ils conservent cette conception traditionnelle du mariage, mais ils peuvent évidemment s'en affranchir... »

Et il poursuit : « *Décider que les transsexuels peuvent se voir attribuer juridiquement un sexe, sans leur permettre d'exercer les droits qui y sont attachés, notamment dans un domaine aussi essentiel pour l'individu que la famille, reviendrait à créer, sans texte, une troisième catégorie de personnes au sexe indéterminé et à la capacité civile réduite, — ce qui ne paraît guère compatible avec l'un des premiers principes de notre droit constitutionnel, l'égalité des citoyens devant la loi*[1]. »

D'ailleurs, même dans le cadre de la Convention Européenne, le droit des transsexuels au mariage pourrait être revendiqué, en invoquant l'article quatorze relatif aux atteintes discriminatoires : « *La jouissance des droits et libertés reconnus (...) doit être assumée, sans distinction aucune, fondée notamment sur le sexe, la race...*[2] » ; mais comme la Cour de cassation ne dit rien à ce sujet, le débat

1. *J.C.P.* 1992, 21991.
2. Voir à ce sujet G.M. FAURE, Transsexualisme et indisponibilité de l'état des personnes, *Revue de Droit Sanitaire et Social* 25, 1, Janvier-mars 1989.

se poursuit. Un commentateur au moins se demande : « *Faut-il priver les transsexuels du droit de se marier*[1] *?* », et un autre remarque : « *Le mariage paraît exclu, non pas tant pour impossibilité d'en remplir toutes les fins, la capacité procréatrice n'étant point une condition civile de cette union, que pour impossibilité pour le sujet de quitter son sexe premier.*[2] Bien des débats restent donc en perspective, même si, aux yeux du profane, il semble impossible que le mariage soit refusé à quelqu'un dont l'état civil a été modifié…

F. COMMENT REMANIER LES CROYANCES ?

Les juges sont-ils parvenus à construire une nouvelle « vérité » du sexe civil ? Le travail par lequel ils tentent de justifier les modifications du sexe les conduit à passer d'une définition purement biologique du sexe, définition d'abord fondée sur un critère visuel que la génétique ne remplace qu'à peine, à une définition dite « complexe », qui fait du sexe une mosaïque dont il conviendrait, au cas par cas, de distinguer les éléments déterminants.

Ce passage revient à remplacer une conviction par une autre, mais la seconde conception du sexe est une croyance plus fragile que la première, et comme forcée. Quand les juges se défendent d'être mis par les transsexuels devant le « fait accompli », ne désignent-ils pas une tension essentielle : le « changement de sexe » n'est-il pas, comme le met en évidence la position de la Commission Européenne des Droits de l'Homme, admis surtout parce qu'il existe, et l'effort auquel s'astreignent les juges pour concilier ce changement et les principes fondamentaux du droit français n'est-il pas, dans une certaine mesure, voué à

---

1. J. HAUSER, Faut-il priver les transsexuels du droit de se marier ?, *Revue trimestrielle de droit civil*, janvier-mars 1993, 325 ss.
2. G. MEMETEAU, J.C.P. éd. G, 5, 21991.

l'échec ? En témoigne le retour du biologique dans la conception « complexe » du sexe, qui ne réduit pas, mais au contraire étend, le champ du naturel dans le discours juridique, en y faisant entrer des phénomènes comportementaux, psychologiques et sociaux jusqu'alors rapportés à la volonté du sujet.

Le scandale que représente le transsexualisme dans le cadre de l'institution du mariage met très vite en évidence la dimension fondamentalement statutaire de la distinction entre hommes et femmes, mais cet éclairage ne permet pas, en fait, un véritable remaniement. « Ce n'est qu'un statut », disent les uns, « il suffit de regarder pour voir que ce n'est pas un homme », disent les autres, mais les deux positions se rejoignent dans une commune nécessité : maintenir la bipolarité des positions sexuelles, deux statuts aux droits complets seulement, toute catégorie intermédiaire étant impensable, sauf comme exclusion radicale. Dans les deux cas, le maintien de cette bipolarité exige des accommodements, qui conduisent à admettre soit une variété des comportements, soit une variété des corps à l'intérieur des catégories.

Les juges éprouvent aussi des difficultés à considérer le transsexualisme comme un trouble qui ne met pas en jeu la libido, et à délier le sexe (au sens d'une distinction entre hommes et femmes) et la sexualité, au sens pulsionnel. La théorie de l'inversion convenait-elle mieux au droit français ? Là encore, les efforts des juges pour accepter les distinctions mises en avant par le diagnostic différentiel des experts fonctionnent comme le refoulement d'une autre croyance, selon laquelle l'identité sexuelle aurait tout à voir avec la sexualité. Cette autre croyance, explicitée par ceux qui refusent le changement de sexe, fait retour dans les arguments de ceux qui le justifient. Les organes génitaux sont conçus comme un signe visible de la différence, mais ils sont interprétés surtout comme les organes qui servent à la fonction sexuelle. Une relative incertitude du signe visible peut être admise, mais pour déterminer la catégorie à laquelle appartient une personne, il semble indispensable de s'interroger sur ce qu'elle pourrait ou voudrait faire des organes, quelle que soit leur origine, dont elle se trouve pourvue. Le problème de la reproduction s'efface, en fait, derrière cette importance accordée à la pratique sexuelle en elle-même.

A travers les appréhensions différenciées des organes génitaux chirurgicalement construits, est femme tout individu qui n'est pas pourvu de signes suffisants de masculinité, qui n'a pas, ou pas assez de pénis. Cette conception implique qu'il n'y a qu'un seul sexe, masculin, et que les femmes (les « non-hommes ») sont des hommes châtrés. Cependant, la façon dont les juges se situent vis-à-vis du mariage des transsexuels apporte sur ce problème un éclairage nouveau. La nécessité, pour que la voix de la compagne soit entendue, qu'elle soit mère, centre le problème sur celui des statuts parentaux : que faut-il pour qu'un homme soit père, ou une femme mère ; comment s'articulent l'être-homme et l'être-père, l'être-femme et l'être-mère ? Dans une certaine mesure, les statuts de père et de mère contribuent à la définition du sexe : on peut faire d'un homme une femme, parce qu'il pourra devenir mère adoptive, mais pour faire d'une femme un homme, susceptible de devenir père, il faut qu'une mère biologique soit prête à en faire son époux. Ainsi, la place qu'occupe un individu dans les catégories sexuelles s'ancre, très profondément, dans son éventuelle fonction parentale. C'est pourquoi la place du mariage reste si importante dans les points de vue divergents sur le transsexualisme.

J'ai indiqué que, dans sa dimension juridique, le genre fonctionne comme un statut, qui se définit surtout par rapport au mariage ; le projet de maintenir la bipolarité des sexes vise, en définitive, à préserver cette règle d'« exogamie » croisée, déjà évoquée, et qui pourrait bien fonder, au bout du compte, tout ce que met le Droit sous les termes « être un homme ou une femme ». Ce changement radical est peut-être impossible pour les juges : dire que la règle fonde la différence, ce serait nécessairement cesser de croire en la différence.

Cet impressionnant travail de réflexion des juges, si

riche pour qui s'intéresse aux catégories sexuelles, a été rendu pratiquement inutile par ce qu'on pourrait appeler la « victoire » de la problématique des Droits de l'Homme. La réaction de la Cour de cassation à la condamnation de la France, qui a consisté à désolidariser le sexe du corps et celui de l'état civil, ouvre cependant de nouvelles questions éthiques. M. Czermak et H. Frignet, tous deux psychiatres, soulignent que « *la Cour de cassation a reconnu au sujet la libre disposition de son sexe anatomique et légal. Un tel jugement ne peut qu'inciter l'individu à l'abandon de ses repérages symboliques au profit de ceux, imaginaires, que la loi du grand nombre lui dicte* ». Et ils n'hésitent pas à qualifier cette évolution de « *psychose sociale*[1] ». L'intention polémique est évidente et je ne pense pas que la Cour de cassation ait véritablement créé un droit de l'individu à disposer de son sexe, bien que telle ait été, au fond, l'intention du Parlement Européen dans sa recommandation de 1989. En revanche, je partage tout à fait le point de vue de ces auteurs quant à la signification structurelle de l'évolution en cours. Intégrer la différence des sexes et celle des générations est certainement l'une des tâches les plus importantes de l'enfant qui se construit comme sujet humain complet. Une loi sociale qui méconnaît cette vérité psychique fondamentale ne peut que favoriser les dérives les plus inquiétantes.

---

1. M. CZERMAK, H. FRIGNET, Quel sexe voulez-vous ?, *Libération*, 17 novembre 1993.

Récapitulatif des affaires étudiées

Date	Tribunal	Lieu	Sexe	Issue	Age	Nom
18/01/65	T.G.I.	SEINE	H	Non	37	Jean-Roland J.
08/12/67	Appel	PARIS	H	Oui	?	Claude B.
18/01/74	Appel	PARIS	H	Non	34	Pierre G.
04/06/75	Appel	LIMOGES	H	Non	?	S.
16/12/75	Cass.		H	Non	32	A.
16/12/75	Cass.		H	Prénom	66	Marie-André S.
29/01/76	T.G.I.	TOULOUSE	F	Oui	?	X.
02/05/77	T.G.I.	DIJON	H	Oui	47	Antoine R.
24/02/78	Appel	PARIS	F	Prénom	33	Annie R.
22/05/78	T.G.I.	ROUEN	H	Oui	?	Maud Marin
25/05/78	T.G.I.	TOULOUSE	H	Oui	47	Christian P.
11/10/78	Appel	TOULOUSE	H	Oui	47	Christian P.
11/07/79	T.G.I.	ST.ETIENNE	H	Oui	38	D.B.
17/09/79	T.G.I.	PARIS	H	Non	?	X.
22/11/79	T.G.I.	LIBOURNE	H	Non	44	Norbert B.
00/00/80	T.G.I.	AMIENS	H	Oui	31	Jean-Pierre X.
26/03/80	T.G.I.	ST.ETIENNE	H	Prénom	29	C.
16/10/80	T.G.I.	NANTERRE	H	Oui	43	Claude A.
08/07/81	T.G.I.	TOURS	H	Oui	45	Claude D.
09/07/81	Appel	LYON	H	Prénom	37	Jacques G.
22/10/81	T.G.I.	CRETEIL	F	Oui	21	Nicole M.
22/10/81	T.G.I.	CRETEIL	F	Oui	21	Nicole G.
24/11/81	T.G.I.	PARIS	H	Oui	59	C.B.
24/11/81	T.G.I.	PARIS	H	Oui	21	Pascal B.
22/04/82	Appel	NANCY	F	Non	40	Nadine S.
16/11/82	T.G.I.	PARIS	F	Oui	31	Colette D.
07/12/82	T.G.I.	PARIS	F	Non	65	Yvette H.
02/02/83	Appel	AGEN	F	Oui	34	Annie S.
21/04/83	T.G.I.	NANTERRE	F	Oui	27	Thérèse A.
30/11/83	Cass.		F	Non	41	Nadine S.
30/05/85	Appel	BORDEAUX	H	Non	50	Norbert B.
06/06/85	T.G.I.	CRETEIL	F	Non	27	Dominique O.
19/12/85	T.G.I.	CRETEIL	H	Non	27	Bruno C.
21/01/86	T.G.I.	LYON	H	Prénom	27	Dominique V.
03/03/87	Cass.		H	Non	38	Paul F.
31/03/87	Cass.		H	Non	?	Norbert B.
03/12/87	Appel	LYON	H	Non	38	Paul F.
07/05/88	Cass		H	Non	?	X.
10/05/89	Cass		H	Non	?	X.
21/05/90	Cass		F	Non	43	Jocelyne A.
21/05/90	Cass		F	Non	35	Michèle S.
21/05/90	Cass		F	Non	42	Dominique N.
21/05/90	Cass		F	Non	47	Suzanne J..
11/12/92	Cass		H	Oui	35	René X.
11/12/92	Cass		H	Oui	24	Marc X

VII. TRANSGRESSION ET CONFORMISME : LES AUTOBIOGRAPHIES

Les textes autobiographiques[1] sur le thème du transsexualisme ont une fonction et une portée sociales attestées par le succès commercial dont ils bénéficient : ils sont souvent publiés par des éditeurs reconnus, leurs auteurs sont invités dans des émissions de télévision aux heures de grande écoute, etc. Leur aspect sensationnel, la transgression que représente le « changement de sexe », fait certainement une part de ce succès. La bisexualité psychique des lecteurs potentiels est sans aucun doute sollicitée par le thème du transsexualisme. On peut aussi supposer une certaine fascination pour la castration réelle, ainsi que l'attente d'une satisfaction érotique à cette lecture — on trouve par exemple, de façon symptomatique, le récit d'une forme bizarre de « changement de sexe » dans l'*Anthologie des lectures érotiques* réunie par Jean-Jacques Pauvert[2].

1. En fait, j'utilise à la fois des autobiographies au sens strict, et des récits de type journalistique, ou écrits en collaboration. De même, pour simplifier, je désigne généralement par le terme d'auteur le ou la transsexuel/le dont le texte raconte l'histoire.
2. Bob SLAVY, Mrs Goodwhip et son esclave, *in* Jean-Jacques Pauvert, *Anthologie des lectures érotiques, de Guillaume Apollinaire à Philippe Pétain*, Paris, J.C. Simoen et France Loisirs, 1979, 209-215. Ce texte, comme l'indiquent son titre et le pseudonyme de son auteur, n'a rien à voir avec le transsexualisme, et tout avec le sadomasochisme.

Pourtant (et ce n'est pas sans évoquer l'effet produit parfois par la littérature dite érotique) la lecture suivie de ces ouvrages laisse (en tout cas m'a laissé) une impression dominante de monotonie que ni l'unité du thème, ni le style souvent médiocre du point de vue littéraire, ne suffisent à expliquer. Cet effet de monotonie provient essentiellement d'une tendance au conformisme, tendance qui se manifeste dans deux directions : d'une part, ces textes se présentent dans leur grande majorité comme concordants avec la définition médicale du transsexualisme « vrai » ; d'autre part, dans leur grande majorité aussi, ils mettent en avant une définition aussi normalisante et rigide que possible de ce qu'est un homme ou une femme.

En ce qui concerne la concordance entre autobiographies et théories, on a vu qu'au XIXème siècle, les médecins et les sujets eux-mêmes collaboraient en quelque sorte pour construire le concept d'inversion ; il n'existait pas alors d'autobiographie d'inverti au sens strict ; en revanche, des récits autobiographiques, modelés par le questionnement et la perspective nosographique des médecins, souvent même coupés ou réécrits par eux, et toujours encadrés de leurs commentaires théoriques, étaient intégrés à la littérature médico-légale sous la forme de récits de cas[1].

Les conditions dans lesquelles médecins et sujets en demande de « changement de sexe » interagissent depuis la fin des années soixante sont évidemment bien différentes. Néanmoins, les autobiographies à thème transsexuel peuvent, elles aussi, être envisagées sous l'angle d'une construction commune du transsexualisme. Ces autobiographies constituent un point de rencontre privilégié entre offre théorique et demande individuelle : les demandeurs, généralement après avoir été satisfaits, se proposent eux-mêmes comme des « cas », à la fois pour le grand public et pour les théoriciens, qui de leur côté ont

1. *Cf.* Philippe LEJEUNE, Autobiographie et homosexualité en France au XIXème siècle, *Romantisme, la revue du XIXème siècle*, n° 56, 1987, 79-94.

fondé leur conceptualisation sur des études de cas souvent publiées. Un échange, voire un dialogue, s'instaure entre ces divers textes : on trouve des références aux théoriciens qui se sont prononcés pour le « changement de sexe » dans les autobiographies, et des références aux autobiographies dans les textes théoriques, chaque corpus servant en quelque sorte de garantie à l'autre (les références théoriques garantissent le sérieux des autobiographies, les autobiographies garantissent la pertinence clinique des textes théoriques). On peut trouver un exemple de cette interaction dans le fait que Christine Jorgensen, en 1967, décrit son enfance en termes de malaise assez vague, alors que les autobiographies rédigées après la diffusion des textes de J. Money et R. Stoller font état d'une conviction transsexuelle précoce. Dans l'autre sens, on peut remarquer qu'H. Benjamin annexe une série de brefs récits autobiographiques à son ouvrage *The transsexual phenomenon*.

Sur le plan du contenu, par ailleurs, il faut souligner que les arguments utilisés par les transsexuels d'aujourd'hui pour obtenir une reconnaissance sociale ressemblent d'une façon frappante à ceux qu'utilisaient naguère les invertis dans le même but[1].

Ces autobiographies se présentent donc comme une étape facultative, mais importante, de la carrière transsexuelle, étape de la justification sinon du prosélytisme : les auteurs ne cherchent pas à susciter des vocations mais à expliquer leur démarche (secondairement, toutefois, ils suscitent bien des vocations puisque c'est souvent en lisant une autobiographie que les transsexuels apprennent la possibilité de changer de sexe). Tous ces récits visent à expliquer le « changement de sexe », en s'appuyant sur la spécificité et la reconnaissance scientifique du transsexualisme ; ils peuvent être lus

---

1. *Cf.* l'analyse du *Roman d'un inverti-né* par B. LHOMOND, *in* Un, deux, trois sexes : l'homosexualité comme mélange, *Actes du Colloque International Homosexualité et Lesbianisme, Mythes, Histoires et Historiographies*, Lille, Cahiers G.K.C., Vol. 1, 1989, 11-21.

comme une argumentation, dans une perspective stratégique. Le fait que ces récits, comme tout le genre autobiographique, prétendent décrire la vérité intime du sujet constitue un élément essentiel de cette stratégie.

Ces textes présentent par ailleurs des conceptions très rigides et normalisantes du masculin et du féminin ; ils manquent singulièrement de ce jeu bisexuel qui, pour Julia Kristeva, fonde à la fois le travail du roman et la construction (notamment à l'adolescence) de la vie psychique[1]. Ce manque, qui dans une perspective directement clinique doit s'interpréter par rapport à la problématique personnelle des sujets transsexuels, fonctionne également comme un argument stratégique. L'autobiographie ne s'appuie pas seulement sur les théories médicales pour justifier le « changement de sexe ». Plus profondément, elle vise à convaincre le lecteur que l'homme qui a « changé de sexe » est en vérité une femme, et que la femme qui a « changé de sexe » est en vérité un homme. Or, comme le montrent les études ethnométhodologiques, l'une des caractéristiques de « l'attitude naturelle » à l'égard du sexe est d'être invariant : tel individu est homme ou femme parce qu'il a été homme ou femme dès sa naissance, et le restera jusqu'à sa mort et même au-delà. En ce sens, le récit d'un passage, d'un changement, constitue de fait une difficulté : pour se faire efficacement accepter dans le sexe qu'ils revendiquent, les transsexuels doivent avant tout cacher leur transsexualisme. Suzanne Kessler et Wendy McKenna remarquent à ce propos que « *les transsexuels qui font du prosélytisme, ceux qui protestent parce que leur genre n'est pas pris au sérieux, font qu'il est difficile, voire impossible, pour les autres de participer au maintien de leur genre, parce qu'ils confrontent continuellement les autres à une violation flagrante de l'attitude naturelle*[2] ». L'affirmation d'une frontière

---

1. Julia KRISTEVA, Le roman adolescent, *Adolescence*, 1986, 4, 1, 13-28

2. Suzanne KESSLER, Wendy McKENNA, *Gender, an ethno-*

radicale entre les hommes et les femmes est une manière de résoudre cette contradiction. Cette affirmation rejoint, et c'est peut-être l'une des clefs de la popularité de ces discours, des représentations sociales significatives des rapports de pouvoir entre les sexes. Le processus par lequel, dans ces textes, les transsexuels affirment n'être pas homosexuels s'intègre dans la même stratégie de la normalité. Ce processus est différent selon qu'il s'agit du discours d'un ou d'une transsexuel/le. Il met en évidence des conceptions dissymétriques du masculin et du féminin ; cette dissymétrie porte essentiellement sur la sexualité et son rapport au genre.

Du point de vue méthodologique, je m'appuierai, pour développer ces réflexions concernant les stratégies à l'œuvre dans ces textes, sur des fragments particulièrement significatifs pour les problèmes que je pose. Ces fragments sont souvent des exemples extrêmes d'une problématique dont on trouve, de façon plus diluée, des traces dans tout le corpus, dans la mesure où, malgré les nuances des histoires individuelles, il se révèle, dans sa dimension argumentative, remarquablement homogène.

Si l'on ne tient compte que des publications en langues française, anglaise et allemande, il existe à ma connaissance plus de trente biographies ou autobiographies de transsexuels, dont la première date des années trente[1].

---

methodological approach, Chicago, The University of Chicago Press, 1978, 137.

1. Je tiens cette information d'Annette Runte, philosophe et linguiste, qui travaille depuis plusieurs années, dans le cadre de l'Université de Siegen, en R.F.A., sur l'homosexualité, le travestissement et le transsexualisme en littérature, en termes d'analyse des stratégies discursives et des modalités narratives. La plupart des publications d'Annette Runte sont en langue allemande, ce qui me les rend difficilement accessibles. Cependant, nous avons eu de nombreuses conversations et c'est elle qui a attiré mon attention sur la dimension de dialogue entre récits de cas et récits de vie, commune aux autobiographies à thème transsexuel d'aujourd'hui et aux écrits homosexuels du XIXème siècle. Je me suis aussi appuyée sur ses développements dans Male identity as a phantasma : the difficult

J'utiliserai ici les douze textes que j'ai pu retrouver, et qu'on peut, dans une certaine mesure, considérer comme ceux que le marché, pour des motifs difficiles à maîtriser, a en quelque sorte sélectionnés. Ces autobiographies sont plutôt récentes (huit sur douze ont été publiées dans les années quatre-vingt). Elles concernent surtout des hommes : huit textes d'hommes, trois de femmes, et un relatant l'histoire d'un couple formé d'un transsexuel et d'une transsexuelle. Peut-être les hommes transsexuels sont-ils plus nombreux, ou bien ils publient davantage, ou encore leurs textes sont plus diffusés. Dans dix cas, le texte est rédigé après le « changement de sexe » chirurgical. Dans deux cas, la présentation des auteurs oscille entre intersexualité et transsexualisme, ce qui, en soi, est un élément d'une démonstration : les transsexuels tiennent beaucoup à considérer leur appartenance au sexe qu'ils revendiquent comme une caractéristique en fait corporelle.

Dans mon corpus, le récit le plus ancien (1967) est *A personal autobiography*[1] de Christine Jorgensen, le jeune photographe américain dont le traitement chirurgical et hormonal par Christian Hamburger et ses collègues au Danemark a fait scandale aux Etats-Unis en 1953. Christine Jorgensen décrit son enfance et son adolescence dans une famille apparemment aussi normale et unie que possible, son sentiment d'isolement, et le malaise que lui occasionne sa personnalité efféminée, associée à un profond dégoût de l'homosexualité. Il a vingt-quatre ans lorsqu'il décide de changer de sexe, et à son retour du Danemark, il entreprend une carrière de chanteuse de cabaret.

---

borderline between lesbianism and female transsexualism in autobiographical literature, *Actes préparatoires de la conférence internationale : Homosexuality, which homosexuality*, Free University of Amterdam, décembre 1987, Amsterdam, 1987, 216-229.

1. C. JORGENSEN, *A personal autobiography*, New York, Bantam Book, 1967. Pour ne pas alourdir inutilement ce chapitre, je ne donne qu'une fois les références de ces ouvrages. Dans la suite du texte, les pages correspondant aux citations seront indiquées entre crochets.

Jan Morris, qui publie *L'énigme* en 1974[1], est quant à lui, avant sa transformation, un célèbre journaliste anglais, connu pour ses reportages internationaux, ses publications, et son ascension de l'Everest. Bien qu'il se dise convaincu d'être une fille depuis l'âge de trois ou quatre ans, et malgré quelques expériences homosexuelles, il mène une vie qu'on pourrait qualifier de particulièrement virile, fait même son service militaire dans un régiment d'élite (où, dit-il, il se sent « *comme un espion qui s'est introduit dans un camp ennemi plein de courtoisie* » [p. 45]). Il consulte Harry Benjamin dans les années cinquante, mais décide de tenter encore une fois de poursuivre une vie d'homme. Il épouse ensuite une femme avec qui il partage une « *amitié passionnée* » [p. 79] et dont il a plusieurs enfants. En 1964, il consulte de nouveau Harry Benjamin, et entame un traitement hormonal féminisant qui dure huit ans, pendant lesquels il vit, avec plaisir et malaise à la fois, dans ce qu'il nomme un état intermédiaire d'androgynie. Il se fait enfin opérer à Casablanca en 1972, à l'âge de quarante-six ans.

Daniel van Oosterwyck, auteur de *Il* en 1975[2] est belge, fille d'un musicien volage, qui abandonne rapidement le foyer, et d'une mère qu'elle idéalise. Elle découvre à sept ans que Dieu s'est trompé en lui donnant une âme de garçon et un corps de fille, vit les signes physiques de sa puberté comme un drame et une honte insupportables, et tombe à quinze ans amoureuse d'une femme mariée avec qui elle a une liaison. Elle ressent comme une injustice et une dégradation le fait que son entourage la considère comme lesbienne. Elle entame une carrière musicale, mais doit y renoncer car elle ne supporte

---

1. J. MORRIS, *L'énigme*, Paris, Gallimard, 1974.
2. D. VAN OOSTERWYCK, *Il*, Bruxelles, Rossel Edition, 1975. La seule détermination du titre de cet ouvrage fait problème. Si, au dos du livre, on trouve seulement *Il*, en revanche, la première de couverture est ambiguë : le pronom *Il* est inscrit dans une typographie ordinaire, au-dessus d'un dessin qui représente un arbre ; or, les racines de cet arbre forment, dans une typographie qui reproduit une écriture manuelle, le pronom Elle...

pas d'apparaître vêtue en femme lors des concerts. Après la mort de sa mère, alors qu'elle a vingt et un ans, elle commence à se travestir régulièrement en homme, à se documenter sur le « changement de sexe » et à consulter plusieurs médecins. Elle décide aussi d'entreprendre des études de droit. Quatre ans plus tard, elle commence à la fois un traitement hormonal et une liaison avec la femme qu'elle souhaite épouser après sa transformation. Elle subit en Belgique une mastectomie, une hystérectomie et une ovariectomie bilatérale, puis, entre 1971 et 1974 (elle a trente ans en 1974), elle se fait construire une pseudo-verge (dix interventions chirurgicales successives). Elle rêve de reprendre une carrière musicale, qui, en homme (comme son père), lui semble enfin possible[1].

Emergence[2] est publié en 1977 aux Etats-Unis par Mario Martino et Harriett (une collaboratrice ou son épouse ?). Mario Martino est issue d'une famille d'immigrants italiens. Elle décrit son enfance de garçon manqué, les fantasmes érotiques précoces où elle s'imagine être un garçon, son attirance pour les filles. Sa mère meurt alors qu'elle a douze ans. Peu de temps après, Mario Martino devient interne dans une école religieuse, où elle fait toutes ses études. Elle décide de devenir infirmière et d'entrer dans les ordres. Postulante dans un premier couvent, elle en est chassée lorsqu'elle engage une amitié passionnée avec une de ses compagnes. Elle demande à entrer au noviciat d'un autre couvent, où elle demeure deux ans. Elle le quitte, de son propre chef cette fois, son intense « *frustration sexuelle* » [p. 95] lui donnant à penser qu'elle n'est finalement pas faite pour la vie religieuse. Devenue indépendante, elle a une liaison avec une femme, tente d'avoir une relation sexuelle avec un homme, puis rencontre Becky, dont, immédiatement, elle

1. Je rappelle que Daniel van Oosterwyck s'adresse en 1976, et sans succès, à la Commission Européenne des Droits de l'Homme pour obtenir le changement d'état civil que lui refusent les tribunaux belges.
2. M.MARTINO et Harriett, *Emergence, autobiographie d'un transsexuel*, Paris, Trévise, 1981.

veut faire son épouse. Elle commence à envisager la chirurgie transsexuelle. En 1967, l'année de la publication de l'autobiographie de Christine Jorgensen, dit-elle, elle commence à suivre un traitement hormonal et à fréquenter d'autres transsexuelles. Elle subit une mastectomie et une hystérectomie (chaque fois avec un choc opératoire qui met sa vie en danger), puis fait changer son état civil et épouse Becky. Elle fonde un « *service de conseil ouvert aux candidates au « changement de sexe », la Fondation Labyrinthe* » [p. 235]. Ce n'est qu'au début des années soixante-dix qu'elle se décide à la phalloplastie (malgré les chocs opératoires répétés), mais sa pseudo-verge s'infecte et doit être coupée[1]. Quatre ans plus tard, elle tente de nouveau l'expérience, avec un succès tout relatif : cette fois l'extrémité de la pseudo-verge se nécrose, et elle doit chaque jour enlever les parties mortes (« *parlez-moi après cela du complexe de castration* », dit-elle non sans humour [p. 260]). Elle décide enfin de se contenter d'un « *phallus respectable, aux trois-quarts parfait* » [p. 261].

Publié en 1980, *Journal of a transsexual*[2], de Diane Leslie Feinberg, est un texte américain, très court et totalement différent des autres : son auteur dit avoir vécu en homme pendant quatre ans dans le cadre d'un « *programme de "changement de sexe"* », avoir subi une mastectomie et un traitement hormonal qui a fait pousser une barbe et baisser sa voix ; elle a ensuite abandonné ce traitement et vit de nouveau en femme depuis plusieurs années. Le texte est presque entièrement consacré au récit des difficultés qu'elle subit (impossibilité d'avoir un

1. Curieusement, compte tenu de l'avancée des techniques à cette époque, cette phalloplastie n'est réalisée qu'en trois temps, et dans des conditions qui semblent nettement moins sûres que celles dont bénéficie Daniel van Oosterwyck en Angleterre. Bien entendu, il est possible que ces chocs opératoires aient une signification dans la dynamique psychique de Mario Martino (soit comme manifestation de type psychosomatique, soit dans sa reconstruction après coup de cette période de sa vie).
2. D.L. FEINBERG , *Journal of a Transsexual*, New York, World View, 1980.

emploi, obscénités dans la rue, attaques dans le métro, arrestations, etc.) en raison de l'ambiguïté de son aspect.

Histoire de Jeanne transsexuelle[1], paru en France en 1980, n'est pas tout à fait une autobiographie : Catherine Rihoit a enregistré ses entretiens avec Jeanne Nolais et a ensuite rédigé le texte, à la première personne comme si Jeanne Nolais écrivait. Jeanne Nolais est né en Bretagne en 1915. « *Avant l'âge de neuf ans,* dit-il, *je ne me suis pas posé la question de savoir qui j'étais, ni à quel sexe j'appartenais. Il y avait un tout dont je faisais partie, qui était ma mère et moi* » [p. 28]. Envoyé en pension, Jeanne Nolais dit acquérir « *une vision fausse des hommes* » [p. 41], toute de grossièreté et de brutalité. Il voudrait devenir une femme, et s'engage dans la marine pour essayer de se normaliser. Il y connaît des amitiés chastes. Ensuite, il obtient un emploi (à terre) dans une compagnie d'aviation. Il rencontre en 1941 (peu de temps après la mort de sa mère) une jeune fille qui représente « *son idéal de la femme : propre, nette* » [p. 129], et l'épouse en 1944. En 1955, le couple adopte une petite fille. Au moment où sa fille atteint la puberté, Jeanne Nolais, déprimé, tente un traitement hormonal masculinisant, qui empire son état. Il entame alors un traitement hormonal féminisant, qui le satisfait beaucoup mieux. Son épouse meurt d'un cancer, sa fille s'installe de son côté. En 1971, peu de temps après cette série de deuils, Jeanne Nolais entre en contact avec l'A.M.A.H.O. Il commence à vivre en femme au moment de sa retraite, peu de temps après. Il est opéré en 1974, à cinquante-neuf ans, et se considère depuis comme lesbienne.

Marie-Josée Enard est généralement considéré comme un transsexuel, et c'est ainsi que la désigne le titre (néanmoins assez ambigu) de son autobiographie, *Vouloir être... Transsexuelle, Femme et Mère*[2], publiée en 1982.

---

1. C. RIHOIT, J. NOLAIS, *Histoire de Jeanne Transexuelle*, Paris, Mazarine, 1980.
2. M.J. ENARD, *Vouloir être... transsexuelle, femme et mère*, Paris, Persona, 1982.

Cependant, si l'on en croit son récit, il pourrait aussi s'agir d'un cas d'intersexualité (le texte mentionne des organes génitaux masculins atrophiés et un vagin embryonnaire à l'intérieur de l'abdomen) ; bien entendu rien n'est moins certain, et il n'est pas rare d'entendre des transsexuels alléguer, comme « preuve » de leur féminité, mais d'une façon en fait bien masculine, la petitesse, réelle ou fantasmée, de leur pénis. Né à Alger en 1945, Marie-Josée Enard est déclaré comme garçon après de longues délibérations familiales. Dès l'enfance, il se travestit en fille en secret, et à onze ans, il montre son pénis, à son avis atrophié, à sa mère, qui le conduit chez un médecin. Celui-ci le déclare « *hermaphrodite* », mais cette consultation reste sans lendemain. Marie-Josée Enard sort habillé en fille, se fait arrêter, et est conduit dans une maison de redressement où il subit, de la part du directeur, de nombreux sévices sexuels. Il dénonce ce directeur et le fait arrêter, mais il a, dit-il, « *pris le goût de l'interdit* » [p. 25]. Adolescent, après une liaison avec un jeune homme, il décide de vivre en France, où il se produit dans des cabarets. Appelé sous les drapeaux, il déserte, pratique le strip-tease à Paris. Sa famille l'accepte enfin comme femme. En 1968, il est opéré à Casablanca. Le tribunal de Marseille le déclare femme en 1973. Elle[1] vit avec un homme, achète un restaurant, et déclare comme sien l'enfant d'une prostituée. Des revers la conduisent à se prostituer elle aussi. A la suite d'une dénonciation, elle est arrêtée de nouveau, pour faux en écritures publiques et supposition d'enfant.

Ovida Delect publie à compte d'auteur, en 1982, *La prise de robe*[2]. Ovida Delect est poète, et émaille son texte de dessins de sa main, accompagnés d'une courte légende

1. La décision du tribunal, dont je n'ai pas de raison de douter, m'oblige à ce changement de genre évidemment brutal. Mais il n'est pas possible, en écrivant sur le transsexualisme, d'éviter toujours certaines ruptures de cette sorte.
2. Ovida DELECT (anciennement Jean-Pierre VOIDIES), *La prise de robe, itinéraire d'une transsexualité vécue*, édition à compte d'auteur, France, 1982.

en vers ; ces dessins sont toujours centrés sur une figure féminine, dans une grande robe tourbillonnante ponctuée de papillons et de fleurs ; quant aux légendes, je n'en donnerai qu'un exemple : « *L'idée d'accueillir l'autre aura nous pour substance* » [p. 54]. Le récit de son enfance est centré sur les « *fantasmagories* » où Ovida Delect s'imagine petite fille, ses travestissements avec les vêtements de ses compagnes ou de sa mère, sa vocation religieuse, pour porter la robe et ressembler à un ange. Adolescent au moment de la guerre, Ovida Delect est arrêté par la Gestapo et déporté à l'âge de dix-sept ans. Il ne supporte ces épreuves qu'en s'adonnant à des rêveries grâce auxquelles il « *devient Jacqueline* », une jeune fille qu'il connaît et dont « *l'image* » l'a « *assimilé* » quelques mois avant son arrestation [pp. 48 et 71]. Au moment de sa libération, il fait le vœu de porter pour toujours « *UNE ROBE DE TRES GRANDE TENDRESSE (...) AINSI J'EFFACERAI LES HORREURS* » (pp. 76-77, capitales de l'auteur). Jacqueline est fiancée, il « *devient Christiane* », une autre jeune fille rencontrée de fraîche date [p. 92], et qui l'incite à porter ses propres vêtements et le traite en femme. Il se rend à Paris, entreprend des études d'histoire, fonde un cercle de jeunes poètes, lit toute la littérature qu'il trouve sur le travestissement. En 1952, il rencontre Huguette et l'épouse. Il prend l'habitude de porter, pour écrire, des robes longues et de la lingerie féminine. C'est à la fin des années soixante seulement qu'il fait sa « *prise de robe* » publique : il porte d'abord une sorte d'aube, adaptée des vêtements religieux, avant de passer à des tenues féminines traditionnelles[1].

The gender trap (Le piège du genre)[2] paraît en Angleterre en 1982. Wendy Nelson, sur la base d'interviews, raconte à la troisième personne l'histoire de

1. On peut supposer, d'après les photographies qui illustrent l'autobiographie, qu'il a suivi au moins un traitement hormonal, et subi une épilation par électrolyse, mais il ne mentionne pas de transformation chirurgicale.
2. Chris JOHNSON, Cathy BROWN, with Wendy NELSON, *The gender trap*, London, Proteus Books, 1982.

Chris Johnson et Cathy Brown, un couple de transsexuels. L'enfance d'Eugène (Cathy Brown) est marquée par une situation sociale difficile et instable, une fréquentation scolaire irrégulière, avec la complicité de sa mère (qui participe aussi à ses travestissements). Eugène a des « *visions* », qu'il considère comme un « *pouvoir secret* ». Il devient délinquant à l'adolescence, connaît les maisons de redressement. Il tente d'avoir des relations sexuelles avec des femmes, mais cela ne fait que lui « *confirmer ce qu'[il] savait déjà : qu'[il] était une femme* » [p. 49]. Il découvre le Kung-Fu, et se stabilise lorsqu'il commence à l'enseigner, sous une fausse identité chinoise. La famille d'Anne (Chris Johnson) se présente comme tout à fait ordinaire. Anne est un « *garçon manqué* », mais se lie dès l'âge de seize ans, pendant ses études secondaires, avec Andrew, son futur époux : elle veut « *se prouver qu'[elle] est comme toutes les autres filles* » [p. 52]. Après son mariage, elle se découvre une attirance pour des femmes, mais ne passe pas à l'acte, car elle refuse de se considérer comme lesbienne. Elle participe un temps au *Women's Liberation Movement* (Mouvement de Libération des Femmes) mais l'abandonne parce que ses « *sentiments intérieurs ne sont pas ceux d'une femme* » [p. 88]. Eugène et Anne se rencontrent lorsque Anne décide de prendre des cours de Kung-Fu. C'est un coup de foudre assez particulier : dès le premier regard, Eugène voit qu'Anne est un homme, et Anne voit qu'Eugène est une femme. Ils décident de vivre ensemble, mais la séparation entre Anne et Andrew est difficile : Andrew, qui s'oppose au divorce, est « *possédé du démon* » ; c'est Eugène qui, grâce à son « *pouvoir* », l'« *exorcise* ». Après avoir commencé à cohabiter, Eugène et Anne décident d'avoir un enfant avant de changer de sexe tous les deux. Une petite fille naît, puis ils entament leur traitement hormonal, et commencent à sortir en public en se présentant comme Cathy (Eugène) et Chris (Anne). Ils adoptent le style « punk », fréquentent des amis très jeunes et tentent de vivre une seconde adolescence (tous deux ont une trentaine d'années à ce moment). Leur couple est menacé, par une infidélité de Chris qui se découvre du succès auprès des femmes, d'une part, et par leurs conflits à propos de religion, d'autre part (Chris est athée, Cathy mystique). Chris subit une mastectomie. Tous deux souhaitent une transformation chirurgicale complète, reportée à plus tard pour deux raisons : le chirurgien qui devait opérer Cathy avait exigé un secret absolu, or la presse s'empare de leur cas ; le coût des opérations dépasse leurs moyens financiers (Wendy Nelson exprime l'espoir que l'autobiographie permettra à Chris et Cathy d'obtenir un soutien financier).

Sylviane Dullak, l'auteur de *Je serai elle*[1], publié en France en 1983, est médecin. L'une des particularités de son récit est qu'il procède lui-même, dit-il, à l'ablation de ses testicules (en fait, il énuclée ses testicules). Son enfance et son adolescence sont marquées par un sentiment de vide intérieur et des fantasmes où il s'imagine comme une femme soumise à des traitements sadiques. Plus tard, il fréquente assidûment des prostituées, dans le but de « *s'imprégner de leur féminité* » [p. 71]. En 1952, à vingt-cinq ans, il se marie ; quatre enfants naissent de ce mariage. Il quitte son épouse en 1963, pour vivre avec une autre femme dont « *l'hypersexualité* » l'entraîne dans une « *descente aux enfers* » [pp. 39-40]. Il la quitte elle aussi, se prescrit des hormones féminines et se les injecte, ce qui lui procure une véritable euphorie. C'est après la mort de sa mère qu'il se châtre lui-même, puis commence à apparaître en femme. Il cherche à faire compléter la transformation en Belgique, puis à Londres, mais ne peut accepter les délais qu'on lui impose, et obtient finalement satisfaction à Amsterdam (il ne donne aucune date mais d'après la logique du récit, tout ceci se passe au début des années soixante-dix). Il décide de procéder lui-même à son épilation électrique. Le texte se termine sur la théorie endocrinologique du transsexualisme que Sylviane Dullak a élaborée.

Maud Marin, généralement considérée comme un

1. S. DULLAK., *Je serai elle*, Paris, Presses de la Cité, 1983.

transsexuel, tend à se présenter comme un intersexuel, en invoquant l'« *atrophie* » (en tout cas la petite taille) de ses organes génitaux masculins. *Le saut de l'Ange*[1], publié en 1987 avec la collaboration de Marie-Thérèse Cuny, décrit d'abord des conditions familiales troublées. Son père épouse d'abord une femme qui meurt en couches en laissant un enfant débile profond, Maurice. Ensuite, il épouse la sœur de sa première femme, dont la première grossesse donne naissance à une petite fille, qui meurt le jour même. Maud Marin est le cadet de ce second lit du père[2]. Un autre garçon, François, naît cinq ans plus tard. Le père, hypocondriaque et suicidaire, est interné en 1960, quand Maud Marin a quinze ans : il menace fréquemment de se suicider avec François, laissant, dit Maud Marin, sa mère « *seule avec les enfants à problèmes, les enfants-pièges, l'un privé de raison, l'autre de sexe* » [p. 44]. Maud Marin, qui s'habille en cachette avec les vêtements de sa mère depuis l'enfance, considère en effet, comme Marie-Josée Enard, que son pénis est atrophié : « *Je ne porte pas la marque qui différencie le genre humain* », dit-il à ce propos [p. 55]. Pendant ses études à Paris quelques années plus tard, Maud Marin découvre le monde des travestis et des prostituées. Sa mère, avertie, le pousse à consulter un psychiatre qui tente de le masculiniser et lui conseille l'armée ; à son grand soulagement, Maud Marin est réformé. Après son renvoi de l'Administration des Postes en 1970, Maud Marin décide de pratiquer la prostitution, puis suit un traitement

1. M. MARIN, avec la collaboration de Marie-Thérèse CUNY, *Le saut de l'ange*, Paris, Fixot, 1987.

2. Cette sœur aînée morte au berceau en évoque une autre, celle de Marie-Ange Grenier, transsexuel assez connu qui a fait l'objet d'une émission d'Anne Gaillard, *Le corps de mon identité* : il semble que Marie-Ange Grenier n'ait pu se penser que comme petite fille, en remplacement d'une sœur dont sa mère n'a manifestement pas pu faire le deuil (voir une interprétation plus complète de cette émission par C. CHILAND, Enfance et transsexualisme, *La psychiatrie de l'enfant*, 1988, XXXI, 2). Maud Marin avec son *Saut de l'ange*, et Marie-Ange Grenier avec son prénom éloquent, se seraient-elles toutes deux vouées à incarner ces anges-là ?

hormonal ; la castration et la vaginoplastie sont réalisées en Belgique en 1974. Deux ans plus tard, Maud Marin abandonne la prostitution, entreprend des études de Droit et demande son changement d'état civil, avec le concours de Gisèle Halimi, avocate féministe que ses plaidoiries dans des procès concernant des avortements ont rendue célèbre dans les années soixante-dix. Ce changement lui est accordé par le Tribunal de Grande Instance de Rouen en 1978.

Coccinelle, célèbre travesti français dont la transformation à Casablanca, le changement du sexe civil, et surtout le mariage « en grand blanc » ont défrayé la chronique en 1962, publie son autobiographie en 1987[1]. Coccinelle relate sans s'y attarder une enfance au « *cours tranquille* » [p. 27], et s'attache surtout à raconter ses succès et son plaisir à fréquenter des vedettes du spectacle, à décrire ses toilettes dans chaque circonstance, à faire au lecteur ce qu'elle considère comme des révélations sur les vices cachés de personnages connus, etc. Le texte est ponctué de nombreuses photographies, qui représentent Coccinelle en grande toilette ou sans toilette du tout, dans l'une ou l'autre de ses imitations de vedettes : « *La création,* dit-elle en effet, *n'a jamais été mon fort. Au niveau de l'apparence (...), j'ai toujours eu besoin de modèles. J'aurais pu plus mal choisir : Marilyn Monroe, Martine Carol, Brigitte Bardot... Je me suis efforcée de ressembler à chacune des trois, et que l'on ait pu, souvent, me confondre avec l'une ou l'autre reste à mes yeux un sujet de fierté* » [p. 114]. Ses succès auprès d'innombrables hommes, l'intérêt qu'ils portent d'abord à son « *sucre d'orge* » caché [p. 87], puis l'adoration qu'ils vouent à sa féminité (encore qu'elle choisisse essentiellement des homosexuels, qu'elle « *convertit* »...) occupent aussi une part importante de ce récit.

Si l'on récapitule les données biographiques présentées ici, on peut relever quelques constantes, ou dominantes, dont je donnerai quelques exemples. Marie-Josée Enard et

---

1. COCCINELLE, *Coccinelle*, Paris, Filipacchi, 1987.

Maud Marin se présentent comme intersexuels en alléguant l'atrophie de leur pénis ; ce sont aussi les seuls auteurs qui ont pratiqué la prostitution. Quatre hommes ont été mariés et ont eu des enfants, biologiques ou adoptifs, avant leur transformation. En revanche, sur les quatre femmes transsexuelles, seule Anne-Chris Johnson a été mariée. Parmi ceux qui ont « changé de sexe » tardivement, Jeanne Nolais, Ovida Delect et Sylviane Dullak sont manifestement des transvestis qui n'évoluent que secondairement vers le transsexualisme, alors que le cas de Jan Morris est moins clair. Quant à Coccinelle, malgré son « changement de sexe », il s'agit de toute évidence d'un travesti homosexuel et non pas d'un transsexuel « vrai ».

Lorsque l'auteur, quel que soit son sexe, parle de ses parents, la mère est toujours un personnage positif, voire idéalisé, et le père un personnage dévalorisé, ne serait-ce que par son absence. De même, seuls les hommes évoquent le travestissement précoce, souvent avec les vêtements de leur mère, et la réciproque (porter les vêtements du père) n'existe pas chez les femmes. Néanmoins, une identification primaire au père est clairement indiquée dans le texte de D. Van Oosterwyck, et plus discrètement dans celui de M. Martino. Quel que soit aussi le sexe de l'auteur, la mort de la mère apparaît souvent comme un préalable nécessaire à la transformation, ou même comme l'événement déclencheur de la demande de « changement de sexe ». Les thèmes du vide intérieur, de l'absorption ou de la fusion psychique (par exemple chez Jeanne Nolais ou Sylviane Dullak) fréquemment abordés par les hommes, sont en revanche absents dans les discours des femmes.

A. MONTRER DU VRAI

Le genre autobiographique se distingue par sa prétention à la véracité : l'autobiographie, par définition, ne se présente pas comme une fiction, elle est supposée concordante avec une réalité, ce qui s'est vraiment passé, ce que l'auteur a vraiment ressenti. Le lecteur auquel l'autobiographie s'adresse est, quant à lui, supposé s'intéresser aux faits rapportés plus qu'au livre, au champ référentiel du texte plus qu'au texte lui-même. La « vérité » du texte est donc souvent affirmée par des déclarations préliminaires qui visent à dénier le mouvement de reconstruction après coup qui commande nécessairement à tout travail de la mémoire ; Marie-Josée Enard, par exemple, indique : « *L'histoire que je me propose de raconter (...) est entièrement vraie et a été vécue telle qu'elle est décrite* » [p. 3]. Dans les cas où un tiers intervient dans la rédaction, l'illusion de vérité est assurée par des garanties introductives : Catherine Rihoit affirme n'avoir fait qu'ordonner le discours de Jeanne Nolais [p. 13], Wendy Nelson indique que la troisième personne utilisée dans le récit (et qui pourrait affaiblir sa valeur de témoignage) ne se justifie que pour rendre compte à la fois des points de vue des deux protagonistes [p. 7]. Ces stratégies narratives visent à faire croire au lecteur qu'il entre dans l'intimité du ou de la transsexuel, et même qu'une sorte d'espace intérieur du transsexualisme lui est ouvert, alors que lui est proposé un texte marqué avant tout par sa dimension polémique et démonstrative.

Ces récits, en effet, se proposent explicitement de « faire comprendre » (l'expression revient dans presque tous les textes) ce qui est arrivé à l'auteur, et plus largement ce qu'est le transsexualisme ; mais en fait ils cherchent moins à communiquer qu'à convaincre, à modifier une opinion ou une attitude du lecteur. Ces textes présupposent en ce sens un malentendu, ou une réprobation (la réprobation étant considérée comme l'effet du malentendu) qu'il convient de lever. Christine Jorgensen explique par exemple qu'elle a pris la décision d'écrire son autobiographie après avoir relu les articles de presse dont elle a fait l'objet :

> *« Je peux à présent (...) enterrer une fois pour toutes les rumeurs, spéculations, contre-vérités, et malentendus dont j'ai été entourée pendant presque une décennie et demie. Il y a aussi l'espoir qu'un tracé clair et honnête de ma vie pourra contribuer à une meilleure compréhension des garçons et des filles (...) intrépides qui, comme moi, doivent prendre des mesures radicales pour remédier à ce qu'ils trouvent intolérable. » [p. XVI]*

Daniel van Oosterwyck prend la même décision lors d'un séjour particulièrement douloureux à l'hôpital, après l'une des opérations qui visent à la construction de sa pseudo-verge :

> *« Je témoignerai !*
>
> *Tout ce que je vis actuellement, je le raconterai un jour à la face du monde ! Je forcerai les gens à sortir de leur ignoble inertie et les obligerai à réfléchir un instant à ceux qu'il est si simple de traiter de fous, à ces gens qui s'amusent à changer de sexe et aux médecins qui les assistent dans ces combines louches.*
>
> *Ah, c'est trop simple ! Trop simple de s'en tirer avec un haussement d'épaules, une mimique ironique, un doigt que l'on porte à sa tempe et que l'on fait tourner d'un quart de tour. (...)*
>
> *Il y a, en Belgique et en France notamment, des centaines, des milliers de malheureuses épaves vouées à la nuit et à la clandestinité, des milliers d'êtres que l'on assimile un peu trop facilement à des dépravés et que le plus vil des individus peut montrer du doigt avec la certitude d'être hautement approuvé. (...)*
>
> *On saura que ces gens qui veulent changer de sexe sont des transsexuels, des malades.*
>
> *On saura quelles intolérables souffrances morales les ont amenés à recourir à cette solution.*

On saura par quelles abominables souffrances physiques ils doivent passer pour venir à bout de ce traitement qui fait sourire certains, pour avoir enfin le droit de sortir de l'ombre, d'accéder à la lumière et à la vie.

Oui, on saura tout cela ! J'en fais le serment aujourd'hui ! » [p. 344-345]

Daniel van Oosterwyck complète sa démonstration par une photographie [p. 347] qui doit représenter son abdomen à cette étape du processus, alors que les différentes opérations, d'ordinaire dans ce texte, sont illustrées par des croquis. Ce recours à la photographie, qui est souvent supposée représenter directement le réel, dans le reportage notamment, participe de l'illusion de vérité recherchée. Presque tous ces textes utilisent ce moyen, afin sans doute d'assurer le lecteur que l'auteur est plus crédible, visuellement, dans le sexe qu'il s'est donné que dans celui qu'il avait à sa naissance. On pourrait dire que ces textes se présentent comme des dessins (le « *tracé* » dont parle Christine Jorgensen) qui se font passer pour des photographies. « *Le vrai ne se manifeste pas, il se constate* », dit, dans cette logique, Sylviane Dullak [p. 170].

Ici, la photographie vise à évoquer les « *abominables souffrances physiques* » éprouvées par Daniel van Oosterwyck[1] : ce trait est caractéristique des récits de femmes transsexuelles ; les transsexuels, quant à eux, s'accordent à minimiser les souffrances ressenties pendant

1. Elle représente un corps allongé sur le dos, vu des épaules aux genoux. Une peau de mouton est placée sous les fesses. On distingue sur le torse les cicatrices boursouflées d'une double mastectomie. Des cicatrices de greffes de peau occupent la partie gauche de l'abdomen sur toute sa hauteur. Un pédicule de chair est fixé, d'une part, à l'abdomen, et, d'autre part, à la région du périnée ; ce pédicule est surmonté par une zone de chair apparemment à vif (ou ayant récemment subi une greffe de peau) à peu près triangulaire. On voit aussi une cicatrice oblique sur la partie droite de l'abdomen. Les cuisses sont entourées de pansements, dont sort, à gauche, une sonde urinaire. Les jambes sont plâtrées en grenouille. Les mains reposent à plat sur les draps de part et d'autre du corps.

la transformation chirurgicale. L'intrépidité dont parle Christine Jorgensen, et qui présente le transsexuel comme héroïque, est dans les récits de transsexuelles remplacée par le martyre (qui pourrait bien être, traditionnellement, le seul héroïsme proposé aux femmes). L'argumentation est également dissymétrique : ici, pour contrer la « rumeur » ou l'assimilation des transsexuels à des « dépravés », c'est-à-dire pour lever un opprobre social, Christine Jorgensen, en utilisant l'expression « garçons ou filles », situe le transsexualisme comme une position infantile ou du moins juvénile, alors que Daniel van Oosterwyck affirme qu'il s'agit d'une maladie. Le ton revendicatif et quelque peu grandiloquent qu'adopte ici Daniel van Oosterwyck n'est pas rare dans ces récits, où abondent généralement les points d'exclamation, les mots soulignés ou en majuscules, les adresses directes au lecteur. A travers cette rhétorique qui évoque à la fois la propagande et le mélodrame, l'auteur — héros ou martyre — transsexuel se fait reconnaître comme la victime d'un sort injuste, et le récit fonctionne comme une demande de réparation. Se faire comprendre, ici, c'est avant tout se faire approuver et admettre, il n'y a pas de compréhension sans accord, ou du moins sans tolérance.

Les textes de Maud Marin et Marie-Josée Enard, qui se réclament à la fois du transsexualisme et de l'intersexualité, créent une confusion, produisent une assimilation entre les deux registres : c'est-à-dire que le texte vise à faire passer le transsexualisme pour une anomalie biologique et innée, donc naturelle, du ressort de la médecine plutôt que de la loi ou de la morale.

Il s'agit là d'un argument justificatif central, dont les avatars peuvent être recherchés dans les autres récits. Une première modalité de cet argument est le recours à l'aspect ou aux caractéristiques du corps de l'auteur. Une même scène se retrouve dans les récits de Maud Marin et de Marie-Josée Enard : pour convaincre un personnage maternel de l'« erreur » commise en déclarant l'enfant comme garçon, chacune montre son sexe masculin atrophié : « *Regarde ce monstre que tu as fait* », dit

Marie-Josée Enard à sa mère [p. 17], « *C'est ça, un sexe de garçon ? Je n'ai rien entre les jambes, et je n'ai jamais rien eu, tu le sais parfaitement* », dit Maud Marin à sa grand-mère [p. 143]. On retrouve ici la conception selon laquelle un petit pénis équivaut à pas de pénis du tout (comme dans l'affaire de Christian P., déclaré femme par le Tribunal à Toulouse en 1978). En outre, pour Maud Marin, le pénis signifie le fait d'être humain (c'est, je le rappelle, « *la marque qui différencie le genre humain* », et Maud Marin fait un « *saut de l'ange* »). Par ailleurs, ce recours au visuel supposé démonstratif de la vérité (recours qui, du point de vue logique, se rapproche de l'utilisation que fait Daniel van Oosterwyck de la photographie) est impossible dans les autres textes. Pourtant, dans une démarche similaire, tous les transsexuels insistent sur l'aspect efféminé qu'ils avaient dès l'enfance, tant du point de vue strictement physique (corps gracile, finesse des traits...) que par leur gestuelle. Les transsexuelles, de leur côté, ne recourent pas à cet argument : si elles sont garçonnières dès l'enfance, c'est seulement par leurs goûts et leurs activités (bien que Mario Martino, à l'âge adulte, découvre avec euphorie qu'elle a, sans suivre aucun traitement, le « *taux hormonal (...) d'un garçon de dix-sept ans* » [p. 116]). Sans doute cette différence s'explique-t-elle dans la mesure où aucun caractère physique ne peut pallier l'absence sur leur corps de ce pénis de taille suffisante sans lequel un individu ne peut être que femme. Tout se passe conformément à la théorie infantile phallique, à laquelle ces sujets restent fixés : les femmes n'ont rien à montrer.

L'assimilation du transsexualisme à l'intersexualité apparaît de façon encore plus nette, et cette fois sans distinction selon le sexe d'origine de l'auteur, dans les commentaires théoriques qui ponctuent tous ces récits. Ces commentaires peuvent prendre la forme de pré- ou de postface de l'auteur lui-même ou d'un expert (juriste ou médecin) ; ils peuvent être aussi imbriqués dans la narration : les auteurs s'appuient pour théoriser sur des discours reconnus (Christine Jorgensen et Mario Martino citent Harry Benjamin, Maud Marin cite Gilbert-Dreyfus, Daniel van Oosterwyck fait une revue générale où sont mentionnés surtout Westphal, Money, Stoller et Rocheblave-Spenlé, etc.). Ils tentent parfois de proposer une conception originale (Sylviane Dullak, médecin, s'essaie à une théorie endocrinologique personnelle). Tous ces commentaires théoriques, quelle que soit leur forme, ont en commun de défendre une causalité biologique, et non psychologique, du transsexualisme ; cette position est adoptée même lorsque l'auteur doit convenir qu'aucune anomalie de ce type n'a jamais pu être décelée chez lui, même dans le cas (rare) où, dans les passages qui racontent directement son histoire, il met en avant une détermination psychologique. Jeanne Nolais, par exemple, explique son évolution personnelle par ses relations avec ses parents (« *J'ai tué finalement, beaucoup plus tard, cet homme en moi, ce souvenir insupportable du père,* dit-elle. *(...) Etre un homme revenait à tuer ma mère* » [p. 28, 29-30]) ; il estime qu'il lui aurait probablement suffi de rencontrer une image masculine positive pour accepter sa propre masculinité ; en revanche, il mentionne, dans un passage de commentaire, un « *chaînon manquant au métabolisme neuro-endocrinien des transsexuels* » [p. 235].

B. UNE FEMME, UN HOMME, COMME LES AUTRES

Le recours systématique des transsexuels à la causalité biologique me semble avoir une double fonction : d'une part, la causalité biologique est la justification la plus sûre du changement, celle qui permet de revendiquer une acceptation totale ; d'autre part, et surtout, elle permet aux transsexuels de se situer comme appartenant biologiquement, naturellement, au sexe qu'ils revendiquent. Derrière le projet explicite de « *révéler le transsexualisme au monde* » [Martino, 240], se dessine, dans tous ces textes, une autre démonstration : je suis une vraie femme, c'est-à-dire une femme naturelle, affirme le transsexuel, je suis un vrai homme, c'est-à-dire un homme naturel, affirme la transsexuelle. Cette affirmation n'est pas nécessairement explicite, au contraire elle est inscrite, et démontrée, dans la structure même du récit et à travers toutes les notations qui font du transsexuel une femme comme les autres, ou de la transsexuelle un homme ordinaire (« *like any other Joe* », dit Mario Martino, traduit en français par « *qui ressemble à Pierre ou à Paul* » [p. 191]). Elle peut aussi s'appuyer sur des choix stylistiques : ainsi, Daniel van Oosterwyck donne à la première partie de son texte, intitulée « *Elle* », la forme d'un récit, et à la seconde, « *Il* », celle d'un journal intime, supposé encore plus véridique. En ce sens, l'autobiographie de transsexuel est une entreprise qui vise à faire passer l'auteur pour un membre comme les autres, « normal », du sexe souhaité ou « acquis » par le traitement médical.

La structure des récits est généralement linéaire, et composée en trois temps : le malaise de l'enfance et de la jeunesse, identifié de façon plus ou moins précoce comme sentiment de n'être pas de son sexe, mais de l'autre ; le chemin vers la transformation sexuelle, éventuellement précédée de tentatives pour mener une vie normale ; la vie après transformation, dont la narration est parfois réduite à presque rien (« *J'ai désormais la possibilité de vivre, le droit de vivre* », dit seulement Daniel van Oosterwyck [p. 18]). Si plusieurs textes commencent par une introduction qui explique le « changement de sexe » et l'intention du texte (Christine Jorgensen, Jan Morris, Jeanne Nolais, Sylviane Dullak, Coccinelle, ou Daniel van Oosterwyck qui place son épilogue en premier chapitre), les véritables retours en arrière sont rares, et d'autant plus signifiants : en particulier, le récit concernant Chris Johnson et Cathy Brown s'ouvre sur la naissance de leur fille et celui de Marie-Josée Enard sur le moment où elle déclare comme sien l'enfant d'une prostituée.

Le premier chapitre de Marie-Josée Enard vise avant

tout à justifier ce que la justice a désigné comme un faux en écritures authentiques et publiques et une supposition d'enfant, délits pour lesquels l'auteur a été poursuivie. Marie-Josée Enard, qui a toujours rêvé d'être mère, apprend (apparemment sans avoir exprimé de demande ni entrepris de recherches) qu'une prostituée, sur le point d'accoucher, va abandonner son enfant. Pour elle, cette nouvelle signifie qu'« *on [lui] offre [un enfant] sur un plateau* » [p. 6]. En voyant Rosalie, la prostituée, elle est frappée par la ressemblance qu'elle découvre avec sa « *propre image* » physique [p. 6]. Rosalie consent à lui confier son enfant, il ne reste donc plus qu'à « *trouver un moyen rapide de rendre l'adoption légale en apparence* » [p. 7] : Rosalie accouche sous le nom de Marie-Josée Enard, qui reste à son chevet jusqu'à la délivrance. « *La souffrance de Rosalie,* dit-elle, *me transperçait jusqu'aux entrailles, je tressaillais à chaque poussée de douleur* » [p. 8] ; elle rêve de son futur rôle de « *maman* », devenir « *le fil conducteur de ce petit innocent qui m'offrirait sa vie en toute confiance* » [p. 8] et garde de cette nuit au chevet de Rosalie « *l'image d'un spectacle inoubliable* » [p. 9].

Si ce moment est présenté en premier dans le récit de Marie-Josée Enard, c'est, à mon sens, parce que sa féminité ne saurait être mieux démontrée que par cette maternité voulue, et dans une certaine mesure réalisée, fût-ce sur le mode de l'usurpation. Etre mère, ici, fonde implicitement l'appartenance au sexe féminin. Ce texte, par ailleurs, fonctionne sur la base de quatre présupposés essentiels : le rêve, parfois, se réalise magiquement ; l'apparence de la légalité vaut la légalité ; l'aspect physique est une image, mais avoir la même image qu'un autre (Rosalie) et regarder l'autre permettent de partager son expérience jusque dans ses propres entrailles ; l'enfant « *offre sa vie* » à sa « *maman* ». Le texte en appelle directement aux processus psychiques primaires, à travers la toute-puissance du désir, mais aussi à travers le partage fusionnel de l'expérience douloureuse. La relation à l'autre est à la fois spéculaire et symbiotique, le lecteur est projeté dans un monde primitif et archaïque, qui est aussi celui de la dépendance totale du nourrisson, ici possédé par sa mère jusqu'à ce fantasme d'enfant mort qu'exprime la formule « offrait sa vie ». De plus, en déniant d'emblée toute valeur à la légalité, et notamment en ce qu'elle concerne le fait d'être mère, le texte se situe aussi hors-la-loi. Il suffit de se dire mère pour être mère, comme peut-être il suffit de se dire femme pour être femme. Ce sont, encore une fois, les processus primaires qui dominent, la réalisation du désir ne comporte aucune médiation. Ce recours aux processus primaires, d'une certaine manière, vient à la place d'une argumentation.

Des thèmes et des processus comparables se retrouvent dans le premier chapitre de *The gender trap*, bien que les positions des personnages soient différentes et le rapport entre être mère et être femme inverse de celui qui marque le texte de Marie-Josée Enard.

« *Pendant qu'Anne [Chris Johnson] était couchée à l'hôpital sur le point d'accoucher, Eugène [Cathy Brown] était pris entre maintenir une veille constante à son chevet et faire ce qui devait être sa première apparition en direct à la télévision* » [p. 11]. Ainsi débute *The gender trap*, par le dilemme presque banal d'un jeune père qui doit concilier sa vie familiale et sa carrière. Moins banale, pourtant, est cette remarque, quelques lignes plus bas : « *Dès le plus jeune âge, Eugène avait découvert en lui-même un pouvoir presque télépathique* » [p. 11] ; ce pouvoir l'a conduit à étudier la philosophie chinoise et à devenir un maître dans l'art du Kung-Fu, art dont il a fait son métier et qu'il doit précisément montrer à la télévision. Sitôt le spectacle achevé, ce « *drôle de petit bonhomme* » qui ne sait pas conduire, comme le désigne le producteur de l'émission, se fait déposer à l'hôpital.

Anne, pendant ce temps, est en travail, agitée de « *pensées et [de] sentiments confus* » [p. 12] qui ajoutent à sa douleur physique. Entre les contractions, Anne réfléchit à la « *confusion d'identité* » qui marque son couple : « *Un homme qui désire ardemment être une femme, amoureux d'une femme qui brûle d'être un homme* » ; elle a cherché et trouvé dans ses lectures une étiquette qui leur permette de vivre : ils sont transsexuels, état qui ne doit être confondu ni avec le transvestisme, ni avec l'homosexualité. L'homosexualité est une « *option qu'Eugène a toujours trouvée répugnante* », il ne peut imaginer faire l'amour ni avec un homme, ni avec une femme, « *seule Anne, pour des raisons évidentes, est acceptable* ». Anne a été mariée à un homme, Andrew, elle a ressenti une attirance pour des femmes ; elle s'est d'abord pensée bisexuelle, mais ce terme ne traduit pas vraiment son expérience : auprès d'Andrew, elle était « *comme un jeune garçon qui s'accroche presque innocemment à un homme adulte et intéressant ; quant à ses relations avec ses amies, elles s'expliquent aisément dès lors qu'elle a pleinement reconnu sa propre masculinité* » [p. 13].

Eugène et Anne ont décidé d'avoir un enfant malgré la répulsion d'Anne pour la grossesse et la maternité, et pour satisfaire ce qui est nommé l'« *instinct maternel* » d'Eugène, instinct qui se manifestait par « *des périodes où il berçait sans honte une pénible langueur, un besoin insistant d'avoir un enfant* »[1] [p. 14]. La durée de sa grossesse est pour Anne « *la période la plus contre-nature de sa vie* » ; elle n'a pu la supporter qu'à condition de s'« *imaginer que ce n'était pas vraiment* » elle qui la vivait. L'accouchement représente pour elle une « *désespérante bataille* » intérieure, elle « *souffrait au centuple l'indignité d'accoucher. Car cela équivalait à*

1. L'expression anglaise dont je tente ici de donner un équivalent est : « *suffer periodic and unashamed broodiness, an insistent need to have a child* », expression qui pourrait aussi se traduire, de façon également approximative, par « il souffrait sans pudeur de couvades périodiques, d'un besoin insistant d'avoir un enfant ». Le terme *broodiness*, en effet, signifie à la fois, pour une poule, le fait de couver ou de demander à couver (*sic*, définition du dictionnaire Harrap's), et pour un humain, le fait de broyer du noir. La dépression d'Eugène, en somme, est un manque d'enfant physique, animal, et, comme les règles (*periods* en anglais), caractéristique du corps femelle. Pour une réflexion anthropologique sur la couvade, voir Geneviève DELAISI DE PARSEVAL, *La part du père*, Paris, Seuil, 1981.

demander à un homme de faire cette expérience, notion qu'il trouverait sans aucun doute plutôt étrangère. Anne n'était pas une exception » [p. 16]. Quant à Eugène, il a d'abord été ravi de cette grossesse, mais cette joie s'est, au fil des semaines, transformée en une incoercible et torturante envie d'être à la place d'Anne, envie qu'il tentait de pallier en étant le plus proche possible d'elle, physiquement surtout, ou bien en participant avec elle aux cours de gymnastique prénatale ; il « *pouvait ressentir l'anticipation, l'anxiété, la joie intimidante, même les élancements de douleur. [Il] voulait absorber tout ça et s'en souvenir pour toujours* » [p. 17]. Leur relation, « *presque idyllique* » [p. 19] jusque-là, devenait conflictuelle sous l'effet de la tension : ils se disputaient sur le thème de l'existence de Dieu, et surtout sur les problèmes financiers qu'ils rencontraient, car Anne avait abandonné son travail et Eugène, ne parvenant pas à les faire vivre, accumulait les dettes. Cette tension est remarquée par l'employeur d'Eugène : « *Il avait beaucoup changé (...) comme s'il était devenu d'une certaine façon presque déséquilibré. (...) Anne était pour ainsi dire la force tranquille derrière le trône* » [p. 20]. « *Tous deux espéraient avec ferveur que le bébé serait une fille. Pour Anne, produire un garçon serait une insupportable ironie, et elle était certaine que sa jalousie serait trop grande pour qu'elle puisse vivre avec* » [p. 21]. Elle espérait avec la même ferveur « *ne jamais connaître l'intimité ultime d'une naissance naturelle au moment de la sortie du bébé* » [p. 21]. Ces deux souhaits sont exaucés : la naissance d'Emma, par césarienne, témoigne que « *le pire était sans aucun doute passé, et le bébé un présage vivant de leur nouvelle vie ensemble* » [p. 22].

Voici donc, brièvement résumé, comment se compose le premier chapitre de *The gender trap*. Si l'on admet l'hypothèse selon laquelle l'autobiographie de transsexuel vise à situer le ou la transsexuel/e comme « vraie femme » ou « vrai homme », « le pire », après ce chapitre, est sans aucun doute passé : le texte parvient à décrire une grossesse et un accouchement tout en affirmant que cette mère est un homme, et que son compagnon est une femme ; il nous présente un couple banal (l'homme travaille, et son activité est particulièrement virile, la femme accepte de faire un enfant pour le satisfaire et abandonne sa profession, ils ont des soucis d'argent, etc.) et affirme que s'ils sont en effet normaux, ce n'est qu'à condition d'inverser leurs sexes. Pour faire passer ce paradoxe, et du même coup faire passer les protagonistes pour ce qu'ils affirment être, l'auteur utilise un ensemble de stratégies, tant dans la structure de la narration qu'au niveau discursif.

La première surprise du récit est le pouvoir télépathique d'Eugène, qui est mentionné sans commentaires et comme allant de soi. Bien qu'elle soit présentée comme marginale, cette mention produit, me semble-t-il, deux effets : d'une part, elle introduit le lecteur dans un univers référentiel supra-naturel, magique ou mystique, en tout cas extraordinaire, un univers où il convient de ne s'étonner de rien ; d'autre part, elle préfigure le passage où Eugène « absorbe » la grossesse d'Anne, en laissant entendre qu'Eugène est capable de communiquer avec autrui sur un mode directement fusionnel inaccessible aux autres individus. Anne, quant à elle, est en quelque sorte absente de sa grossesse, et ne vit pas vraiment son accouchement puisque, avant même qu'il ne soit conclu par une césarienne, elle consacre le temps de l'attente à réfléchir au diagnostic différentiel du transsexualisme ; à la faveur de cette condensation, Anne est présentée comme l'intellectuelle (ou plutôt l'intellectuel) du couple, de même qu'elle est plus tard présentée comme seule capable d'assurer sa sécurité matérielle, donc de tenir le rôle masculin traditionnel.

Le texte suggère, du même coup, que pour pouvoir vivre, en tout cas sans trop d'angoisse, il faut (et peut-être il suffit de) se trouver une étiquette, c'est-à-dire une définition externe. Le passage sur le thème de l'homosexualité fonctionne comme un raisonnement tautologique, dont la paradoxale tournure « pour des raisons évidentes » est particulièrement significative. Eugène et Anne sont transsexuels puisqu'ils ne sont ni transvestis, ni homosexuels ; ils ne sont pas homosexuels puisque Eugène se sent une femme, et puisque Anne a « *reconnu sa propre masculinité* », ou, en d'autres termes, ils ne sont pas homosexuels puisqu'ils sont transsexuels. De plus le choix d'objet (qui, n'étant pas homosexuel, ne peut être que « normal ») fonctionne comme preuve du sexe. L'instinct maternel, connoté comme un phénomène physique, animal, et femelle, est attribué à Eugène, alors que la grossesse est pour Anne « contre-nature » : la notion de nature est ici inversée par l'effet d'une toute-puissance psychique qui se passe d'arguments articulés. Anne se sent un homme, elle souffre « *au centuple l'indignité d'accoucher* » ; là encore, il s'agit d'un raisonnement tautologique : elle est un homme, donc elle souffre... elle souffre, donc elle est un homme... elle « *n'est pas une exception* » ; ce raisonnement est fondé sur une prétendue évidence, selon laquelle l'accouchement serait ressenti par les hommes comme une indignité. Dans ce contexte, l'envie éprouvée par Eugène fonctionne comme preuve de sa féminité à un double titre : seule une femme peut vouloir être mère, seule une femme peut ne pas considérer l'accouchement comme une intolérable indignité. La question de la paternité, elle, fait retour à travers les disputes sur le sujet de l'existence de Dieu.

La nécessité, pour Anne, d'avoir une fille est expliquée par la « jalousie » qu'elle éprouverait à l'égard d'un fils, c'est-à-dire, à mon sens, à l'égard de la masculinité de cet enfant, et sans doute, plus précisément, de son pénis. Or, si Anne jalouse par avance son pénis au fils dont elle ne veut pas, c'est qu'avoir un fils ne peut pas, pour elle, représenter la satisfaction d'une envie du pénis spécifiquement féminine ; le pénis du fils, en effet, peut combler l'envie du pénis éprouvée inconsciemment par la mère, mais sur un mode figuré seulement, mode qui ne saurait satisfaire Anne[1]. Ainsi, Anne se trouve de nouveau

---

1. Je me réfère ici au passage que Freud consacre à cette question : « *Ce n'est que lorsqu'apparaît le désir du pénis que l'enfant-poupée devient un enfant du père et en arrive ainsi à figurer le but le plus*

située à l'opposé de la féminité.

Ce fragment est un exemple extrême de la façon dont les autobiographies de transsexuels démontrent que leurs héros ou héroïnes appartiennent « vraiment » au sexe qu'ils ou elles revendiquent. Le thème de la télépathie, comme figure de l'absorption psychique, lui est spécifique, de même que la situation d'un couple dont les partenaires sont en voie d'échanger leurs sexes. En revanche, la « stratégie tautologique », par laquelle le texte se contente d'asséner comme évident ce qui est paradoxal me semble caractéristique du corpus dans son ensemble. Ce que je nomme ici « stratégie tautologique » renvoie aux processus primaires évoqués à propos du texte de Marie-Josée Enard.

Le premier souvenir, et sa précocité même, étayent dans de nombreux textes ce mouvement centrifuge, qui vise à faire en quelque sorte entrer dans l'autre une « vérité » intime : l'auteur appartient d'autant plus authentiquement au sexe qu'il revendique, qu'il le revendique depuis plus longtemps, depuis toujours peut-être. Jan Morris, Ovida Delect, Daniel van Oosterwyck, Mario Martino, Jeanne Nolais, affirment cette précocité dès le début de leur récit. Parfois, cette affirmation prend la forme d'une évidence qui s'impose (Daniel van Oosterwyck ou encore Jan Morris, qui écrit : « *J'avais trois, peut-être quatre ans, lorque je me rendis compte que j'étais né avec un corps qui ne me convenait pas et que j'aurais dû, en réalité, être une fille* », [p. 11]). Elle peut se présenter à la fois comme un désir irrépressible et comme un fait accompli (Ovida Delect : « *Depuis ma plus lointaine enfance, depuis que je suis passée au stade*

---

ardemment poursuivi. Quel bonheur quand ce désir infantile plus tard se réalise, surtout si le nouveau-né est un petit garçon qui apporte le pénis tant désiré ! (...) Ainsi l'ancien désir viril de posséder un pénis subsiste même quand la féminité est le mieux établie. Mais ne conviendrait-il pas plutôt de considérer ce désir du pénis comme spécifiquement féminin ? » (La féminité (1932), *Nouvelles Conférences sur la Psychanalyse*, Paris, Payot, 1936, 169).

de la vie consciente et que j'en garde souvenir, j'ai toujours ardemment désiré être une fille », [p. 7, Ovida Delect est le seul auteur qui se désigne rétrospectivement de son sexe souhaité]). Le texte peut encore recourir à la double négation (Mario Martino, « *I didn't know that I wasn't a boy* », « je ne savais pas que je n'étais pas un garçon », [p. 17, mal traduit dans l'édition française par : « *Jusqu'à l'âge de neuf ans, j'ignorais que j'étais une fille* »] et Jeanne Nolais, « *le temps béni où je ne savais pas encore que je n'étais pas une fille* » [p. 26]). Outre qu'elle pose l'invariance nécessaire du sexe, cette précocité (une quasi-innéité) garantit une certaine désexualisation du transsexualisme : bien qu'il ait été depuis longtemps défini par la psychanalyse comme pervers polymorphe, l'enfant représente, encore aujourd'hui dans le discours du sens commun, à la fois l'innocent et celui qui dit la vérité. D'une façon tout à fait caractéristique, Christine Jorgensen est le seul auteur qui ne fait pas référence à un tel premier souvenir précoce : au moment de son « changement de sexe », cet argument n'était pas nécessaire pour démontrer son transsexualisme.

A l'inverse, apparemment, la fonction des stéréotypes sociaux comme preuve du « vrai » sexe témoigne d'une prévalence, et même d'une certaine emprise, de la réalité externe sur la réalité interne, du comportement sur la pensée, ou de l'apparence sur l'être. Cette fonction est présente dans tout le corpus ; les arguments de ce type abondent : pour un garçon, être doux, ou simplement soigné de sa personne, c'est être une fille ; pour une fille, ne pas aimer les poupées ou faire le ménage, c'est être un garçon, etc. Dès la maternelle, Sylviane Dullak se demande : « *Que fallait-il faire pour se comporter comme un vrai garçon ?* » [p. 16]. Christine Jorgensen, qui commence son récit en signalant son « *attachement au monde du semblant* » (*make believe*, faire croire, en anglais, [p. 1]) critique *a posteriori*, et elle est la seule, sa conception de la normalité : « *Sans aucun doute, à cette époque, je devais avoir une idée exagérée de ce que les autres considèrent comme comportement masculin ou féminin. La plupart des gens n'ont pas conscience des troubles intérieurs des autres, et à moins que l'homme féminin ne manque totalement de* self-control, *il n'est pas difficile pour lui de présenter une apparence acceptable en public. Mais ma conception personnelle de la différence de comportement était catégorique et absolue, j'étais trop immature pour voir les teintes de gris qui se trouvent entre les deux* » [p. 28]. Même dans cette critique, c'est l'opinion et le regard des autres qui est d'abord importante, la « conception personnelle » de Christine Jorgensen doit s'y conformer.

Cette prévalence des normes comportementales vient contrebalancer le manque, pour les transsexuels, de la preuve essentielle de l'appartenance à un sexe : le corps, et surtout les organes génitaux, qui le signifient « naturellement ». En se disant conformes aux normes sociales, comme discours externe, les transsexuels font comme si le sexe qu'ils souhaitent leur était attribué du dehors, par autrui.

C. MASCULINITÉ ET FÉMINITÉ

De fait, le conformisme radical que prônent les discours des transsexuels n'ignore rien (au moins au niveau inconscient) des rapports de pouvoir entre les sexes : j'ai mentionné l'opposition entre héroïsme des hommes et martyre des femmes, l'indignité d'être mère. Les exemples pourraient être innombrables, et je n'en citerai que quelques-uns.

Mario Martino a toujours détesté les travaux du ménage, et s'en est vu imposer plus que la moyenne des jeunes filles, tant dans sa famille d'origine italienne, que plus tard, pendant son séjour au couvent comme postulante, ou à l'hôpital comme aide-soignante ; elle se réjouit, après sa transformation, d'avoir enfin le droit de rester dans son fauteuil, avec son journal et sa pipe, pendant que son épouse fait la vaisselle ou nettoie la maison ; il lui plaît aussi de pouvoir enfin se laisser aller à parler argot, à faire des plaisanteries grivoises, à flirter avec les femmes et à exciter la jalousie de leurs époux.

Du côté des hommes, Sylviane Dullak, qu'on pourrait taxer d'extrémisme dans la façon dont il justifie l'oppression des femmes, écrit à propos de son enfance : « *Je me soumettais facilement et me sentais incapable de combattre. Cette disposition à l'obéissance presque inconditionnelle est, à l'origine, plutôt un caractère féminin, alors que le mâle se définit plutôt par son caractère combatif* » [p. 20].

Jan Morris est moins naturaliste. Il décrit son apprentissage de la féminité après sa transformation :

> « *Si les réactions des autres variaient, les miennes aussi. Plus on me traitait en femme, plus je me sentais femme. Je m'adaptais bon gré mal gré. Si l'on supposait que je n'étais pas habile à faire reculer une voiture ou à déboucher une bouteille, je me sentais devenir étrangement maladroite. Si l'on trouvait qu'une valise était trop lourde pour moi, inexplicablement elle me paraissait trop lourde à moi aussi. (...) Les hommes me traitaient de plus en plus en mineure (...) mon avoué, dans un moment de distraction, m'appela même, un matin, "mon enfant" (...)*
>
> *Mais bientôt cela me parut tout naturel, tant sont puissants les effets de la coutume et de l'environnement. Bien que je fusse arrivée tard à la féminité — "un cas de croissance tardive", comme quelqu'un dit de moi —, la subtile forme d'asservissement des femmes s'imposa à moi et je m'y adaptai exactement de la façon dont les femmes s'y étaient adaptées au cours des générations. Ce n'était, naturellement, pas entièrement déplaisant. Si la condescendance des hommes pouvait être exaspérante, leur courtoisie était très agréable. S'il était vexant d'être considérée comme incapable d'acheter un billet d'aller et retour en seconde classe pour Liverpool, il était plaisant d'avoir quelqu'un qui le fasse à votre place. Je ne tenais pas particulièrement à passer pour très forte à conduire*

en marche arrière et cela ne m'ennuyait pas du tout de me laisser guider par des garagistes illettrés s'ils devaient en revanche me donner des bons-primes supplémentaires. » [p. 183-185]

Ainsi, même la lucidité de Jan Morris quant à la « *subtile forme d'asservissement* » que l'usage social impose aux femmes se retourne en une apologie de l'infantilisme, qu'il interprète, quant à lui, comme une « *soumission opportuniste* » [p. 187]. Néanmoins, si Jan Morris est moins naturaliste que les autres, c'est peut-être dans la mesure où il dresse une frontière moins rigide entre les sexes : lorsqu'il se décrit comme un espion dans le monde des hommes[1], il prétend être une femme cachée, mais il ménage, de ce fait, une sorte d'espace de jeu entre les sexes ; cet espace est présent aussi dans son texte à travers sa période androgyne, et le plaisir ambivalent qu'il y prend.

Du côté des femmes, le seul texte qui récuse les stéréotypes sociaux en matière de rôles de genre est celui de Diane Leslie Feinberg, qui semble n'avoir entrepris un « changement de sexe » que pour l'interrompre au moment même où elle incarne un personnage intermédiaire, qu'on « *trouve bizarre aussi bien dans les toilettes des hommes que dans celles des femmes : trop féminin pour être un homme, trop masculin pour être une femme* » [p. 6]. Il semble qu'une frontière rigide entre les sexes (l'exclusion de tout espace intermédiaire) aille nécessairement de pair avec la position naturaliste et la valorisation des rapports de domination des hommes sur les femmes.

La fonction argumentative du conformisme dominant dans ces autobiographies est triple. D'une part, il vient étayer la position « normale » des transsexuels en regard de la bicatégorisation des sexes. D'autre part, elle est rassurante : les transsexuels s'affirment ici comme des

---

1. On peut penser à Mademoiselle de Maupin qui se travestit précisément pour espionner les hommes (T. GAUTHIER, *Mademoiselle de Maupin* (1835), Paris, Garnier-Flammarion, 1966).

gens qui ne transgressent rien, qui ne peuvent en rien être dangereux pour l'ordre social. D'une certaine façon, ils ne font qu'obéir à ce qui leur est prescrit, et nous est prescrit à tous. Enfin, la soumission aux modèles conforte leur revendication à n'être en rien responsables de leur identité, à avoir été définis du dehors.

D. Transsexualisme, homosexualité et désexualisation du genre

J'ai montré comment, dans *The gender trap*, le fait de n'être pas homosexuel fonctionne comme argument tautologique qui vise à situer les transsexuels dans le sexe qu'ils revendiquent. Le passage où Daniel van Oosterwyck décide d'écrire son livre pour que les transsexuels ne soient plus assimilés à des dépravés semble aussi faire référence à la réprobation sociale qui entoure l'homosexualité et le transvestisme. Toutes les autobiographies expriment une adhésion extrême à cette réprobation : il n'existe aucune image positive de l'homosexualité. Cette position renvoie d'abord au conformisme déclaré en matière de rôles de sexe : être homme ou femme sont des entités rigides et compactes, que toute déviance, toute souplesse dans les définitions, risque de faire voler en éclats. Pour Christine Jorgensen, la réprobation que subit l'homosexualité semble déterminer, pour une large part, la répulsion qu'elle affirme :

> *« Je sus immédiatement que j'étais confronté à un homosexuel, et, chose encore plus alarmante, qu'il pensait que j'en étais un aussi. Pour la première fois à ma connaissance, j'avais été ouvertement catalogué. (...) Aujourd'hui encore, je me rappelle que j'étais consterné et dégoûté par son comportement, et j'ai peut-être même eu un moment de peur, une peur du contact homosexuel qui était probablement fondée sur ma conviction cachée que, moi aussi, je déviais de ce qui est appelé*

"normal". » [p. 45]

Derrière la répulsion, on peut cependant voir dans ce passage une identification immédiate à cet homosexuel, ainsi qu'une peur du contact érotique, de la pulsion, qui ne sont certainement pas étrangères à la consternation et au dégoût de Christine Jorgensen. Pour Daniel van Oosterwyck, cette peur de dévier et cette répulsion confinent à l'horreur : lorsque sa mère lui dit une première fois qu'avec ses cheveux trop courts, elle « *ressemble à une lesbienne* », elle réagit, « *ce n'est pas vrai (...) Moi, je ne suis pas vicieuse* » [p. 90-91] ; lorsqu'une seconde fois sa mère lui reproche ses allures masculines et la traite de « *monstre, folle, anormale* », elle tente de se suicider [p. 132-133]. Par ce déni de leur homosexualité, les transsexuels se présentent comme des individus respectables, à mille lieues de la débauche ; comme les homosexuels au début du siècle, ils se présentent plutôt comme des malades que comme des débauchés (en particulier Daniel van Oosterwyck, dans le serment que j'ai cité plus haut). Dans le même mouvement, ils laissent entrevoir l'enjeu considérable que recouvre pour eux cette insistance à se distinguer des homosexuels.

Si la peur de dévier est commune au discours des hommes et des femmes transsexuels, en revanche la façon dont l'homosexualité est décrite varie selon le sexe d'origine, ainsi que les modalités de son rejet. Les transsexuels présentent le contact sexuel entre deux hommes comme détestable parce que violent, brutal, grossier, sale, inélégant. « *Les homosexuels désiraient les hommes comme les autres hommes désirent les femmes*, dit Jeanne Nolais (dans le chapitre consacré à ses premières expériences sexuelles, et intitulé, de façon significative, « *Rite de passage* »), *mais les hommes ne m'attiraient certainement pas de cette façon-là... Leur sexe, le mien, me répugnait et me faisait peur. Il me semblait qu'il y avait là quelque chose de bestial, et non d'humain* » [p. 74]. Jan Morris, qui affirme avoir en la matière une expérience plus étendue, s'en déclare « *gêné* » : « *Quand il fut question d'activités pédérastiques plus grossières, j'éprouvai non pas exactement de la répulsion, mais de la gêne. Esthétiquement, cela me semblait une erreur. Rien n'était satisfaisant. Nos corps ne s'ajustaient pas et, en outre, j'avais le sentiment que, bien que la promiscuité dans le flirt fût sans danger et amusante, l'intimité des corps avec de simples camarades était inélégante. Ce n'était pas l'envol que j'attendais. Ce n'était pas ce que les jeunes filles avaient en tête quand elles parlaient à voix basse et haletante de leur nuit de noces* » [p. 36]. Quant à Ovida Delect, il insiste sur le caractère platonique de ses amours d'adolescent avec ses condisciples : cet amour « *était bien loin de toute notion de possession jouisseuse* » [p. 46].

Ces discours mettent en scène pour le lecteur, non seulement la vertu de l'auteur, mais aussi une certaine conception de la différence des sexes, conception qui, d'ailleurs, n'est pas spécifique du discours transsexuel. Là encore, ces textes s'appuyent sur des stéréotypes sociaux. Du côté du masculin, on trouve la sexualité et la bestialité ; du côté du féminin, l'amour et l'humanité ; ces deux côtés sont radicalement opposés, irréconciliables. La désexualisation du genre est ici essentiellement une désexualisation de la féminité (d'ailleurs, les femmes, n'ayant pas de pénis, sont représentées comme n'ayant pas de sexe). Cette désexualisation du féminin atteint son apogée lorsque, après l'opération, un transsexuel devient « lesbienne » : il accède alors à des relations de pure « tendresse ». Ainsi Jeanne Nolais dit à propos de ses relations avec son amie S. : « *Nous menons, quelques jours par semaine, une vie de couple. (...) Il ne s'agit pas d'une affection charnelle, ou si peu. De la tendresse, oui, pas davantage* » [p. 240-241].

La position des femmes transsexuelles vis-à-vis de l'homosexualité est, au premier abord, très différente, et moins homogène. Le discours (très allusif) de Diane Leslie Feinberg sur l'homosexualité est, une fois de plus, très atypique. L'homosexualité est assumée, au moins dans le passé (il n'est rien dit sur ce thème pour la période contemporaine au texte), et ceci à la fois comme relation et comme transgression :

« Il me reste une photo [de moi]. Un/e ami/e l'a prise il y a treize ans. Elle est affichée au mur : une femme de dix-sept ans et une de vingt-huit assises l'une contre l'autre sur le sol, simplement en train de se regarder. Un instant de tendresse entre deux femmes.

L'une des femmes a les cheveux longs. Elle n'est pas encore habillée pour sortir dans un bar homo. L'autre femme a les cheveux coupés court, elle porte la moitié d'un complet, une cravate, sa veste est sur le divan.

Danser ensemble était illégal à ce moment-là, et la loi était appliquée[1]*.*

Elles dansaient bien ensemble » [p. 11].

Mario Martino, quant à elle, accorde dans son texte une place importante à ses désirs sexuels pour des femmes. C'est à cause de ces désirs qu'elle quitte le couvent[2]. Lorsque, pour la première fois, elle prévoit de faire l'amour avec une femme, elle se confectionne un godemiché artisanal, afin de se faire accepter par sa compagne « *comme un* amant » ; l'expérience montre qu'il s'agissait d'un malentendu : « *J'étais fière de ma verge et je me disposais maintenant à la pénétrer. Elle tressaillit. "Non, pas avec ça, seulement tes doigts, dehors, pas dedans*" » [pp. 105-106, souligné par l'auteur]. Elle tente une fois d'avoir une relation sexuelle avec un homme, qui ne parvient pas à la pénétrer, ce qu'elle interprète en pensant que son vagin est particulièrement petit : « *Cette expérience scella mon destin. Je sus que je ne pourrais jamais vivre comme une femme, et que je n'aurais jamais dû naître telle* » [p. 111]. Plus tard, elle dit à sa future épouse : « *Bon Dieu, Becky,* nous ne sommes pas

---

1. Sur cette répression active de l'homosexualité et du travestissement des femmes aux Etats-Unis, on peut consulter notamment : J. NESLE, Butch-fem. relationships, sexual courage in the 1950's, *Heresis*, 1981, 12, 21-24.

2. Comme l'ont fait de nombreuses femmes qui se désignent elles-mêmes comme homosexuelles, d'après les témoignages réunis par R. CURB, N. MONAHAN, *Lesbian nuns, breaking silence*, Tallahasee, Naïad Press, 1985.

lesbiennes. *Nous nous aimons comme seuls un homme et une femme peuvent s'aimer, à cette différence près que nos anatomies sont semblables, mais tu sais que cela n'est qu'une question de temps* » [p. 132, souligné par l'auteur], et elle commente encore : « *Lesbiennes, nous ne l'étions que parce qu'il me manquait le membre adéquat. Je n'avais jamais utilisé mon vagin lorsque nous faisions l'amour. Je portais toujours mon faux pénis. Je voulais être un homme et je faisais tout pour le paraître, costume, choix des mots, cheveux toujours coupés par un coiffeur pour hommes, sourcils en bataille.* » [p. 134]

On voit que la pratique sexuelle et le genre sont étroitement liés dans ce texte : être une femme équivaut à vivre comme une femme, qui équivaut à être pénétrée. Trois éléments distinguent, à ses propres yeux, Mario Martino d'une lesbienne : le refus d'utiliser son vagin, le port d'un godemiché considéré parfois comme « *faux pénis* », mais parfois plus directement comme « *verge* », et l'amour, puisque « *seuls un homme et une femme peuvent s'aimer* ». Qu'ils soient masculins ou féminins, les organes génitaux se présentent comme des outils : utiliser le vagin compte plus qu'avoir un vagin (ce qui rappelle la problématique des juges français sur l'usage des organes génitaux) ; quant au pénis, il est même un accessoire (qui fonctionne comme un fétiche) plutôt qu'un organe, puisque l'usage du godemiché vaut possession d'un pénis. Cette réduction du pénis à un accessoire témoigne de la prégnance des théories sexuelles infantiles, dans une problématique où le corps n'est pas entièrement intégré à la personne. Cependant, en ce qui concerne l'homosexualité, elle indique, me semble-t-il, que l'essentiel est peut-être ailleurs, sans doute dans la question de l'amour. Quand Mario Martino dit que l'amour, pour elle, ne peut être qu'hétérosexuel, elle met en avant un stéréotype normatif, mais surtout évoque sans doute une problématique enfantine (par exemple le sentiment de ne pouvoir vivre une relation d'amour avec sa mère qu'à condition d'être un garçon).

Mario Martino quitte sa première amante, Louise, en

particulier parce que Louise ne la satisfait pas sexuellement : « *D'accord, parlons de sexe*, lui dit Mario Martino au moment de la rupture. *C'est une merveilleuse chose. Mais toi, tu t'allonges sur le dos et tu attends ton plaisir, sans jamais donner ou même penser à donner ce que tu reçois. Tu te fiches éperdument de mes propres besoins. Tu prends, tu ne rends jamais !* » [p. 112] Au contraire, Daniel van Oosterwyck quitte immédiatement toute femme qui tente de la toucher ; son discours sur l'homosexualité met avant tout en évidence son rejet de ses propres organes génitaux féminins. Elle décrit sa première liaison (avant son « changement de sexe ») avec une femme « *saine et profondément équilibrée (...) pour qui l'homosexualité était quelque chose d'absolument inconcevable* ». Cette femme aimait en Daniel van Oosterwyck « *un garçon enveloppé d'un corps de fille (...) auprès duquel elle se sentait totalement femme, moralement et physiquement* ». Daniel van Oosterwyck, au contraire, ne se sent pas garçon à ces moments-là : « *Tendue, crispée des pieds à la tête, je n'avais qu'une pensée, qu'une obsession : éviter qu'elle me touche ! L'idée qu'Elizabeth aurait pu, fût-ce par mégarde, effleurer certaine partie maudite de mon anatomie, me glaçait. (...) Dans ces moments-là, plus que jamais, je souhaitais disparaître physiquement, anéantir ce corps étranger à moi, le mutiler* » [p. 143-144]. Daniel van Oosterwyck se déclare « *sans désir* » (ce dont sa compagne s'étonne sans se plaindre) mais le plaisir de sa partenaire la « *comble* » et la « *rassure* » à la fois. Plus tard, elle se rend, travestie, dans une boîte de nuit pour homosexuelles ; une entraîneuse l'embrasse, elle s'enfuit,dans une réaction véritablement phobique : « *J'ai aujourd'hui atteint le comble de l'ignominie, le paroxysme de la turpitude. Je me suis dégradée, vautrée dans le plus hideux des bourbiers, la plus méprisable des fanges. (...) Ces tristes caricatures d'hommes, ces... ces travesties... elles sont ridicules, grotesques... (...) Elles me dégoûtent, elles et leurs partenaires "femelles" Je les vomis !!! (...) Je ne suis pas une lesbienne !! Je suis un homme !* » [p. 159, souligné dans le texte].

Le pénis, vrai ou faux, n'a donc pas dans le discours de Daniel van Oosterwyck sur l'homosexualité la place qu'il tient dans celui de Mario Martino. D'ailleurs, lorsqu'elle évoque les différentes étapes de sa phalloplastie (et bien qu'une côte soit insérée dans le pseudo-pénis pour le rendre rigide, ce qui représente deux interventions chirurgicales supplémentaires, et témoigne d'un investissement certain de cette rigidité) Daniel van Oosterwyck mentionne surtout la possibilité qu'elle aura de « pisser debout ». De même que pour Mario Martino il n'y a d'amour qu'hétérosexuel, pour Daniel van Oosterwyck, entre femmes, ou en l'absence d'un homme, il n'y a que « *turpitude* » et « *vice* ». L'homosexualité féminine est ici à tel point interdite qu'être femme, c'est se voir interdire toute sexualité. Par conséquent, semble-t-il, être femme est impossible. A défaut de pouvoir se contenter d'un godemiché, Daniel van Oosterwyck fait fonctionner la relation sexuelle avec une femme pour mettre en acte la négation de ses organes génitaux, et à travers eux de sa féminité. Il est question de n'être pas femme, ce qui n'est pas équivalent à être homme (bien que le désir d'être musicien comme son père témoigne d'une identification au père). Le désir sexuel est retourné, à travers le désir de mutilation, en une jouissance mortelle, un anéantissement du corps, sans doute parce que le corps représente la pulsion. Le fait de choisir une compagne « hétérosexuelle » garantit cette négation et ce retournement, dans la mesure où les deux partenaires ont en commun de ne pas vouloir de cette femme-là.

Les transsexuelles s'appuyent sur des stéréotypes sociaux pour s'affirmer comme des hommes normaux, lorsqu'elles considèrent l'homosexualité féminine comme inséparable du travestissement, ou encore lorsqu'elles la dévalorisent à des degrés divers (une forme inférieure d'amour pour Mario Martino, une ignominie pour Daniel van Oosterwyck). Ce qui distingue surtout leurs discours de ceux des hommes transsexuels, c'est, d'une part, qu'elles sont beaucoup moins unanimes dans leur façon d'envisager l'homosexualité et la sexualité en général, et, d'autre part, qu'elles ne désexualisent pas le féminin comme ils le font. La féminité est ici présentée comme dévalorisée, impossible, interdite, mais elle n'est pas réduite à une tendresse (même idéalisée). Le lien que ces textes établissent entre la « masculinité normale » des transsexuelles et des éléments tels que le pénis comme fétiche (Mario Martino), ou l'horreur du sexe féminin (Daniel van Oosterwyck) constitue en lui-même un argument : le lecteur est renvoyé à des théories sexuelles infantiles présentées comme valides dans l'actuel.

Très exemplaire sur la relation entre rejet de la sexualité et désexualisation du féminin, et sur la relation entre stéréotypes sociaux et théories sexuelles infantiles, le discours de Sylviane Dullak est aussi relativement atypique, ne serait-ce que parce que l'homosexualité n'y est pas abordée. Sylviane Dullak fait deux récits successifs de son enfance et de son adolescence. Dans le premier, un chapitre intitulé « *Contrainte par corps* », l'accent est mis sur le malaise et le vide intérieur : « *Ma nature ambiguë, que j'étais incapable de définir, m'obligeait à être "rien". Or l'avantage de n'être rien permet d'être n'importe qui par une simple identification intellectuelle alors que je me sentais incapable d'identification affective* » [p. 37] ; « *l'idéal serait de parvenir à un état dans lequel je serais physiologiquement neutre et sexuellement rien* » [p. 45]. Sylviane Dullak tente de se rapprocher de cet état par des injections d'« *hormones de la femme, le plus merveilleux filtre de vie jamais réalisé par la plus merveilleuse des fées* » [p. 46] ; sa première injection entraîne un état d'euphorie. Dans ce premier chapitre, on retrouve donc l'assimilation de la féminité à une sorte de neutralité sexuelle.

Le second récit (un chapitre intitulé « *Qui suis-je ?* ») porte sur les fantasmes de l'auteur et ses relations avec les prostituées. Sans en tirer de satisfactions sexuelles, dit-il, il se complaît à imaginer des histoires de femmes « *interdites, condamnées, chatiées* » ; par exemple : « *Elle avait manifesté un désir de tendresse, elle sera condamnée à l'avilissement de la prostitution et obligée à la pratiquer dans un milieu interdit où règnent tous les impératifs sexuels de l'homme. L'histoire de cette femme impossible, imprégnée d'un besoin d'amour impossible, contrainte à une sexualité sauvage dans un milieu impossible, traduisait parfaitement ce que je vivais au plus profond de moi-même* » [p. 57][1]. Sylviane Dullak est fasciné par les prostituées, « *un milieu où la femme en est réduite à la seule expression de son sexe* » [p. 58], où le sexe féminin est « *à vendre* », mais « *pas à vendre de la façon où je l'aurais souhaité, comme une jupe ou un corsage s'adaptant à un corps pour lui donner une apparence plus féminine* » [p. 60]. Sylviane Dullak fréquente assidûment les prostituées, non pas pour pratiquer avec elles le coït, mais pour s'« *imprégner de féminité* » à leur contact (frôler une femme ou lui parler peut suffire, parfois, à cette « imprégnation »). C'est dans ce chapitre que Sylviane Dullak évoque la mort de sa mère, avec qui, dit-il, il a toujours vécu « *en symbiose* ». Pendant l'enterrement de sa mère, il fait le « *serment solennel* » qui donne le titre de son livre : « *JE SERAI ELLE* » [p. 72, capitales de l'auteur]. Dès lors, la fréquentation des prostituées cesse de lui être nécessaire. En revanche, Sylviane Dullak décide de « *détruire [son] avoir d'homme* » [p. 73]. Un dimanche 1er avril, Sylviane Dullak donne un « *premier coup de pioche à l'édifice de [sa] masculinité* » en procédant lui-même à l'ablation de ses testicules. Au moment de parvenir « *au contact même de la première des deux glandes responsables du chaos de [son] existence* », Sylviane Dullak indique : « *Un gros cordon blanchâtre la rattachait encore à mon corps. En le coupant je me séparerai* (*sic*, le verbe est au futur, comme si au moment de l'écriture, cette séparation n'était encore qu'à venir) *définitivement de ma masculinité,*

---

1. Qu'est-ce qui est tellement impossible ? La reconnaissance de la différence des sexes, la réalisation du désir d'être aimé (par les deux parents sans doute), l'accession à un statut de sujet différencié de cette mère avec qui S. Dullak vit en symbiose ?

de même que la section du cordon ombilical m'avait séparé de ma mère. Etait-ce le signe d'une nouvelle naissance ? » [p. 111]

A première vue, la figure de la prostituée constitue une figure sexualisée de la féminité, et même une figure réduite à la sexualité, « *à la seule expression de son sexe* ». Cependant le fantasme raconté par Sylviane Dullak montre que la sexualité dont il s'agit est celle, avilissante et sauvage, de l'homme, et que si la femme y est contrainte et même condamnée, elle y est aussi étrangère, dans la mesure où elle reste située du côté de la tendresse et de l'amour. Est-ce vraiment un sexe, d'ailleurs, que cet organe féminin dont la fonction essentielle semble être de se vendre, et de « *donner à un corps une apparence plus féminine* » ?

A travers ce texte, qui représente encore une fois un extrême, il semble que si la féminité est désexualisée, c'est dans la mesure où elle est, en quelque sorte, saturée par la mère. Le discours de Sylviane Dullak ne se présente pas comme métaphorique. Le sexe féminin, par exemple, est considéré comme réellement « *vendu* » dans l'acte prostitutionnel[1]. Les « *hormones de la femme* » représentent la mère (« *Ma mère n'en fut l'auteur [de mon identification] que par l'action de ses hormones au cours de ma vie foetale* », dit encore Sylviane Dullak [p. 73]) sur le mode de la synecdoque : un produit du corps est pris pour le corps, et plus largement pour la personne. Dans ce mouvement, Sylviane Dullak exclut tout ce qui relève de la mentalisation, du psychique et de la relation, et à la faveur de cette exclusion, le texte implique une possibilité pour la mère-hormone d'entrer réellement dans le fils, de même qu'il affirme possible de s'imprégner par simple contact de la féminité d'une femme.

Le serment prononcé lors de l'enterrement de la mère pourrait s'entendre comme identification à l'objet perdu.

1. Cette confusion est également présente dans le langage courant, où le terme de vendre son sexe est souvent utilisé pour désigner la prestation de service sexuel par une prostituée.

Cependant, compte tenu de la dimension non métaphorique de ce discours, il se présente plutôt comme une sorte d'introjection de la mère morte, qui réalise l'obligation et le vœu idéal de n'être rien (on retrouve ici l'ambiguïté qui caractérise le rapport des prostituées et de la sexualité). Etre la mère, être une femme, c'est échapper au vide et au rien de l'enfance, mais c'est aussi une nouvelle façon de n'être rien. Peut-être pourrait-on comprendre dans le sens de ce mouvement ambigu l'euphorie ressentie au moment de la première injection d'hormones.

D'un autre côté, la mère est-elle vraiment, ou du moins complètement, une femme ? La formule « *je me séparerai définitivement de ma masculinité, de même que la section du cordon ombilical m'avait séparé de ma mère* » associe la mère à la masculinité. On pourrait comprendre cette association comme un fantasme de mère phallique, mais aussi comme une façon d'isoler la mère de cette féminité « *interdite, condamnée, châtiée* » et « *à vendre* »[1], ou bien encore dans une perspective d'indifférenciation fondamentale des sexes, soutenue par le fantasme de symbiose mentionné par Sylviane Dullak.

La scène de l'auto-castration condense ces différents éléments. Sa dimension implicite de jouissance masochiste, d'une part, et de farce (le 1er avril), d'autre part, lui donne, comme les fantasmes sur la prostitution, une certaine tonalité perverse. Mise en acte par excellence, elle fonctionne dans la même dynamique que ce discours sans métaphore, paradoxalement asymbolique. A la fois destruction et nouvelle naissance, elle réunit devenir femme et incarner l'indifférenciation des sexes, absorber la féminité et n'être rien, accéder à la vie et incarner une morte, détruire la masculinité et devenir la mère ; elle manifeste en ce sens un point extrême de cette ambiguïté présente dans tout le texte, et qui renvoie à une

1. Ceci rappelle l'expression populaire bien connue où toutes les femmes, sauf la mère du locuteur, se voient désignées par divers termes injurieux, qui les assimilent généralement à des prostituées (le « sauf ma mère » fonctionnant comme dénégation).

indifférenciation profondément archaïque.

Le texte de Sylviane Dullak ne peut donc pas se caractériser seulement par un étayage sur les stéréotypes sociaux, comme celui des autres hommes transsexuels en matière de désexualisation du féminin, bien que cet étayage n'en soit pas pour autant absent. On y retrouve le recours aux processus primaires en lieu et place d'une argumentation qui se manifeste aussi dans le récit de Marie-Josée Enard et dans *The gender trap*. Cette double caractéristique confère aux stéréotypes une valeur particulière : à travers eux, c'est à des théories infantiles présentées comme actuellement valides que le lecteur est renvoyé.

E. DU DISCOURS ET DU CORPS

Ainsi, l'un des processus essentiels qu'utilisent ces textes pour faire passer leurs auteurs pour de vrais transsexuels, d'une part, et pour de vraies femmes ou de vrais hommes, selon le cas, d'autre part, consiste à recourir aux processus primaires et à l'indifférenciation archaïque là où l'on pourrait attendre une argumentation. Ce n'est pas à la raison du lecteur que l'auteur s'adresse, et même il s'agit sans doute d'interrompre le processus ordinaire de sa pensée, sans pour autant avoir recours à l'aire transitionnelle de la fiction, puisque ce récit est supposé véridique. Ce type de stratégie vise essentiellement à imposer au lecteur, comme vérité partageable, ce qui est présenté comme la vérité intime du ou de la transsexuel, sa réalité intérieure, et ceci en court-circuitant, si l'on peut dire, à la fois l'imagination et le processus de mentalisation. La tautologie (comme la photographie peut-être) est utilisée dans ces textes pour engager avec le lecteur cette sorte de corps à corps.

On peut situer dans cette perspective l'assimilation du transsexualisme à une sorte d'intersexualité, assimilation qui projette sur le corps ce que le texte interdit d'entendre dans l'ordre du discours ou du psychique. Il s'agit d'éluder toute symbolisation des conflits internes, et par là d'assurer l'entrée du lecteur dans le domaine de la croyance, de l'adhésion.

La façon dont ces textes s'appuyent sur les stéréotypes parfois les plus éculés pour transformer la différence des sexes en une opposition radicale (comme si les hommes et les femmes constituaient des espèces différentes) renvoie elle aussi à une éviction du conflit et de la bisexualité psychiques. Le goût de la normalité apparaît ici dans toute sa dimension défensive. Au fil de ces textes, par ailleurs, un rapport étroit se dessine entre les stéréotypes sociaux de la masculinité et de la féminité, et des théories sexuelles infantiles qui restent agissantes dans l'âge adulte.

En ce qui concerne les théories sexuelles infantiles (et peut-être aussi les stéréotypes sociaux) il semble que, quel que soit le sexe de l'auteur, la féminité se présente comme ce qui fait surtout problème, et ceci qu'elle soit désexualisée ou horrible. Le lecteur est, là encore, renvoyé au monde duel de la relation exclusive à la mère, et à des angoisses et des défenses archaïques.

Ces textes recourent enfin à une conception assez particulière des rapports entre réalité interne et réalité externe. D'un côté, l'interne s'impose à l'externe, sur un mode primaire, quand les transsexuels affirment que se sentir d'un sexe et appartenir à ce sexe sont équivalents. De l'autre, la réalité externe, représentée par le discours d'autrui ou de la société, envahit le discours des transsexuels. Etre conforme à cette définition externe légitime l'appartenance du ou de la transsexuel au sexe qu'il ou elle revendique, et remplace la légitimation habituelle par le corps.

VIII. CONCLUSION

Comment notre société a-t-elle créé la place (théorique et institutionnelle) du transsexualisme pour y ranger ceux qui veulent faire exception aux catégories sexuelles ?

L'existence du « changement de sexe » constitue une véritable offre sociale, qui suscite la demande des transsexuels et organise l'idée qu'ils se font d'eux-mêmes, en donnant forme au malaise qu'ils éprouvent quant à leur identité sexuée. D'un autre côté, la revendication des transsexuels, la façon dont ils expriment leur désir et leur problématique, est reflétée dans les théorisations de certains (notamment H. Benjamin, J. Money, R. Stoller, mais aussi, à leur suite, de nombreux psychiatres engagés dans les cliniques d'identité sexuelle ou dans les équipes spécialisées). Cette dynamique de la relation entre transsexuels et médecins présente une frappante parenté avec celle qui organisait la relation entre médecins et invertis au début du siècle : pour les disculper d'une accusation de débauche (accusation imaginaire, dans le cas des transsexuels, alors qu'elle était réelle dans celui des invertis), il faut en faire des malades, mais pas des malades mentaux, car alors comment accéder à leur demande ? On suppose donc une cause biologique cachée, et certains s'attachent à la rechercher, comme d'ailleurs certains s'attachent encore à rechercher le gène de l'homosexualité. Une différence : les homosexuels aujourd'hui, contrairement aux invertis d'hier, ont plutôt tendance à contester la logique biologisante, alors qu'elle satisfait pleinement les transsexuels.

Pourtant, le syndrome transsexuel souvent pensé comme une catégorie nosographique spécifique, peut aussi se concevoir comme une forme particulière de décompensation psychotique, ou bien de décompensation chez un *borderline*. Dans cette perspective, l'événement déclencheur est certainement, dans la majorité des cas, la séduction traumatique exercée par un fantasme (la transformation en l'autre sexe) fait chair au prix d'une castration réelle.

L'illusion du « changement de sexe » repose sur l'idée d'une similitude profonde entre être homme (mâle) et être femme (femelle) : quelle signification reste-t-il au sexe qu'on a, puisque au prix de quelques modifications plastiques ou hormonales, on peut obtenir quelque chose que la société considère comme un équivalent de l'autre sexe ? En ce sens le transsexualisme vise à abolir la différence des sexes.

En revanche, si l'on appréhende le sexe dans sa dimension de statut social, tel qu'il apparaît dans le discours des juges français, le transsexualisme signifie que notre société ne peut pas admettre de statut intermédiaire entre les deux sexes : ni troisième sexe, ni statut mixte ou neutre, ni indétermination même provisoire. Le fait que le traitement le plus fréquent du transsexualisme consiste en un « changement de sexe » montre que tout individu doit être clairement (d'une façon aussi univoque que possible) rangé d'un côté ou de l'autre des catégories socio-sexuelles : s'il ne veut ou ne peut pas rester du côté que son corps lui assigne, il doit changer de côté, mais la perspective de rester psychiquement et socialement entre-deux n'est manifestement pensable pour personne, ni pour les transsexuels eux-mêmes, ni pour les médecins qui les traitent.

Cette contradiction est assez paradoxale. D'un côté, ce qui est statutaire, c'est-à-dire par définition arbitraire, culturellement déterminé et en un mot politique, est posé comme fixe et intangible. De l'autre, ce qui relève du corps, du donné biologique, de l'inné, et donc du réel de l'espèce humaine, est posé comme manipulable, retouchable à l'envi. L'hypothèse d'une cause biologique encore inconnue du transsexualisme permet de justifier ce paradoxe en replaçant du côté du corps une fixité cachée, ce qui relève de l'acte de foi pur et simple. Dans ce mouvement, le genre (le sexe statutaire et ses manifestations, le rôle socio-sexuel et la façon dont tel individu y adhère...) se retrouve, dans le registre de la croyance, biologiquement déterminé, alors que l'anatomie a apparemment perdu son caractère de destin, c'est-à-dire d'ancrage et de limite réels. L'abolition de la différence des sexes entraîne une dérive idéologique où l'imaginaire règne en maître, où rien ne vient mettre un point d'arrêt entre le fantasme et la réalité. Les autobiographies de transsexuels montrent d'ailleurs comment, lorsque la signification du corps et la limite du réel sont déniées, une dichotomie comportementale d'autant plus rigide et stéréotypée qu'elle est artificielle se met en place.

Les stéréotypes sociaux auxquels les transsexuels se réfèrent avec parfois une sorte de fanatisme sont nettement l'expression des rapports sociaux entre les sexes, et comme les autobiographies l'ont également montré, de la domination des hommes sur les femmes. Sur le plan psychologique, ils apparaissent clairement comme des reprises des théories sexuelles infantiles, ou, plus précisément, comme des projections sur l'opposition entre masculin et féminin d'oppositions prégénitales, entre phallique et châtré, actif et passif, bon et mauvais. Les oppositions prégénitales sont binaires, c'est-à-dire que châtré signifie exactement non-phallique, passif exactement non-actif et mauvais exactement non-bon. L'opposition entre masculin et féminin, en revanche, se construit à la puberté, en abandonnant la logique binaire, notamment l'opposition phallique *versus* châtré : la différence entre les hommes et les femmes peut alors être envisagée comme une diversité et non plus comme l'opposition de deux contraires, ce qui signifie en particulier que les femmes ne sont plus considérées comme dépourvues de pénis, mais comme pourvues d'organes génitaux différents du pénis ; dans une théorie sexuelle adulte, féminin ne signifie donc pas non-masculin, de même que femelle ne signifie pas non-mâle.

Comme c'est après la puberté que le sujet abandonne la logique binaire, tous les sujets humains portent en eux ces oppositions qui ont structuré leur sexualité et leur pensée infantiles, et qui, par conséquent, persistent à infiltrer leur pensée adulte. On pourrait même dire que la différenciation adulte des sexes n'est malheureusement pas la conception dominante dans notre société, qui traite sans cesse le masculin, ou les hommes, comme le sujet ou le cas général, et le féminin, ou les femmes, comme l'objet ou le représentant de l'altérité, c'est-à-dire confond féminin et non-masculin. Les raisonnements des juges français donnent de nombreux exemples de cette confusion.

Le discours des transsexuels, qui présente les oppositions prégénitales comme valides dans l'actuel, les réactive chez leurs interlocuteurs, et constitue un appel à la régression vers des fonctionnements prégénitaux de la pensée. En outre, cet appel à la régression est formulé sous couvert d'un recours à la norme. Un tel recours n'est possible que dans la mesure où pour tous, et peut-être structurellement, la pensée normative est une reprise de la pensée infantile. Ce phénomène de reprise est très évident dans l'assimilation courante entre, d'une part, masculinité et activité, et, d'autre part, féminité et passivité : cette assimilation, qui vise, sur le mode idéologique, à consolider les rapports de pouvoir entre le groupe social des hommes et celui des femmes, s'origine dans un fonctionnement infantile de la pensée (précisément la problématique anale de la maîtrise), projeté sur une distinction adulte. A travers cette reprise, la pensée normative se présente comme ce qui permet au sujet adulte de ne pas renoncer à ses désirs d'enfant sans pour autant s'exposer à l'angoisse qu'ils pourraient entraîner. Dans cette mesure, on peut admettre que les transsexuels s'offrent aux destinataires de leur demande comme des supports identificatoires pour une réalisation de ces désirs infantiles, et utilisent la pensée normative comme un abri qui permet à leurs interlocuteurs de s'autoriser l'identification. Sans doute peut-on envisager que si le transsexualisme est paradoxalement plausible (si ce qu'on nomme la « conviction » transsexuelle est d'une certaine façon contagieuse) c'est dans la mesure où la pensée des transsexuels trouve en chacun de leurs interlocuteurs un écho, la voix de cet enfant qui persiste à parler en tout sujet, qui n'a pas tout à fait intégré la différenciation génitale, et qui donc a besoin d'imaginer qu'être homme ou femme, c'est se conformer à une norme comportementale.

En fait, le principe de l'indisponibilité de l'état civil, en inscrivant dans la loi sociale que nous ne pouvons pas davantage disposer de notre sexe que de notre filiation, représentait — représente encore, bien qu'il ait été ébranlé — une vérité psychique très fondamentale. Le sujet humain doit, très tôt dans sa vie, accepter d'être d'un sexe et pas de l'autre, ni des deux à la fois, de même qu'il doit accepter d'être né de ces parents-là et non pas, par exemple, de l'union d'un roi et d'une fée. Cette acceptation exige un travail de deuil, car s'admettre comme fini est douloureux et castrateur, de même que sont nécessairement décevants les parents réels, par rapport aux parents idéaux qu'il faudrait avoir pour être un enfant tout-puissant. Il est clair que les transsexuels n'ont pas fait ce travail d'intégration ; au contraire, ils ont rejeté et visent à abolir la différence des sexes. Mais alors, comment se fait-il que leurs interlocuteurs entendent pour la plupart, en tout cas d'une façon socialement dominante, leur revendication comme une demande légitime, et non pas comme le signe d'un grave trouble psychique, et pour tout dire psychotique ? Les médecins et les scientifiques (secondairement les juges, mais ceux-ci font surtout confiance aux experts médicaux) sont pourtant supposés, eux, avoir intégré la différence des sexes et celle des générations.

Il est devenu presque banal de souligner la quête de toute-puissance qui caractérise aujourd'hui les pratiques les plus modernistes de ce qu'on pourrait appeler l'institution médicale (bien que cette institution ne soit pas monolithique) : il s'agit de dépasser les limites imposées dans le réel par la conception, la mort, et la différence des sexes. Ce refus agi de l'impossible signifie qu'il faudrait pouvoir réaliser tous les désirs, tous les fantasmes. La quête médicale de toute-puissance aboutit à une disqualification de la fonction imaginaire. Dans le cas du transsexualisme, cette disqualification signale un dysfonctionnement de la bisexualité psychique : le désir d'être de l'autre sexe, l'identification à l'autre sexe, que les transsexuels expriment avec tant d'intensité, ne peuvent pas être contenus dans leur psychisme, mais doivent impérativement être agis. Le traitement médical et social qui leur est réservé signale également un dysfonctionnement de la bisexualité psychique dans l'institution médicale ou dans le discours médical. Ils sont isolés comme des individus au sexe aberrant et au psychisme unique, puisque le transsexualisme est supposé se situer à part de toute nosologie habituelle, hors des structures communes de la personnalité, ni névrose, ni psychose, ni perversion. C'est-à-dire que le désir qu'ils expriment est posé comme étranger, sans aucun rapport avec les désirs de tous les autres, sans aucun rapport avec la sexualité humaine commune. Le « changement de sexe », comme *acting* social, est à la mesure du refoulement par les institutions concernées du désir d'être de l'autre sexe, ou d'avoir les deux sexes, ou encore qu'il n'y ait qu'un seul sexe, du désir, encore une fois, d'abolir la différence des sexes. En somme, la découverte de la différence des sexes, tragiquement traumatique pour les transsexuels, est sans aucun doute difficile à intégrer pour nous tous.

Or, il suffit de considérer les transsexuels dans leur sexe biologique, comme tout le monde en somme, sans se convertir à ce que j'ai nommé plus haut leur hérésie, pour voir leur demande sous un tout autre angle et envisager des approches thérapeutiques bien différentes du « changement de sexe » (je pense en particulier à la pensée de Jean-Marc Alby, de Leslie Lothstein, d'Anna Potamianou, de Colette Chiland ou d'Agnès Oppenheimer). Dès qu'on voit le transsexuel dans son histoire de garçon, puis d'homme, et la transsexuelle dans son histoire de fille, puis de femme, il devient possible d'entendre leur demande comme un symptôme, et leur revendication d'un sexe psychique délié de leur anatomie comme une forme de délire. Mais ceci suppose de reconnaître ce que nous partageons avec eux sans en être venus à leur étrange folie, et ceci sans pour autant nous identifier à eux sur un mode adhésif. Mes entretiens avec des hommes et surtout des femmes transsexuels m'ont permis d'expérimenter à quel point ce mouvement par lequel on doit faire varier la distance identificatoire est difficile avec eux. Pendant la première phase de mon travail, par exemple, alors que je rencontrais des femmes en demande de « changement de sexe », et par conséquent d'abord d'une mastectomie, je me suis aperçue un soir que depuis quelque temps je m'endormais les mains posées sur ma poitrine, comme pour la protéger. Depuis, je reste curieuse : qu'arrive-t-il de cette sorte aux autres chercheurs, aux médecins, aux juges, à tous ceux qui rencontrent des transsexuels ?

Au début de mon travail, je m'interrogeais sur le « droit de changer de sexe », comme manière de disposer de son corps, dans une perspective « libérale », en somme. Et à ce moment, une association d'idées m'était venue : si l'on peut parler de droit dans ce domaine, me semblait-il, ce ne pouvait être que dans la mesure où l'on peut aussi parler de droit au suicide, on ne peut pas toujours l'empêcher, mais il vaut mieux ne pas en arriver là. C'est-à-dire que la notion de « droit », de libéralisme, n'est absolument pas pertinente en matière de changement de sexe, même si, en revanche, lorsqu'un sujet a été transformé, il est indispensable de lui assurer des conditions de vie sociale décentes et en tout cas non discriminatoires, comme le fait la Cour Européenne des Droits de l'Homme. Le problème, c'est que ce souci social d'assumer les conséquences du fait accompli ne devrait pas entraîner une dérive vers un « droit à vivre conformément à son identité sexuelle » qui fait fi de toute relation réaliste à la différence des sexes et constitue en ce sens une sorte de psychose sociale. Or le Parlement Européen a justement dérivé de cette façon.

Plus précisément, si le transsexualisme est issu de l'effet traumatique que produit l'illusion selon laquelle il serait possible de « changer de sexe », alors tout dispositif visant à prendre en charge la demande de « changement de sexe » contribue à fabriquer des transsexuels. Pourtant, de tels dispositifs sont évidemment préférables au libre jeu du marché, qui conduit à transformer des individus sur simple demande, pour des motifs souterrainement expérimentaux ou tout simplement financiers (ce qui les conduit souvent à la prostitution). Il vaudrait mieux que la demande des transsexuels soit traitée dans une perspective psychothérapique, mais tant que certains médecins accepteront d'intervenir sur le corps, c'est-à-dire tant que l'offre de « changement de sexe » existera, l'approche psychothérapique sera difficile. Pourtant, interdire les interventions de transformation génitale, seul moyen de faire disparaître cette offre, semble irréaliste, et refuser le changement du sexe civil à des sujets opérés semble discriminatoire, ou en tout cas incohérent puisque ces castrations sont tolérées au nom de leur objectif « thérapeutique ». Ce dilemme n'est pas le moindre des paradoxes auxquels ces sujets nous confrontent.

BIBLIOGRAPHIE

ABDOUCHELI T., ZWEIFEL F., Transsexualisme féminin ou la singulière histoire de deux Colette, *Psychiatries*, 1984, 60, 9-12.

ABECASSIS A, BERTHON M., Sur un cas d'inversion sexuelle avec travestissement, *Ann. Méd. lég.*, 1949, 29, 4, 177-180.

ACCARD J., BRETON J., CHARBAUT J., HIVERT P., PHILBERT M. SCHAUB S., TROISIER S., Problèmes médico-légaux et déontologiques de l'hermaphrodisme et du transsexualisme. Rapport au XXIIème congrès international de médecine légale et de médecine sociale de langue française, Gênes, 7-11 Mai 1969, *Méd. Lég. dommage corporel*, 1969, 2, 4, 342-352 et 1970, 3, 2, 123-159.

ALBY J.-M., *Contribution à l'étude du transsexualisme*, Thèse, 1956, Faculté de Médecine de Paris, 341 p.

ALBY J.-M., Le transsexualisme, *Revue de neuro-psychiatrie infantile*, 1959, 7, 1-2, 52-62.

ALBY J.-M., Identité et rôles sexuels, *Evolution psychiatrique*, 1962, 28, 2, 189-223.

ALBY-J.-M., L'identité sexuelle, pour quoi faire ?, *Nouvelle Revue de Psychanalyse*, 1973, 7, 327-338.

ALLAIX H., *De l'inversion sexuelle à la formation et à la détermination des sexes*, Paris, Peyronnet et Cie, 1930.

ALTHOF S., Name change, its significance among patients with gender dysphoria, *Bulletin of the Menninger*

Clinic, 1980, 44, 617-627.
ALTHOF S., KELLER A., Group therapy with gender identity patients, *International Journal of Group Therapy*, 1980, 30, 481-489.
ASSCHEMAN H., GOOREN L., MEGENS J., Mortalité et morbidité chez les transsexuels traités aux hormones, *Bulletin de la Société d'Andrologie de Langue Française*, Mai 1990, 4, 2, 14-15.
AULAGNIER-SPERANI P., Remarques sur la féminité et ses avatars, *Le désir et la perversion*, Collectif, Paris, Seuil, 1967, 55-89.
BAILEY D., *Homosexuality and the western christian tradition*, Hamden, Conn., 1975.
BAKER M., *Our three selves, the life of Radclyffe Hall*, New York, Quill, 1986, 386 p.
BANZET P., MARCHAC D., Place de la chirurgie dans le traitement du transsexualisme, *Méd. Lég. Toxicol.*, 1980, 23, 8, 329-333.
BARLOW D., MILLS J., AGRAC S., STEINMAN D., Comparison of sex-typed motor behavior in male-to-female transsexuals and women, *Archives of sexual behavior*, 1980, 9, 3, 245-251.
BARRIERE E., *L'inversion du sujet*, Paris, Les lettres libres, 1986.
BENJAMIN H., Transvestism and transsexualism, *International Journal of Sexology*, 1953, 7, 12-14.
BENJAMIN H., Transvestism and transsexualism, symposium, *International Journal of Psychotherapy*, 1954, 8, 219-230.
BENJAMIN H., *The transsexual phenomenon*, New York, Julian Press, 1966, 300 p.
BENJAMIN H., Transvestism and transsexualism in the male and female, *Journal of sex research*, Mai 1967, 3, 2, 107-127.
BENJAMIN H., Newer aspects of the transsexual phenomenon, *The journal of sex research*, Mai 1969, 5, 2, 135-144.
BENJAMIN H., Should surgery be performed on transsexuals ?, *American journal of psychotherapy*, 1971,

25, 1, 74-82.
BERNSTEIN S., STEINER B., GLAISTER J., MUIR C., Changes in patients with gender identity problems after parental death, *American Journal of Psychiatry*, 1981, 138, 41-45.
BLANCHARD R., CLEMMENSEN L.H., STEINER B.W., Gender reorientation and psychosocial adjustment in male to female transsexuals, *Archives of sexual behavior*, 1983, 12, 6, 503-509.
BON I., *Le transsexualisme, l'émergence conjuguée de pratiques médicale et judiciaire*, Doctorat 1990, Lyon 3, 338 p. et annexes.
BOSWELL J., *Christianisme, tolérance sociale et homosexualité*, Paris, Gallimard, 1985.
BOURGEOIS M., Les traitements psychologiques du transsexualisme et des troubles de l'identité sexuelle : quelques tentatives récentes, *Ann. Médico-Psychol.*, 1978, 136, 9, 985-1008.
BOURGEOIS M., Transsexualisme, dysphorie de genre et troubles de l'identité sexuelle : une expérience américaine, *Ann. Médico-Psychol.*, 1980, 138, 4, 472-480.
BOURGEOIS M., BENESECH M., Transsexualisme et dysphorie de genre, pour une approche psychiatrique et médico-légale moderne, *J. Méd. lég. dr. méd..*, 1981, 24, 5, 611-624.
BOURGEOIS M., RIGAL J., BENESECH M., DAUBECH J.F., CALES M., CARETTE-GARNIER H. LAFORGE E., LOUIS O., L'auto-mutilation génitale chez l'homme, *Ann. Médico-Psychol.*, 1983, 141, 5, 522-528.
BOURGEOIS M., Dysphories de genre et transsexualisme, aspects psychiatriques, *Bulletin de la Société d'Andrologie de Langue Française*, Mai 1990, 4, 2, 5-8.
BOUSQUET M., Les changements de sexe, *Concours Médical*, 1969, 91, 25, 5334-5340.
BRETON J., *Le transsexualisme, étude nosographique et médico-légale*, Paris, Masson, 1985, 207 p.
BULLOUGH V., Transsexualism in history, *Archives of*

sexual behavior, 1975, 4, 561-571.
BULLOUGH V., BRUNDAGE J., *Sexual practices and the medieval church*, Buffalo, 1982.
BUREAU J., TREMPE J.P., JODOUIN L., Transsexualité : catégorie, diagnostic, ou expérience d'un individu, *Cahiers de sexologie clinique*, 1978, 19, 25-39.
BUVAT J., BUVAT-HERBAUT M., Les hormones participent-elles au déterminisme du transsexualisme ?, *Cahiers de sexologie clinique*, 1983, 9, 53, 321-327.
CARRERE J., Responsabilité médico-chirurgicale dans l'épidémie actuelle de changement de sexe, *Annales médico-psychologiques*, 1968, 1, 1, 103-108.
CASTAGNET F., *Sexe de l'âme, sexe du corps*, Paris, Le Centurion, 1981, 187 p.
CAUDWELL D., Psychopathia transsexualis, *Sexology*, 1949, 16, 274-280.
CAYRON R., KOUPERNIK C., La mort du transsexualiste, *Concours médical,*, 1971, 92, 44, 8038-8040.
CHARCOT J.-M., MAGNAN V., L'inversion du sens génital, *Archives de Neurologie*, 1882, 7, 53-60, 12, 296-322 (réédition sous le titre *Inversion du sens génital et autres perversions sexuelles*, Paris, Frénésie, 1987).
CHASSEGUET-SMIRGEL J., A propos du délire transsexuel du Président Schreber, *Revue Française de Psychanalyse*, 1975, 5-6, 1013-1025.
CHAUNCEY G., From sexual inversion to homosexuality, medicine and the changing conceptualisation of female deviance, *Salmagundi*, 1983, 58-59, 114-146
CHILAND C., De l'essence du masculin : réflexions à partir du transsexualisme, *Adolescence*, automne 1988, 6, 1, 75-87.
CHILAND C., Enfance et transsexualisme, *La psychiatrie de l'enfant*, 1988, 31, 2, 313-373.
CHILAND C., Le père et l'identité sexuée, *Revue Française des Affaires Sociales*, Pères et Paternité, Masson, novembre 1988, 69-71.
CHILAND C., Homosexualité et transsexualisme,

Adolescence, 1989, 7, 1, 133-146.
CHILAND C., L'identité sexuée en Occident, *Nouvelle Revue d'Ethnopsychiatrie*, 1991, 18, 37-50.
CHILDS A., Acute symbiotic psychosis in a post-operative transsexual, *Archives of sexual behavior*, 1977, 6, 37-44.
CLARK J. *Legal aspects of transsexualism, a handbook for transsexuals*, San Francisco, Janus Information Facility, 1980, 54 p.
CLOWER V., The development of the child's sense of his sexual identity, *J. Am. Psychoanal. Assoc.*, 1970, 18, 1, 165-176.
COCCINELLE, *Coccinelle*, Paris, Filippachi, 1987, 249 p.
COTTE G., Examen psychiatrique du transsexuel, *Cahiers de sexologie clinique*, 1978, 19, 41-45.
COWELL R., *Roberta Cowell's story*, London, William Heineman Ltd., 1954 et, sous le titre *Comment je suis devenu(e) femme*, Paris, Plon, 1955, 221 p.
CROMPTON L., The myth of lesbian impunity, capital laws from 1270 to 1791, *Journal of homosexuality*, 6, automne-hiver 1980-1981, 11-25.
CZERMAK M., Précisions sur la clinique du transsexualisme, *Le discours psychanalytique*, avril 1982, 3, 16-22.
CZIBA C., Image corporelle et organes génitaux chez les transsexuels adultes, *Bulletin de la Société d'Andrologie de Langue Française*, Mai 1990, 4, 2, 9-10.
DAYMAS S., Le transsexuel et le psychanalyste, *in* COSNIER J., *Corps et langage en psychanalyse*, Lyon, P.U.L., 1980.
DAVID C., La bisexualité psychique, éléments d'une réévaluation, *Revue française de psychanalyse*, 1975, 39, 5-6, 695-856.
DECOURT J., GUINET P., *Les états intersexuels*, Paris, Maloine, 1962, 332 p.
DEE K., *Travelling, un itinéraire transsexuel*, Paris, Belfond, 1974.
DELAY J., DENICKER P., LEMPERIERE T.,

BENOIT J.C., Histoire d'un travesti, l'éonisme, *Encéphale*, 1956, 43, 5, 385-398.
DELAY J., DENICKER P., VOLMAT R., ALBY J.-M., Une demande de changement de sexe, le transsexualisme, *Encéphale*, 1956, 45, 1, 41-80.
DE WOLF M., L'énigme transsexuelle. A propos de l'ouvrage de Jan Morris, « L'énigme », *Acta psychiatr. Belg.*, 1976, 76, 6, 860-881.
DELECT O., anciennement J.-P. VOIDIES, *La prise de robe, itinéraire d'une transsexualité vécue*, édition à compte d'auteur, France, 1982, 157 p.
DEROGATIS L., MEYER J., BOLAND P., A psychological profile of the transsexual, *Journal of nervous and mental disease*, 1981, 169, 157-168.
DIAMANT-BERGER O. (Textes rassemblés par), Le transsexualisme, Droit et Ethique médicale, 1, *Collection de médecine légale et de toxicologie médicale*, Paris, Masson, 1984, 127, 158 p.
DOLL P.J., La jurisprudence face aux changements de sexe, *Nouvelle presse médicale*, 1974, 3, 22, 1455-1456.
DOR J., Identité sexuelle et transsexualisme, *Esquisses psychanalytiques*, 1987, 6, 69-79.
DOR J., Transsexualisme et sexe des anges, *Structure et perversions*, Paris, Denoël, 1987, 237-250.
DOREY R., L'inversion psycho-sexuelle avec travestissement chez l'homme, *Sem. hôp. Paris*, 1966, 32, 50-51, 2667-2673.
DOUCE J. *et alii*, *La question transsexuelle*, Paris, Lumière et Justice, 1986, 272 p.
DREYFUS G., Propos sur le transsexualisme, *Feuille. Prat.*, 1980, 4, 11, 381-384.
DUBOIS J.C., MARCEL J.E., Un cas de transsexualisme opéré : considérations psychologiques et juridiques, *Annales médico-psychologiques*, 1969, 121, 1, 4, 677-684.
DULLAK S., *Je serai elle*, Paris, Presses de la Cité, 1983, 219 p..
DUPUIS R., Prendre le pénis pour un signifiant, *Le discours psychanalytique*, 1982, 2, 2, 20-22.

DURAND G., Considérations éthiques et morales sur les transformations corporelles, *Cahiers de sexologie clinique*, 1978, 19, 51-52.
Dossier Transsexualité, *Masques, Revue des Homosexualités*, Automne 1982, 15, 107-142.
EBER M., Primary transsexualism, a critic of a theory, *Bulletin of the Menninger Clinic*, 1982, 46, 168-182.
EHRHARDT A., GRISANTI G., McCAULEY E., Female-to-Male Transsexuals compared to lesbians : Behavioral Patterns of Childhood and Adolescent Development, *Archives of Sexual Behavior*, 1979, 8, 6, 481-490.
EICHER W., La transformation génitale en cas de transsexualisme, *Cahiers de sexologie clinique*, 1984, 10, 56, 97-105.
ELCHARDUS J.-M. ET G., Adolescence et identité, l'impasse transsexuelle, *Adolescence*, 1989, 7, 1, 147-153
ELLIS H., *L'éonisme ou l'inversion esthético-sexuelle*, Paris, Mercure de France, 1933.
ENARD M.-J., *Vouloir être... transsexuelle, femme et mère*, Paris, Persona, 1982, 118 p.
ENGELRARD H.T., COPLAN A.L., *Scientific controversies*, Cambridge University Press, 1987.
ERICKSON Educational Foundation, *Counseling the transsexual*, Baton Rouge, non daté, 37 p.
ERICKSON Educational Foundation, *Information for the family of the transsexual*, Baton Rouge, non daté, 16 p.
ERICKSON Educational Foundation, *Legal aspects of transexualism*, Baton Rouge, 1973, 24 p.
ERICKSON Educational Foundation, *An Outline of Medical Management of the Transsexual*, Baton Rouge, 1973, 20 p.
ERICKSON Educational Foundation, *Information on transsexualism for law enforcement officers*, Baton Rouge, 1974, 30 p.
FAST I., Developments in gender identity, the original matrix, *International review of psycho-analysis*, 1978, 5, 265-273.

FAST I., Developments in gender identity, gender differenciation in girls, *International journal of psycho-analysis*, 1979, 60, 443-453.
FAURE G.M., Transsexualisme et indisponibilité de l'état des personnes, *Revue de Droit Sanitaire et Social* 25, 1, Janvier-Mars 1989.
FAURE-OPPENHEIMER A., *Le choix du sexe*, Paris, P.U.F., 1980, 173 p.
FEINBERG D., *Journal of a Transsexual*, New York, World View, 1980, 22 p.
FEINBLOOM D., FLEMING M., KIJEWSKI V., SCHULTER M., Lesbian/Feminist orientation among male-to-female transsexuals, *Journal of Homosexuality*, Automne 1976, 2, 1, 60-71.
FENICHEL O., The psychology of transvestism, *International journal of psycho-analysis*, 1930, 11, 211-227.
FERENCZI S., L'homoérotisme : nosologie de l'homosexualité masculine (1911), *Psychanalyse 2*, Paris, Payot, 1978, 117-129.
FOLLIN S., Le transsexualisme psychiatrique, introduction clinique à l'étude des altérations de l'identité sexuelle, *Annales médico-psychologiques*, 1961, 119, 4, 783-784.
FOREL A., *La question sexuelle exposée aux adultes cultivés*, Paris, Steinheil, 1905.
FORESTER B., SWILLER H., Transsexualism, review of syndrome and presentation of possible successfull therapeutic approach, *International journal of group therapy*, 1972, 22, 343-351.
FOUCAULT M. (présenté par), *Herculine BARBIN dite Alexina B*, Paris, Gallimard, 1978, 160 p.
FOYENTIN I., Quelle intériorité ? A propos de changement de sexe, Intervention au colloque *Clinique de l'intériorité*, Amiens, mai 1987
FOYENTIN I., Ah ! Je ris de me voir si belle en ce miroir !... A propos du transsexualisme, hypothèses de recherche, *Psychologie Clinique*, 1989, 2, 119-138.
FREUD S., *Trois essais sur la théorie de la sexualité*,

(*Drei Abhandlungen zur Sexualtheorie*, 1905), Paris, Gallimard, 1962, 190 p.
FREUD S., Psychogénèse d'un cas d'homosexualité féminine (*Uber die Psychogenese eines Falles von weiblicher Homosexualität*, 1920), *Névrose, Psychose et perversion*, Paris, P.U.F., 1981, 245-270.
FROHWIRHT C., MAHOUDEAU J., DALLY S., BRETON J., Définition et limite du transsexualisme, *Méd. lég. toxicol.*, 1980, 23, 8, 335-394.
GARDIEN-JOURD'HEUIL M.P., GARDIEN P.E., Un cas de transvestisme, *Annales médico-psychologiques*, 1948, 106, 1, 1, 58-58.
GARFINKEL H., *Studies in ethnomethodology*, 1967, New-Jersey, Prenctice Hall, 290 p.
GAUTHIER T., *Mademoiselle de Maupin*, (1835), Paris, Garnier-Flammarion, 1966, 375 p.
GILBERT J., Homosexuality and its treatment, *Journal of Nervous and Mental Disease*, Lancaster, PA, Oct 1920, 52, 4, 297-322.
GILBERT-GREYFUS, *Les intersexualités*, Paris, Que sais-je ?, 1972, 127 p.
GOBERT M., Le transsexualisme ou la difficulté d'exister, J.C.P. 1990, éd. G, I, 3475.
GOBERT M., Le transsexualisme, fin ou commencement, J.C.P. 1988, éd. G, I, 3361.
GOLDRACH C., Deux cas de transsexualisme, *Ann. méd. lég.*, 1964, 44, 1, 64-71.
GOLDRACH C., Le transsexualisme, *Concours médical*, 1966, 88, 4, 531-535.
GOODICH M., Sodomy in the medieval secular law, *Journal of homosexuality*, 1, 3, 1976, 295-302.
GORCEIX A., En deçà et au-delà de la psychose, *Actualité psychiatrique*, 1979, 8, 24.
GREEN A., Le genre neutre *Nouvelle Revue de Psychanalyse*, Printemps 1973, 7, 135-158, et *Narcissisme de vie, narcissisme de mort*, 208-221.
GREEN R., Sexual identity of thirty-seven children raised by homosexual and transsexual parents, *American journal of psychiatry*, 1978, 135, 692-697.

GREEN R., FULLER M., Group therapy with feminine boys and their parents, *International Journal of Group Therapy*, 1973, 23, 54-68.
GREEN R., A transvestite boy and a hypothesis, *International journal of psychoanalysis*, 1966, 49, 396-403.
GUINET P., Introduction à l'étude des problèmes thérapeutiques posés par les intersexualités physiques et psychiques, *Bull. méd. lég. tox. méd.*, 1969, 12, 3, 103-109.
GUN-SECHEHAYE A., Le transsexualisme, *Méd. et hyg.*, 1965, 23, 686, 460-462.
GUTHEIL E.A., The psychologic background of transsexualism and travestism, *American journal of psychotherapy*, 1954, 8, 2, 239-242.
HAHN P., *Nos ancêtres les pervers*, Paris, Olivier Orban, 1979.
HAMBURGER C., Desire for change of sex as shown by personal letters from 465 men and women, *Acta Endocrin.*, 1953, 14, 361-375.
HAMBURGER C., STURUP G., DAHL-IVERSEN E., Transvestism, *J.A.M.A.*, Mai 1953, 152, 391-396
HAUSER J., HUET-WEILLER D., Observation, *Revue trimestrielle de droit civil*, 1991, 289.
HAUSER J., Faut-il priver les transsexuels du droit de se marier ?, *Revue trimestrielle de droit civil*, Janvier-Mars 1993, 325 et sq.
HAYNAL A., Identité sexuelle et transsexualisme, *in* ABRAHAM G., PASINI W., *Introduction à la sexologie médicale*, Paris, Payot, 1975, 252 et sq.
HELD R.R., Sur la « liberté du changement de sexe », *Presse médicale*, 1962, 70, 11, 552.
HERVE J., LAGIER J, *Les transsexuel(le)s*, Paris, Ed. Jacques Bertoin, 1992, 269 p.
HERVET E., Transsexualisme, actualité du problème médico-légal à propos de douze dossiers, *Bull. Acad. Natl. Méd.*, 1980, 164, 6, 528-534.
HERVET E., L'expertise judiciaire des transsexuels, *Méd. lég. toxicol.*, 1980, 23, 8, 345-350.

HESNARD A., *Traité de sexologie normale et pathologique*, Paris, Payot, 1933, 718 p.

HIRSCHFELD M., *Die Transvestiten*, A. Pulvermacher, Berlin, 1910

HIRSCHFELD M., *Die Homosexualität des Mannes und des Weibes*, Louis Marcus, Berlin, 1914.

HIRSCHFELD M., *Perversions sexuelles* (rédigé par Félix Abraham, d'après l'enseignement d'Hirschfeld), Paris, François Aldor, 1931.

HIRSCHFELD M., *L'âme et l'amour*, Paris, Gallimard, 1935.

HIRSCHFELD M., *Le sexe inconnu*, Paris, Montaigne, 1936.

HIRSCHFELD M., *Anomalies et perversions sexuelles*, Paris, Office de Centralisation d'ouvrages, 1957 (publié par ses élèves après sa mort).

HOENIG J., KENNA J., The nosological position of transsexualism, *Archives of sexual behavior*, 1974, 3, 3, 273-287.

HOLLOWAY J.P., Transsexuals, legal considerations, *Archives of sexual behavior*, 1974, 3, 1, 33-50.

HOOPES J.E., KNORR N.J., WOLF S.R., Transsexualism, considerations regarding sexual reassignment, *Journal of nervous and mental disease*, 1968, 147, 5, 510-516.

HORE B.D., NICOLLE F.V., CALNAN J.S., Male transsexualism, two cases in a single family, *Archives of sexual behavior*, 1973, 2, 4, 317-321.

HOYER N., *Man into woman*, N.Y., Dutton, 1933.

HUNT D., HAMPSON J., Transsexualism : a Standardized Psycho social Rating Format for the Evaluation of Results of Sex Reassignment Surgery *Archives of Sexual Behavior*, 1980, 9, 3, 255-263.

HUNT D., HAMPSON J., Follow-up of seventeen biologic males after sex-reassignment surgery, *Archives of sexual behavior*, 1980, 9, 3, 255-263.

ISRAEL L., GEISSMANN P., Le désir de changer de sexe chez les invertis psycho-sexuels, *Cahiers de Psychiatrie*, juin 1960, 14, 91-114

J.C.P. 90, Ed G, , II, 21588, Rapp. Massip, Concl. Flippo

JOHNSON C., BROWN C., with NELSON W., *The gender trap*, London, Proteus Books, 1982, 200 p.

JONES E., La phase précoce du développement de la sexualité féminine, *La psychanalyse*, 1964, 7, 239-255.

JONES E., La phase phallique, *La psychanalyse*, 1964, 7, 271-312.

JORGENSEN C., *A personal autobiography*, New York, Bantam Book, 1968, 300 p.

KANDO T., Males, females and transsexuals : a comparative study of sexual conservatism, *Journal of homosexuality*, Automne 1974, 1, 1, 45-64.

KATZ J. (a documentary by), *Gay american history, lesbians and gay men in the U.S.A.*, N.Y., Avon Books, 1976.

KESSLER S., McKENNA W., *Gender, an ethnomethodological approach*, Chicago, The University of Chicago Press, 1978, 233 p.

KING D., Gender confusions : psychological and psychiatric conceptions of transvestism and transexualism, PLUMMER K editor, *The making of The modern Homosexual*, Londres, 1981, 280 p. 155-183.

KLOTZ H.P., BOREL E., COLLA R., Le travestissement hétérosexuel habituel, forme particulière des ambiguïtés sexuelles constitutionnelles, *Semaine des hôpitaux de Paris*, 1955, 31, 65, 3438-3444.

KLOTZ H.P., Le transsexualisme, problème médical, *Ornicar*, 1981, 22-23, 189-211.

KOUPERNIK C. Les limites de la correction ou la femme qui était en lui, *Concours Méd.*, 1976, 98, 47, 7597-7600.

KRAFFT-EBING R. von, *Psychopathia sexualis*, New-York, Stein and Day, 1965, 434 p., éd. orig. allemande 1886.

KREISLER L., L'enfant ou l'adolescent de sexe ambigu ou l'envers du mythe, *Nouvelle revue de psychanalyse*, 1973, 7, 117-133.

KREISLER L., Les intersexuels avec ambiguïté génitale,

La psychiatrie de l'enfant, 1970, XIII, 1, 5-127.
KRESS-ROSEN N., Introduction à la question du transsexualisme, *Le discours psychanalytique*, 1982, 3, 13-17.
KRIEGEL C., La Transsexualité, *Séminaire Limites Frontières*, 1981, 14 p. (ronéo).
KRISTEVA J., Le roman adolescent, *Adolescence*, 1986, 4, 1, 13-28
KRONBERG J., TYAND S., APTER A., WIJSENBERG H., Treatment of transsexualism in adolescence, *J. Adolesc.*, 1981, 4, 177-185.
KUSS R., Transsexualisme *Bull. Acad. Natl. Med.*, 1982, 166, 6, 819-827.
KUSS R., Transsexualisme, d'un sexe à l'autre, *Concours médical*, 1983, 105, 4, 273-275.
LACAN J., D'une question préliminaire à tout traitement possible de la psychose, *Ecrits*, Paris, Seuil, 1971, II, 43-102.
LACAN J., *Le séminaire ... ou pire*, ronéoté, 1972.
LAGRANGE J., Le « vrai sexe » du transsexuel, *Psychanalyse à l'Université*, avril 1992, 97-116.
LALINEC-MICHAUD M., Revue de certains facteurs étiologiques en jeu dans les troubles de l'identité sexuelle, *Cah. Pédopsychiatr.*, 1979, 11, 61-70.
LANG F., BLANCHON Y., PELLET J., ROUSSET H., CATHEBRAS P., Hypothèses psychopathologiques à propos du transsexualisme, *Ann. méd. psychol.*, 1982, 140, 7, 793-797.
LANGEVIN R., PAITICH D., STEINER B., The clinical profile of male transsexual versus those living as males, *Archives of sexual behavior*, 1977, 6, 2, 143-154.
LANTERI-LAURA G., *Lectures des perversions*, histoire de leur appropriation médicale, Paris, Masson, 1979, 160 p.
LATOUCHE H. de, *Fragoletta* (1829), Paris, Desjonquères, 1983, 355 p.
LE DORZE A., Stoller, le transsexualisme, féminité, masculinité, *Psychiatries*, 1984, 60, 13-31.
LEGER J., RANTY Y., BLANCHINET J., VALLAT J.,

Un cas de transsexualisme féminin, *Annales médico-psychologiques*, 1969, 1, 164-172.
LEITENBERG H., SLAVIN L., Comparison of attitudes towards transsexuality and homosexuality, *Archives of sexual behavior*, 1983, 12, 4, 337-346. ####
LEJEUNE P., Autobiographie et homosexualité en France au XIXème siècle, *Romantisme, la revue du XIXème siècle*, 1987, 56, 79-94.
Le Transsexualisme, *Méd., Lég., Toxicol.*, 1980, 23, 8, 329-396.
LEMAIRE A., BUVAT J., Traitement hormonal des transsexuels, *Bulletin de la Société d'Andrologie de Langue Française*, Mai 1990, 4, 2, 11-13.
LEMAIRE A., BUVAT J., VANDAMME G., MARCOLIN G., Bilan de la prise en charge des transsexuels au centre ETPARP, *Bulletin de la Société d'Andrologie de Langue Française*, Mai 1990, 4, 2, 16-13.
LEVINE E.M., Transsexual marriages and the role of the court issues for psychiatry and society, *Bull. am. acad. psychiat. law*, 1979, 7, 267-274.
LEVINE E.M., Male transsexuals in the homosexual subculture, *American journal of psychiatry*, 1976, 133, 11, 1318-1321.
LHOMOND B., Mélange des genres et troisième sexe, *in* HURTIG M.C., KAIL M., ROUCH H., *Sexe et genre, de la hiérarchie entre les sexes*, Paris, éd. du C.N.R.S., 1991, 109-114.
LHOMOND B., Un, deux, trois sexes : l'homosexualité comme mélange, *Actes du Colloque International Homosexualité et Lesbianisme, Mythes, Histoires et Historiographies*, Lille, Cahiers G.K.C., Vol. 1, 1989, 11-21.
LHOMOND B., Between man and woman : the character of the lesbian, *Actes préparatoires de la conférence internationale Homosexuality, which homosexuality*, Free University of Amsterdam, décembre 1987, Vol. Histoire I, 181-192.
LIMENTANI A., The significance of transsexualism in

relation to some basic psychoanalytic concepts, *International review of psychoanalysis*, 1979, 6, 139-153.
LINDON R., Aspects juridiques du transsexualisme, *Recueil général des lois*, 1956, 17, 545-548.
LINDON R., *J.C.P.*, 1976, II, 18503.
LINOSSIER L., Le transsexualisme : esquisse pour un profil culturel et juridique, *Dalloz, chronique*, 1981, 139-148.
LOEB L., SHANE M., The resolution of a transsexual wish in a five year old boy, *J.a.m.a.*, 1982, 30, 2, 419-434.
LOGRE B.J., Le travestissement, *Rev. prat.*, 1954, 4, 9, 771-774.
LOMBOIS C., La position française sur le transsexualisme devant la Cour Européenne des Droits de l'Homme, D. 1992, chr. 323.
LOTHSTEIN L., Countertransference reactions to gender dysphoric patients : implications for psychotherapy, *Psychotherapy, theory, research and practice*, 1977, 14, 21-31.
LOTHSTEIN L., Psychotherapy with patients with gender dysphoria syndromes, *Bulletin of the Menninger clinic*, 1977, 41, 563-582.
LOTHSTEIN L., The post-surgical transsexual, empirical and theoretical considerations, *Archives of sexual behavior*, 1980, 9, 547-564.
LOTHSTEIN L., LEVINE S., Expressive psychotherapy with gender dysphoric patients, *Arch. gen. psychiat.*, 1981, 38, 924-929.
LOTHSTEIN L., *Female-to-male transsexualism, historical, clinical and theoretical issues*, Boston, Routledge and Kegan, 1983, 336 p.
LUTZ D., ROBACK H., HART M., Feminine Gender Identity and psychological adjustment of male transsexuals and male homosexuals, *Journal of Sex Research*, Nov. 1984, 20, 2, 350-362.
MAGNAN, Des anomalies, des aberrations et des perversions sexuelles, *Annales Médico-Psychologiques*, séance du 25 Janvier 1885, 447-474.

MARANDON DE MONTYEL, De la maladie des Scythes, *Ann. méd. psychol.*, 1877, 1, 3, 167-174.
MARAÑON G., *L'évolution de la sexualité et les états intersexuels*, Paris, Gallimard, 1931, 266 p.
MARCEL J.E., DUBOIS J.C., Sur un cas de transsexualisme opéré depuis sept ans, remarques médico-légales, *Soc. franç. gynéc.*, 1969, 39, 1, 49-51.
MARCHAND P., A propos du transsexualisme féminin ou des seins offerts sur un plateau, *Ann. Médico-psychol.*, 1980, 138, 4, 461-466.
MARIN A., Heurts et malheurs d'un transsexuel, *Méd. lég. toxicol.*, 1980, 23, 8, 353-356.
MARIN M., avec la collaboration de CUNY M.-T., *Le saut de l'ange*, Paris, Fixot, 1987, 287 p.
MARTIN A., BARUS J., HOUDRET J.C., MASSON J.M., Un cas de transvestisme, esquisse psychogénétique et phénoménologique, *Ann. méd. psychol.*, 1967, 125, 2, 3, 427-437.
MARTINEAU L., *Leçons sur les déformations vulvaires et anales produites par la masturbation, le saphisme, la défloration et la sodomie*, Paris, Delahaye et Lecrosnier, 1884.
MARTINO M. et Harriett, *Emergence, autobiographie d'un transsexuel*, Paris, Trevise, 1981, 271 p., éd. orig. New York, Crown Publishers, 1977.
MASSON A., *Le travestissement, essai de psycho-pathologie sexuelle*, Paris, Le François, 1935, 143 p.
MASTERS W., JOHNSON V., *Les perspectives sexuelles*, Paris, MEDSI, 1980, 401 p., Ed. orig. Boston 1979.
MATHIEU N.C., Identité sexuelle, sexuée, de sexe ? Trois modes de conceptualisation du rapport entre sexe et genre, CEFUP, *Catégorisation de sexe et constructions scientifiques*, Aix-en-Provence, Petite Collection CEFUP, 109-147.
McDOUGALL J., L'idéal hermaphrodite et ses avatars, *Nouvelle Revue de Psychanalyse*, 7, Printemps 1973, 263-272.

McKENZIE K., Gender dysphoria syndrom, towards standardized diagnostic criteria, *Archives of sexual behavior*, 1978, 7, 4, 251-262.
MEMETEAU G., *J.C.P.* éd. G, 5, 21991.
MERLOO J.A.M., Changement de sexe et collaboration avec la psychose, *Méd. et hyg.*, 1967, 25, 766, 157.
MEYER J., Clinical variants among appliants for sex-reassignment, *Archives of sexual behavior*, 1974, 3, 527-528.
MEYER J., RETER D., Sex reassignment, follow-up, *Archives of general psychiatry*, 1979, 36, 1010-1015.
MILLIKEN A.D., Homicidal transsexuals, three cases, *Canadian journal of psychiatry*, 1982, 27, 1, 43-46.
MILLOT C., *Horsexe, Essai sur le transexualisme*, Paris, Point Hors Ligne, 1983, 148 p.
MISES R., NOEL J., CASTAGNET F., Adoption et transsexualisme, *Ann. méd. psychol.*, 1980, 138, 4, 480-483.
MONEY J., HAMPSON J.G. et J.L., Hermaphroditism : recommendations concerning assignment of sex, change of sex, and psychologic management, *Bulletin of the Johns Hopkins Hospital*, Baltimore, 1955, 97, 284-300.
MONEY J., Influence of hormones on sexual behavior, *Annual review of medicine*, 1965, 16, 67-82.
MONEY J., Sexual dimorphism and homosexual gender identity, *Psychological Bulletin*, 1970, 74, 6, 425-440.
MONEY J., BLOCK D., Speech, Sexuality and the Temporal Lobe : An Analysis of Spontaneous Speech of Thirteen Male Transsexuals, *The Journal of Sex Research*, Fev. 1971, 7, 1, 35-41.
MONEY J., Sexually dimorphic behavior, normal and abnormal, N. KRETCHMER and D.N. WALCHER, *Environmental influences on genetic expression, biological and behavioral aspects of sexual differenciation*, Fogarty International Center Proceedings 2, U.S. Gov. Printing Office, Washington D.C., 1971, 201-212.
MONEY J., EHRHARDT A., *Man and Woman, Boy and Girl*, Baltimore, The John Hopkins University

Press, 1972, 312 p.
MONEY J., Determinants of human sexual identity and behavior, SAGER C.G. and KAPLAN H. S., *Progress in group and family therapy*, N.Y., Brunner-Mazel, 1972, 564-586.
MONEY J., Two names, two wardrobes, two personalities, *Journal of homosexuality*, 1974, 1, 1, 65-70.
MONEY J., TUCKER P., *Sexual Signatures*, Boston, Little Brown and Co, 1975, 250 p.
MONEY J., Nativism versus culturalism in gender-identity differenciation, ADELSON E., *Sexuality and psychoanalysis*, N.Y., Brunner-Mazel, 1975, 48-66.
MONEY J., de PRIESTI M., Three cases of genital self-surgery and their relationship to transsexualism, *The Journal of Sex Research*, Nov. 1976, 12, 4, 283-294.
MONEY J., WALKER P., Counseling the transsexual
MONEY J. et MUSAPH H. (editors) *Hand book of Sexology*, Elsevier, North Holland Biomedical Press, 1977, 1288-1301.
MONEY J., Determinants of human gender identity/role, MONEY J. and MUSAPH H., *Handbook of sexology*, N.Y., Elsevier, 1977, 57-79.
MONEY J., Paraphilias, MONEY J. and MUSAPH H., *Handbook of sexology*, N.Y., Elsevier, 1977, 918-930.
MONEY J., Le transexualisme et les principes d'une féminologie, SULLEROT Evelyne, *Le Fait Féminin*, Paris, Fayard, 1978, 521 p, 223-231.
MONEY J., *Love and Lovesickness*, Baltimore, Johns Hopkins University Press, 1980, 256 p.
MONTGRAIN NH., BURY JA., PAINCHAUD G., BERNATCHEZ JP., Préliminaires à une étude psychanalytique du transsexualisme, *Evol. psychiatr.*, 1975, 40, 3, 637-654.
MOOR L., BRETON J., HAGUENGUE A., PHILBERT M., Un cas de transsexualisme mâle opéré : évolution psychologique et considération juridiques, *Méd. Lég. Toxicol.*, 1980, 23, 8, 381-391.
MORGAN A., Psychotherapy for transsexual candidates

screened out of surgery, *Archives of sexual behavior*, 1978, 7, 4, 273-283.
MORON P., Demande suicidaire de changement d'état-civil pour transsexualisme chez une femme de quarante-huit ans, *Psychologie médicale*, 1981, 13, 4, 627-629.
MORON P., BAUX R., MOUNI C., JARRIGE A., L'expertise médicale en matière de demande de changement de sexe par des transsexuels, *Méd. lég. toxicol.*, 1980, 23, 8, 373-379.
MORON P., FABRE A.P., JARRIGE A., PARANT-LUCENA N., Erotisme et suicide chez les transsexuels, à propos de trois cas de changement de sexe, *Psychologie médicale*, 1980, 12, 4, 789-793.
MORON P., MOUNIQ C., JARRIGE A., Le psychiatre face au transsexuel, *Ann. Médico-psychol.*, 1980, 138, 4, 467-472.
MORRIS J., *L'énigme*, Paris, Gallimard, 1974, 217 p., éd. orig. 1974.
MUQUEL M., BRACCINI T., DARCOURT G., Aspects psychologiques de la différenciation sexuelle, *Psychologie médicale*, 1980, 12, 4, 901-908.
NERSON R., RUBELLIN-DEVICHY J., Jurisprudence française en matière de droit civil, Personnes et droits de famille, *Revue Trimestrielle de droit civil*, 1981, 4, 830-848.
NEUBURGER R., Quelques réflexions sur l'abord psychanalytique et systémique du transsexualisme chez l'enfant, *Etudes psychothérapiques*, 1981, 43, 1, 53-57.
NEWMAN L., Transsexualism in adolescence, problems in evaluation and treatment, *Arch. gen. psychiat.*, 1970, 23, 112-127.
NEWMAN L., STOLLER R., Nontranssexual men who seek sex reassignment, *Amer. j. psychiat.*, 1974, 131, 4, 437-441.
NEWTON E., The mythic mannish lesbian, Radclyffe Hall and the new women, *Signs*, 1984, 9, 4, 557-575.
O.M.S., *Manuel de la classification statistique internationale des maladies, traumatismes et causes de*

décès, fondé sur les recommandations de la conférence pour la 9ème révision 1975 et adopté par la 29ème Assemblée Mondiale de la Santé, 1, Genève, 1977, 781 p.

OPPENHEIMER A., Le choc de la puberté, à propos de la demande de changement de sexe, *Adolescence*, 1983, 1, 2, 309-318.

OPPENHEIMER A., La sexualité masculine ou comment s'en débarrasser, réflexions sur la sexualité masculine à partir du transsexualisme, *in* DELAISI DE PARSEVAL G., *Les sexes de l'homme*, Paris, Seuil, 1985, 125-138.

OPPENHEIMER A., Le désir d'un changement de sexe, un défi pour la psychanalyse, *Psychanalyse à l'Université*, avril 1992, 117-134.

OROBIO de CASTRO I., How lesbian is a female transsexual, *Actes préparatoires de la conférence internationale Homosexuality, which homosexuality*, Free University of Amsterdam, décembre 1987, Vol. Siences Sociales II, 210-215.

PARIS H., Généalogie du transsexualisme, *L'évolution psychiatrique*, 1991, 56, 4, 785-803

PAULY I., Male psychosexual inversion, transsexualism, a review of a hundred cases, *Arch. Gener. Psychiatr.*, 1964, 13, 172-181.

PAULY I., Female transsexualism, *Archives of sexual behavior*, 1974, 3, Part I, 487-507, Part II, 509-525.

P.N., *J.C.P.*, 1968, II, 1558 bis.

PENNEAU J., *J.C.P.*, 1976, II, 18503.

PENNEAU J., *J.C.P.* 1982, II, 19792.

PERSICO D., DE PRAIGY M., DIGNETON J., A propos d'un cas de transsexualisme, *Annales Médico-Psychologiques*, 1983, 141, 7, 771-776.

PERSON E., OVESEY L., Gender identity and sexual psychopathology in men : a psychodynamic analysis of homosexuality, transsexualism and tranvestism, *J. Amer. Acad. Psychoanal.*, 1973, 1, 1, 53-72.

PERSON E., OVESEY L., The transexual syndrome in males, *American Journal of Psychotherapy*, 1974, 28, Part I, 1, 4-20, Part II, 2, 174-193.

PERSON E., OVESEY L. Psychoanalytic Theories of Gender Identity, *Journal of the american Academy of Psychoanalysis*, 1983, 11, 2, 203-226.
PETIT J., L'ambiguïté du droit face au syndrome transsexuel, *Revue trimestrielle de droit civil*, 1976, 263.
PETTITI L., *Le transsexualisme*, Que sais-je ?, P.U.F., 1992.
PLUMMER K. (editor), *The making of the modern homosexual*, Londres, Hutchinson & co., 1981.
POTAMIANOU A., Réflexions sur le transsexualisme féminin, *Revue Française de Psychanalyse*, 1975, 5-6, 1053-1064.
PRINGUEY D., GIUDICELLI S., TATOSSIAN A., A propos du transsexualisme, *Ann. Médico-psychol.*, 1978, 136, 5, 711-728.
PRINCE V., Transsexuals and pseudo-transsexuals, *Archives of sexual behavior*, 1978, 7, 4, 263-272.
PRINCE V., BENTLER P., Survey of five hundred and four cases of transvestism, *Psychological reports*, 1972, 31, 3, 903-917.
RADCLYFFE HALL, *Le Puits de Solitude*, Paris, Gallimard, 1946.
RASSAT M.L., *Dalloz*, 1984, Jur., 351-352.
RAYMOND J., *L'empire transsexuel*, Paris , Seuil, 1981, éd. originale américaine, 1979, 258 p.
REY M., Justice, police et sodomie à Paris au XVIIIème siècle, POMAREDE J., ROYER J.P., *Droit, histoire et sexualité*, Lille, L'espace juridique, 1987, 175-185.
RHAZIZ, *Saphistes et tribades*, Paris, De Porter, 1909.
RIESS B., Psychological Tests in Homosexuality MAMOR J. (editor) *Homosexual Behavior, a Modern Reappraisal*, NY, Basic Books, 1980, 296-311.
RIHOIT C., NOLAIS J., *Histoire de Jeanne Transexuelle*, Paris, Mazarine, 1980, 253 p.
ROIPHE H., GALENSON E., *La naissance de l'identité sexuelle*, Paris, PUF, 1987, 272 p.
ROUTIER G., ENRNST J., PAGENT M., Le transsexualisme, valeur respective des déterminations biologiques et psychiques, à propos de deux observations,

Semaine des hôpitaux, 1970, 46, 14, 947-952.
RUBELLIN-DEVICHI J., Jurisprudence française en matière de droit civil, Personnes et droits de famille, *Revue trimestrielle du droit civil*, 1985, 1, 135-153.
RUBELLIN-DEVICHI J., Transsexualisme, *Revue trimestrielle du droit civil*, 1989, 4, 721 *ss*.
RUNTE A., Transsexualité, bref panorama des théories, *Masques, revue des homosexualités*, Automne 1982, 15, 121-122.
RUNTE A., *Male identity as a phantasma : the difficult borderline between lesbianism and female transsexualism in autobiographical litterature*, *Actes préparatoires de la conférence internationale : Homosexuality, which homosexuality*, Free University of Amterdam, décembre 1987, Amsterdam, 1987, 216-229.
SALADIN D'ANGLURE B., Penser le « féminin » chamanique ou le « tiers-sexe » des chamanes Inuit, *Recherches amérindiennes au Quebec*, 1988, XVIII, 2-3, 19-50.
SCHABE A.D., SOLOMON D., STOLLER R., BURNHAM J., Pubertal feminisation in a genetic male with testicular atrophy and normal urinary gonadotropin, *Journal of clinical endocrinology and metabolism*, 1962, 22, 8, 839-845
SAFOUAN M., *Etudes sur l'Œdipe*, Paris, Seuil, 1974.
SAINT PAUL G. de, *Invertis et Homosexuels*, Paris, Vigot, 1930.
SCHERRER P., A propos du transsexualisme et de sa thérapeutique éventuelle, *Ann. Médico-psychol.*, 1980, 138, 4, 453-461.
SCHERRER P., PELLETIER J.C., Du transsexualisme à la schizophrénie, *Ann. méd. psychol.*, 1972, 2, 5, 609-635.
SCHWARZ G., L'invention de la lesbienne par les psychiatres allemands, *Stratégies des femmes*, Paris, Tierce, 1984, 312-328.
SHAVE D., Transsexualism as a concretized manifestation of orality, *American journal of psychoanalysis*, 1976, 36, 57-66.

SOCARIDES C., The desire for sexual transformation, a psychiatric evaluation of transsexualism, *American journal of psychiatry*, 1969, 125, 125-131.
SOCARIDES C., A psychoanalytic study of the desire for sexual transformation ('transsexualism'), *American journal of psycho-analysis*, 1970, 51, 341-349.
SOLIGNAC M., Un entretien avec R. Kuss : Transsexualisme, *Le Concours médical*, 1983, 4, 273-275.
SPERLING M., The analysis of a boy with transvestite tendancies, a contribution to the genesis and dynamics of transvestism, *Psychoanalytic study of the child*, 1964, 19, 470-493.
STOLLER R., Faits et Hypothèses, un examen du concept freudien de bisexualité, *Nouvelle Revue de Psychanalyse*, Printemps 1973, 7, 136-155.
STOLLER R., BAKER H., Two Male Transsexuals in One Family *Archives of Sexual Behavior*, 1973, 2, 4, 323-328.
STOLLER R., *Recherches sur l'identité sexuelle*, Paris, Gallimard, 1978, 406 p., ed. originale américaine, 1968.
STOLLER R., *L'excitation sexuelle, dynamique de la vie érotique*, Paris, Payot, 1984, 347 p.
STOLLER R., *Masculin ou féminin*, Paris, PUF, 1985, 363 p.
STRASSBERG D., ROBACK H., CUNNINGHAM J., McKEE E., LARSON P., Psychopathology in Self-Idendified Female-to-Male Transexuals, Homosexuals, and Heterosexuals *Archives of Sexual Behavior*, 1979, 8, 6, 491-496.
STURUP G., Male transsexuals, a long term follow-up after sex reassignment operations, *Acta psychiatrica scandinavia*, 1976, 53, 51-63.
SUTTON G., *Gazette du Palais*, 6-8 novembre 1983, 11-12.
TARDIEU A., *La pédérastie* (1857) Paris, Le Sycomore, 1981.
THE HARRY BENJAMIN INTERNATIONAL GENDER DYSPHORIA ASSOCIATION, *Standards of care*, The

Hormonal and surgical sex reassignment of gender dysphoric persons, Revised Draft, Janvier 1980, Ronéo.
THE JANUS INFORMATION FACILITY, *Religious Aspects of Transsexualism*, San Francisco, Janv. 1978, 19 p.
THE JANUS INFORMATION FACILITY, *Guidelines for Transsexuals*, San Francisco, Sept. 1980, 42 p.
THE JANUS INFORMATION FACILITY, *Information for the Female-to-Male*, San Francisco, décembre 1980, 20 p.
THOMERET G., A propos de la « liberté de changer de sexe », *Presse méd.*, 1962, 70, 24, 1240.
THOUVENIN D., Le transsexualisme, une question d'état méconnue, *Revue trimestrielle de Droit Sanitaire et Social*, 1979, 291.
TROISIER S., Quelques commentaires au sujet de plusieurs observations de transsexuels en prison et dans le privé, *Méd. lég. toxicol.*, 1980, 23, 8, 367-372.
TROQUES R., Liberté du changement de sexe, *Presse méd.*, 1962, 70, 7, 357-358.
VAGUE J., Le désir de changer de sexe, forme épidémique actuelle d'un mal ancien, *La presse médicale*, 1956, 64, 949-951.
VAN OOSTERWYCK D., *Il*, Bruxelles, Rossel Edition, 1975, 502 p.
WALINDER J., *Transsexualism, a study of fourty three cases*, Goteborg, Scand. univ. books, 1967, 125 p.
WARNES H., HILL G., Gender identity and the wish to be a woman, *Psychosomatics*, 1974, 1, 25-31.
WEITZMAN E., SHAMOIAN C., GOLOSOW N., Identity diffusion and the transsexual resolution, *Journal of nervous and mental disease*, 1970, 151, 295-302.
WEITZMAN E., SHAMOIAN C., GOLOSOW N., Family dynamics in male transsexualism, *Psychosomatic medicine*, 1971, 33, 289-299.
WOLF S., KNORR N., HOOPES J., MEYER E., Psychiatric aspects of transsexual surgery management, *Journal of nervous and mental disease*, 1968, 147, 5, 525-531.

WOLF K., Auto-expérimentation, rapport annexe, *Trois histoires invraisemblables*, Paris, Alinéa, 1987.
WORDEN F., MARSH J., Psychological factors in men seeking sex transformation, *J.A.M.A..*, 1955, 157, 15, 1292-1298.

YAWGER N., Tranvestism and other cross-sex manifestations, *Journal of nervous and mental disease*, 1940, 92, 1, 41-48.

L'HARMATTAN

5-7 rue de l'École-Polytechnique
75005 PARIS

Tél. : 43-54-79-10
Fax : 43-25-82-03

Psychologie — Psychanalyse — Santé, Société et Culture

ANTHROPOLOGIE D'UNE MALADIE ORDINAIRE. Étude de la diarrhée de l'enfant en Algérie, Thaïlande, Chine et Égypte

Dominique DESJEUX, Isabelle FAVRE, Joëlle SIMONGIOVANI

La diarrhée de l'enfant est considérée depuis une vingtaine d'années comme l'une des principales causes de mortalité infantile dans le Tiers-Monde et pourtant elle n'est souvent pas perçue comme une maladie. Une équipe de chercheurs en sciences humaines s'est attachée à comprendre les raisons cachées de l'écart entre l'efficacité d'un traitement contre une maladie et son adoption limitée autant par les familles que par les médecins.

(Coll. Nutrition et Santé, 256 p., 140 F) ISBN : 2-7384-1979-8

LE CERVEAU : LA MACHINE-PENSÉE

Denys de BECHILLON (éd.). E. MORIN, R. DADOUN, J.-D. VINCENT, E. PACHERIE, D. LECOURT, J.- F. LAIREZ, J. PITRAN, B. AMORIEU

Penser le cerveau qui nous pense; penser aussi le Sujet pensant. Le développement des neuro-sciences nous, astreint chaque jour un peu plus à la discipline d'un regard proprement réflexif, et nous impose la prudence. Fausses portes, réductionnismes, connaissances souveraines, toutes les facilités nous sont offertes pour

tendre vers l'échec si rassurant d'une conception partielle et impériale de l'être humain. En explorant diverses approches du cerveau et de la pensée, philosophes, psychanalystes, neuro-biologistes et spécialistes de l'intelligence artificielle tentent d'ouvrir les portes d'un dialogue véritable.

(142 p., 80F) ISBN: 2-7384-1818-X

LE CORPS DISPERSÉ. Une histoire du corps au XXème siècle
Bernard ANDRIEU
L'histoire de nos attitudes corporelles est le résultat d'une lutte d'influence entre les trois grands courants de pensée du XXème siècle: la psychanalyse, la phénoménologie, les sciences cognitives. Chaque courant aura constitué son analyse du corps humain autour d'un seul modèle: l'image du corps pour la psychanalyse, le corps vécu pour la phénoménologie, le cerveau/ordinateur pour les sciences cognitives. Ce livre propose des itinéraires dans ce corps dispersé par le développement des sciences humaines.
(Coll. Santé, Sociétés et Cultures, 220F, 450 p) ISBN: 2-7384-2220-9

LE CORPS DANS LA PSYCHÉ. La psychothérapie de relaxation
Sous la direction de Marie-Lise ROUX et de Monique DECHAUD-FERBUS
Ce livre parle du lien étroit entre corps et psychisme. Certaines personnes présentent une défaillance de ce lien entre le somatique et le psychique. La psychothérapie de relaxation s'adresse plus particulièrement à ces personnes. On trouvera ici un écho des investigations actuelles des psychanalystes et psychothérapeutes à partir de leur clinique.
(Coll. Santé, Sociétés et Cultures, 183 p., 110 F) ISBN : 2-7384-2093-1

LE CORPS EN SOUFFRANCE. Une anthropologie de la santé en Corse
Marie-Françoise POIZAT-COSTA. Préface de François LAPLANTINE
La consommation médicale en Corse est une des premières de France, sinon du monde. A travers elle, l'auteur se pose la question du corps méditerranéen. Pour comprendre cette surconsommation, il est nécessaire de faire une anthropologie du corps. Celle-ci, à travers une anthropologie de la maladie, nous conduit à une anthropologie culturelle et politique.
(Coll. Santé, Sociétés et Cultures, 127 p., 85 F) ISBN : 2-7384-1976-3

LA CRÉATION DU MONDE PAR LE TOUT-PETIT
Maurice RINGLER
Lorsqu'il vient au monde, le nourrisson ne sait rien encore des personnes qui l'entourent. Il lui faudra créer de toutes pièces son corps, les Autres et les divers objets qui l'environnent, afin de pouvoir réellement naître à lui-même. C'est l'aventure de la conscience et la naissance progressive du désir de liberté que raconte ce livre. Il essaie de faire sentir le déploiement de cette activité la plus fondamentale de la vie, celle de créer et d'inventer des formes et des perspectives toujours renouvelées.
(Coll. Psychologiques, 175 p., 90 F) ISBN : 2-7384-1643-8

LES ÉTATS-LIMITES
Collectif. Préface de Jean BERGERET
Fragiles, en danger, guettés par la dépression ou l'explosion pulsionnelle, les sujets classés "états-limites" ont acquis au fil des années une "authentique notoriété". Ils ont bousculé les idées reçues, joué des coudes et construit définitivement leur place.
Ces sujets classés états-limites posent de façon inéluctable une question fondamentale : quelles capacités de changement et de transformation existe-t-il chez eux ?
(Éditions Findakly, diffusion L'Harmattan, 395 p., 180 F)
ISBN : 2-86805-016-6

LES FANTÔMES DE L'ÂME. À propos des héritages psychiques

Claude NACHIN

Entre les théories qui affirment sans preuve l'hérédité des troubles mentaux et celles qui mettent l'accent exclusivement sur le rôle de l'éducation. cet essai sur les «Fantômes de l'âme» montre l'importance de l'héritage psychique précoce des effets des deuils et des traumatismes non surmontés des ascendants sur leur descendance à travers plusieurs générations. Il évoque également la place des revenants et des fantômes dans l'histoire des pays occidentaux. Il tente enfin de préciser la métapsychologie du travail du fantôme dans l'inconscient et d'aborder les particularités de la cure psychanalytique de ces patients.

(Coll. Psychanalyse et Civilisations. 212 p., 120F) ISBN: 2-7384-15784

FERENCZI ET L'ÉCOLE HONGROISE DE PSYCHANALYSE

Éva BRABANT-GERÖ

L'école hongroise, issue des interrogations et des recherches de Ferenczi, a fortement marqué la pensée psychanalytique contemporaine. Les préoccupations majeures des analystes hongrois des années 30 – le rapport entre le corps et la culture, entre la mère et l'enfant... – demeurent au centre de notre intérêt en cette fin de siècle. L'ouvrage d'Éva Brabant-Gerö relate à la fois l'histoire du groupe, la trajectoire individuelle de ses participants et l'évolution de leur pensée, évoquant la Hongrie du début du siècle jusqu'à 1948. Son enquête apporte des éléments nouveaux sur l'histoire de la psychanalyse tout en enrichissant des idées.

(Coll. Psychanalyse et civilisations, 317 p., 170 F) ISBN : 2-7384-1974-7

L'HYPNOSE, SUGGESTION ET AUTOSUGGESTION

Michel LARROQUE

Reléguée au silence par la psychanalyse, l'hypnose doit aujourd'hui se redéfinir dans la continuité de son champ clinique et à l'éclairage de l'évolution actuelle, notamment du renouveau Ericksonien. Michel Larroque analyse ici avec pertinence l'évolution de ce grand courant de l'hypnose, ses relations avec les autres modes thérapeutiques, et la dimension philosophique de ses applications cliniques.

(Coll. Psychologiques, 171 p., 80 F) ISBN : 2-7384-1829-5

L'INJURE À FLEUR DE PEAU

Évelyne LARGUECHE

C'est d'abord celle qui colle à la peau de chacun : l'injure dite "raciste".

C'est aussi celle qui apparaît à fleur du droit du sang et du droit du sol : "Injuria sanguinis", "Injuria soli". L'injure à fleur de peau c'est enfin celle qui interroge l'"intention de nuire dans ses rapports avec l'inconscient". Trois approches intriquées qui tout en se situant dans une perspective psychanalytique élargissent

le champ d'investigation en s'attaquant à ses frontières, "à sa peau" zone de sensibilité où surgissent des questions d'une brûlante actualité.

(Coll. Santé, Sociétés et Culture, 188 p., 90 F) ISBN : 2-7384-1882-1

LA PERCEPTION QUOTIDIENNE DE LA SANTÉ ET DE LA MALADIE. Théories subjectives et représentations sociales

Sous la direction d'Uwe FLICK. Préface de Serge MOSCOVICI

Quelles représentations, sociales ou subjectives, les gens ont-ils de la maladie ou de la santé ? De quoi dépendent-elles ? La perception quotidienne de la maladie et de la santé ne détermine pas seulement le comportement quotidien mais influe également de façon décisive sur le succès du traitement thérapeutique. Son étude apporte des éclaircissements sur la compréhension subjective de la santé et de la maladie dans la vie quotidienne et des idées pour le traitement des maladies, notamment chroniques ou devenues guérissables.

(Coll. Santé, Sociétés et Cultures, 398 p., 190F) ISBN: 2-7384-1539-3

PSYCHOLOGIE CLINIQUE ET INTERROGATIONS CULTURELLES

Sous la direction de Micheline REY-VON ALLMEN

Quel est le soutien psychologique et thérapeutique que les psychologues travaillant dans le champ éducatif peuvent offrir aux enfants, aux jeunes et aux familles de cultures différentes ? Et que faut-il penser des tests psychopédagogiques lorsqu'on s'adresse à des élèves dont les compétences linguistiques et culturelles, de même que les rapports à l'école, peuvent être différents de ceux de la communauté de référence ?

(Coll. Recherches Universitaires et Migrations, 375 p., 180 F)

ISBN : 2-7834-1833-3

PSYCHOLOGUES ET THÉRAPEUTES. Sciences et techniques cliniques en psychologie

Loick M. VILLERBU

La démarche clinique en psychologie a contribué à entretenir une révolution silencieuse des types et des modes d'action des psychologues. Les concepts, les méthodes et les dispositifs y ont acquis une telle spécificité qu'il est possible de parler des sciences et techniques des cliniciens psychologues, se différenciant des modèles issus des pensées expérimentales et génétiques ou psychanalytiques. En prenant comme exemple l'école, le cabinet de consultation, l'hôpital psychiatrique et la rue, l'auteur pose les premiers éléments de compréhension d'une nouvelle axiomatique et évalue en détail les principales procédures thérapeutiques.

(Coll. Psychologiques, 205 p., 110 F) ISBN : 2-7384-1904-6

REGARDS SUR LA FOLIE. Investigations croisées des sciences de l'homme et de la société.

Sous la direction de Bernard DORAY et Jean-Marc RENNES

Toute une série de thèmes sont traités ici : la citoyenneté des "malades mentaux", la désagrégation, les évolutions et stagnations institutionnelles, les représentations sociales de la folie et les diversités culturelles, l'épidémiologie, les problèmes de l'évaluation, la recherche clinique, les situations de travail, etc.

Une diversité dont l'ambition est de s'efforcer de couvrir l'essentiel du champ de la psychiatrie et de la santé mentale.

(Coll. Logiques Sociales, 438 p., 240 F) ISBN : 2-7384-1019-7

560519 - Mars 2014
Achevé d'imprimer par

1livre.com
du rêve à la réalité !

Made in United States
Orlando, FL
04 November 2026

90201638R10166